MICOLOGIA E VIROLOGIA

Revisão técnica:

Liane Nanci Rotta
Graduada em Farmácia Bioquímica
Graduada em Biomedicina
Especialista em Análises Clínicas
Mestre e Doutora em Bioquímica

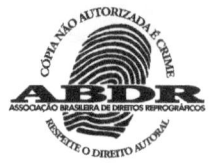

F814m França, Fernanda Stapenhorst.
  Micologia e virologia / Fernanda Stapenhorst França, Samantha Brum Leite ; [revisão técnica: Liane Nanci Rotta]. – Porto Alegre: SAGAH, 2018.

  ISBN 978-85-9502-681-0

  1. Micologia. 2. Virologia. I. Leite, Samanta Brum. II. Título.

  CDU 579.887:578

Catalogação na publicação: Karin Lorien Menoncin — CRB 10/2147

MICOLOGIA E VIROLOGIA

Fernanda Stapenhorst França
Graduada em Biomedicina
Especialista em Docência no Ensino Superior
Mestre em Ciências Biológicas (Bioquímica)

Samantha Brum Leite
Graduada em Biomedicina
Mestre em Ciências da Saúde

Porto Alegre
2018

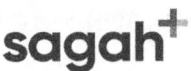

© SAGAH EDUCAÇÃO S.A., 2018

Gerente editorial: *Arysinha Affonso*

Colaboraram nesta edição:
Editora: *Marina Leivas Waquil*
Capa: *Paola Manica | Brand&Book*
Editoração: *Kaéle Finalizando Ideias*

> **Importante**
>
> Os *links* para *sites* da *Web* fornecidos neste livro foram todos testados, e seu funcionamento foi comprovado no momento da publicação do material. No entanto, a rede é extremamente dinâmica; suas páginas estão constantemente mudando de local e conteúdo. Assim, os editores declaram não ter qualquer responsabilidade sobre qualidade, precisão ou integralidade das informações referidas em tais *links*.

Reservados todos os direitos de publicação à
SAGAH EDUCAÇÃO S.A., uma empresa do GRUPO A EDUCAÇÃO S.A.

Rua Ernesto Alves, 150 – Bairro Floresta
90220-190 – Porto Alegre – RS
Fone: (51) 3027-7000

SAC 0800 703-3444 – www.grupoa.com.br

É proibida a duplicação ou reprodução deste volume, no todo ou em parte, sob quaisquer formas ou por quaisquer meios (eletrônico, mecânico, gravação, fotocópia, distribuição na Web e outros), sem permissão expressa da Editora.

IMPRESSO NO BRASIL
PRINTED IN BRAZIL

APRESENTAÇÃO

A recente evolução das tecnologias digitais e a consolidação da internet modificaram tanto as relações na sociedade quanto as noções de espaço e tempo. Se antes levávamos dias ou até semanas para saber de acontecimentos e eventos distantes, hoje temos a informação de maneira quase instantânea. Essa realidade possibilita a ampliação do conhecimento. No entanto, é necessário pensar cada vez mais em formas de aproximar os estudantes de conteúdos relevantes e de qualidade. Assim, para atender às necessidades tanto dos alunos de graduação quanto das instituições de ensino, desenvolvemos livros que buscam essa aproximação por meio de uma linguagem dialógica e de uma abordagem didática e funcional, e que apresentam os principais conceitos dos temas propostos em cada capítulo de maneira simples e concisa.

Nestes livros, foram desenvolvidas seções de discussão para reflexão, de maneira a complementar o aprendizado do aluno, além de exemplos e dicas que facilitam o entendimento sobre o tema a ser estudado.

Ao iniciar um capítulo, você, leitor, será apresentado aos objetivos de aprendizagem e às habilidades a serem desenvolvidas no capítulo, seguidos da introdução e dos conceitos básicos para que você possa dar continuidade à leitura.

Ao longo do livro, você vai encontrar hipertextos que lhe auxiliarão no processo de compreensão do tema. Esses hipertextos estão classificados como:

Saiba mais

Traz dicas e informações extras sobre o assunto tratado na seção.

Fique atento

Alerta sobre alguma informação não explicitada no texto ou acrescenta dados sobre determinado assunto.

Exemplo

Mostra um exemplo sobre o tema estudado, para que você possa compreendê-lo de maneira mais eficaz.

Link

Indica, por meio de *links*, informações complementares que você encontra na Web.

https://sagah.com.br/

Todas essas facilidades vão contribuir para um ambiente de aprendizagem dinâmico e produtivo, conectando alunos e professores no processo do conhecimento.

Bons estudos!

PREFÁCIO

Infecções virais e fúngicas têm crescido nas últimas décadas, acometendo um número crescente de indivíduos e representando riscos importantes para a saúde. Em função dessa realidade, a Virologia e a Micologia médica, dois ramos da Microbiologia, têm recebido maior atenção.

Saber mais a respeito dos agentes infecciosos, conhecer suas características biológicas e taxonômicas é fundamental no contexto atual do diagnóstico laboratorial e merece atenção, conhecimento e preparo técnico por parte dos profissionais da saúde. Eles devem estar aptos a identificar fungos e vírus, bem como a aplicar métodos de prevenção e controle. Neste texto, o estudante vai conhecer micro-organismos patogênicos de interesse clínico na medicina contemporânea.

SUMÁRIO

Unidade 1

Aspectos gerais e taxonomia dos vírus 13
Fernanda Stapenhorst França
   Aspectos gerais dos vírus 13
   Classificação e taxonomia dos vírus 16
   Estrutura dos vírus 19

Ciclo biológico viral 29
Fernanda Stapenhorst França
   Características da replicação viral 29
   Etapas do ciclo viral 32
   Lisogenia 36

Patogenia, prevenção e controle 43
Fernanda Stapenhorst França
   Patogenia viral 43
   Prevenção de infecções virais 49
   Controle de infecções virais 53

Diagnóstico das infecções virais: métodos clássicos,
imunológicos e moleculares 57
Fernanda Stapenhorst França
   Isolamento de vírus e inoculação em sistemas hospedeiros 57
   Sorologia e métodos imunológicos 61
   Métodos moleculares 67

Unidade 2

Viroses emergentes e reemergentes 77
Fernanda Stapenhorst França
   Viroses emergentes e reemergentes 78
   Fatores associados à emergência de vírus 79
   Principais viroses emergentes e reemergentes 82

Principais doenças causadas por vírus:
viroses entéricas e dermotrópicas 95
Fernanda Stapenhorst França
   Principais viroses entéricas 95
   0Doenças dermotrópicas 100

Principais doenças causadas por vírus:
viroses congênitas e multissistêmicas 109
Fernanda Stapenhorst França
   Viroses congênitas 109
   Viroses multissistêmicas 115

Unidade 3

Taxonomia e classificação dos fungos 121
Samantha Brum Leite
   Fungos: o surgimento do reino *Fungi* 122
   Filos e epidemiologia 125
   Identificação dos fungos 128

Biologia dos fungos 135
Samantha Brum Leite
   Características dos fungos 135
   Reprodução dos fungos 139
   Importância dos fungos 143

Diagnóstico laboratorial de fungos
filamentosos e dimórficos 149
Samantha Brum Leite
   O diagnóstico de fungos filamentosos e dimórficos 149
   Aspectos morfológicos dos fungos dimórficos e filamentosos 153
   Metodologias laboratoriais para identificação dos fungos 154
   Identificação microscópica dos fungos 157
   Identificação macroscópica dos fungos 158

Diagnóstico laboratorial de leveduras 167
Samantha Brum Leite
   Leveduras de interesse clínico 167
   Procedimentos para coleta dos principais materiais biológicos
      utilizados na investigação laboratorial 170
   Identificação laboratorial das leveduras 172

Unidade 4

Micoses superficiais, cutâneas e subcutâneas.................................. 185
Samantha Brum Leite
   Micoses superficiais, cutâneas e subcutâneas... 186
   Micoses superficiais.. 187
   Micoses subcutâneas... 200

Micoses sistêmicas... 209
Samantha Brum Leite
   Micoses sistêmicas... 209

Micoses oportunistas... 229
Samantha Brum Leite
   Micoses oportunistas... 229

Gabarito 251

UNIDADE 1

Aspectos gerais e taxonomia dos vírus

Objetivos de aprendizagem

Ao final deste texto, você deve apresentar os seguintes aprendizados:

- Descrever os aspectos gerais dos vírus.
- Distinguir a taxonomia e a classificação dos vírus.
- Explicar a estrutura dos diferentes tipos de vírus.

Introdução

Os vírus são organismos subcelulares e, diferentemente de células, não são capazes de produzir suas próprias proteínas nem de se reproduzir fora de uma célula hospedeira. Além disso, eles diferem em vários outros aspectos em relação às células, nas quais ocorre a presença de membrana lipoproteica, de organelas e a forma de replicação. Esses organismos são classificados em ordens, famílias, subfamílias, gênero e espécie. Em relação à sua estrutura, os vírus apresentam como principais componentes o capsídeo, o ácido nucleico e, em alguns casos, o envelope viral.

Neste capítulo, você verá os aspectos gerais dos vírus, como eles são classificados e a importância de cada componente que faz parte de sua estrutura.

Aspectos gerais dos vírus

Vírus podem ser definidos como organismos subcelulares que têm um ciclo de replicação intracelular e não possuem metabolismo ativo fora de uma célula hospedeira (SANTOS; ROMANOS; WIGG, 2008). Isso significa que os vírus não são organismos celulares, não podem se replicar de forma independente e, ainda, não são capazes de produzir sua própria energia e suas próprias proteínas. Devido a essas características, os vírus são parasitas intracelulares obrigatórios, uma vez que precisam estar dentro de uma célula para se replicar.

Uma partícula viral completa chama-se vírion, e é composta de uma capa proteica, chamada de capsídeo, que circunda o cerne onde se encontra uma molécula de ácido nucleico, que pode ser de DNA ou de RNA. É importante ressaltar que os vírus possuem apenas um tipo de ácido nucleico, ou seja, apenas DNA ou apenas RNA. Além disso, alguns vírus apresentam uma membrana externa denominada envelope. Os vírus também não possuem organelas, de forma que não possuem a maquinaria necessária para a síntese proteica e para a geração de ATP (TORTORA; FUNKE; CASE, 2018). Para isso, os vírus necessitam da maquinaria metabólica da célula hospedeira para se multiplicar. Dessa forma, o vírion é responsável por carregar o material genético do vírus para dentro de uma célula hospedeira, onde pode ser replicado e amplificado. Outra característica importante que difere os vírus dos demais organismos é seu mecanismo de replicação único, a partir do qual apenas um vírus pode produzir centenas de vírus (LEVINSON, 2016). No Quadro 1, podemos observar as principais diferenças entre os vírus e células.

Quadro 1. Comparação entre vírus e células

Propriedade	Vírus	Células
Tipo de ácido nucleico	DNA ou RNA	DNA e RNA
Proteínas	Poucas	Muitas
Membrana lipoproteica	Envelope presente em alguns vírus	Membrana celular sempre presente
Ribossomos	Ausentes	Presentes
Mitocôndria	Ausente	Presente
Enzimas	Poucas ou nenhumas	Muitas
Multiplicação por fissão binária ou mitose	Não	Sim

Devido a essas características peculiares dos vírus, há um debate na comunidade científica se esses organismos podem, ou não, ser classificados como seres vivos. Para responder essa pergunta, deve-se ter em mente, antes de tudo, o que é vida. Sobre a ótica científica, pode-se dizer que vida é um conjunto de processos resultantes da ação de proteínas codificadas por ácidos nucleicos (TORTORA; FUNKE; CASE, 2018). Ao considerar-se que, fora das células hospedeiras, os vírus são inertes, pode-se dizer que eles não são seres vivos. Contudo, ao infectar uma célula hospedeira, o ácido nucleico viral pode ser replicado e traduzido em proteínas, apresentando, assim, características de seres vivos. Além disso, por serem capazes de causar doenças, assim como bactérias, fungos e protozoários, os vírus podem ser considerados seres vivos. Por fim, o fato de serem parasitas intracelulares obrigatórios não é uma exclusividade dos vírus, de forma que algumas bactérias compartilham dessa propriedade.

De maneira geral, os vírus podem ser divididos entre vírus que infectam bactérias — ou bacteriófagos — e vírus que infectam plantas e animais. Algumas diferenças entre eles é que, nos vírus de animais, todo o vírion penetra a célula hospedeira, não apenas o ácido nucleico, como no caso dos bacteriófagos, e que, como as células de plantas e animais são eucarióticas, os vírus que infectam esses organismos, muitas vezes, replicam-se no núcleo da célula hospedeira, ao passo que os bacteriófagos se replicam no citoplasma, visto que as bactérias não possuem núcleo (MADIGAN et al., 2016).

Os vírus apresentam um espectro de hospedeiros, ou seja, uma variedade de células hospedeiras que um vírus pode infectar. Apesar da ampla gama de organismos que podem ser infectados por vírus, como animais, plantas, fungos e bactérias, a maioria dos vírus é capaz de infectar apenas alguns tipos específicos de células de uma espécie de hospedeiro (TORTORA; FUNKE; CASE, 2018). No caso de vírus que infectam humanos, a maioria dos que causam doenças importantes possuem o ácido nucleico de RNA, como é o caso das doenças poliomielite, raiva, gripe, sarampo, ebola, entre outros. Ainda, a maioria possui RNA de fita simples, com exceção dos retrovírus, que possuem RNA de fita dupla. Alguns exemplos de vírus de DNA são o herpes-virus simples e o vírus varíola (MADIGAN et al., 2016).

Existem quatro possibilidades de desfecho para os vírus de animais: lise da célula hospedeira, causada por uma infecção virulenta; células hospedeiras não danificadas, como ocorre nas infecções latentes, em que o vírus não é replicado; liberação do vírion por brotamento, na qual a célula hospedeira pode não ser lisada, como ocorre em alguns vírus envelopados, durante uma infecção persistente; e, por fim, conversão de uma célula normal em uma célula tumoral, no caso do processo de transformação (Figura 1) (MADIGAN et al., 2016).

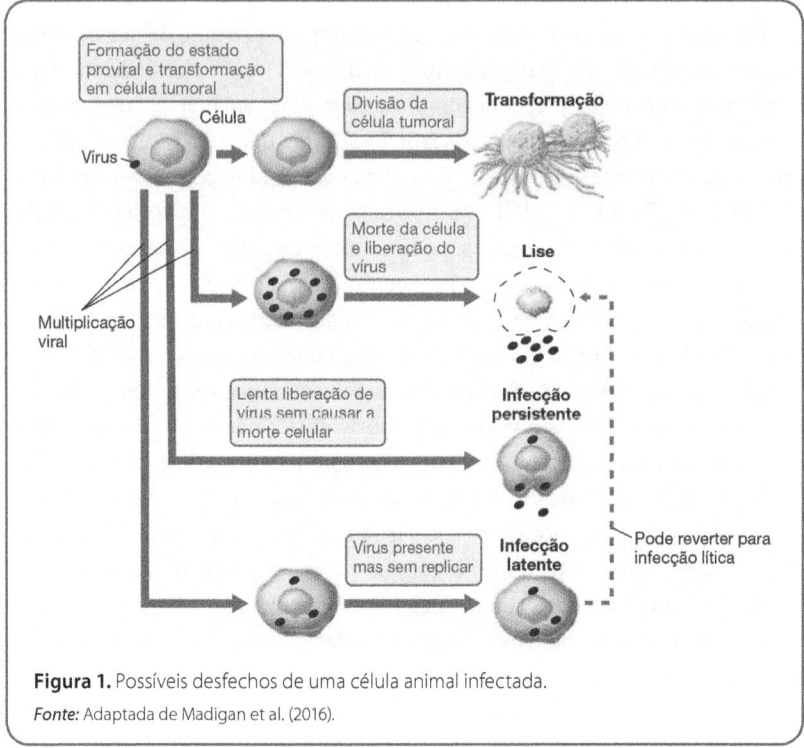

Figura 1. Possíveis desfechos de uma célula animal infectada.
Fonte: Adaptada de Madigan et al. (2016).

Classificação e taxonomia dos vírus

Os vírus são classificados oficialmente de acordo com as normas do Comitê Internacional de Taxonomia de Vírus (ICTV). Essa classsificação deve basear-se nas seguintes características:

- Morfologia: referente a tamanho, forma, tipo de simetria estrutural do capsídeo, presença de glicoproteínas, presença de envelope.
- Replicação e organização do genoma: diz respeito ao tipo de ácido nucleico que apresenta (DNA ou RNA), forma de replicação, tamanho do genoma, número de fitas (simples ou dupla), forma do ácido nucleico (linear ou circular), número e posição de sequências de leitura aberta (ORFs, do inglês *open read frames*), conteúdo de guanina-citosina no genoma (porcentagem de bases nitrogenadas que são guanina ou citosina), características da transcrição e da tradução, processamento pós-traducional, sítio de montagem, maturação e liberação da partícula viral.

- Propriedade das proteínas virais: relativo ao número, tamanho e atividade de proteínas estruturais e não estruturais, sequência de aminoácidos, tipos de modificações (fosforilação, metilação e glicosilação), estrutura tridimensional da proteína e atividades funcionais especiais (transcriptase, neuroamidase).
- Propriedades de lipídeos e carboidratos: refere-se à composição e ao teor de lipídeos e carboidratos presentes.
- Propriedades físico-químicas: referente à massa molecular do vírion, densidade de flutuação, estabilidade e variações de pH e suscetibilidade a calor, íons divalentes, detergentes e radiação.
- Propriedades antigênicas: referente a relações sorológicas.
- Propriedades biológicas: diz respeito à variedade de hospedeiros naturais, modo de transmissão na natureza, distribuição geográfica, relações com vetores, patogenicidade, tropismos, patologias e histopatologias.

A partir dessas características, foi criado o sistema universal de taxonomia dos vírus, de forma que os vírus são distribuídos em grupos chamados famílias, de acordo com características comuns entre si e diferentes dos demais. Essas características dizem respeito à morfologia do vírion, à estrutura do genoma e à estratégia de replicação.

As famílias são representadas pelo sufixo *–viridae* e podem ser agrupadas em ordens, de acordo com características em comum entre famílias. As ordens são reconhecidas pelo sufixo *–virales*. Algumas famílias são subdivididas em subfamílias, as quais refletem a complexidade filogenética entre seus membros e são representadas pelo sufixo *–virinae*. Em seguida, vem a subdivisão denominada gênero, que geralmente baseia-se em diferenças biológicas, genômicas, físico-químicas ou sorológicas — esse grupo é reconhecido pelo sufixo *–virus*. Por fim, temos as espécies, que são consideradas a classificação hierárquica mais importante. A classificação de espécies é feita com base em mais de uma propriedade, acomodando a variabilidade do vírus (BROOKS et al., 2015; SANTOS; ROMANOS; WIGG, 2008).

Assim, a nomenclatura oficial dos vírus se dá por um conjunto de regras. A primeira letra do nome da família, da subfamília e do gênero deve ser maiúscula, e esses nomes devem ser destacados utilizando o itálico ou o sublinhado. Já o nome da espécie não deve começar com letra maiúscula e não deve ser escrito em itálico (SANTOS; ROMANOS; WIGG, 2008).

Exemplo

Veja exemplos da taxonomia de vírus:
- Família *Herpesviridae*, subfamília *Alphaherpesvirinae*, gênero *Simplexvirus*, herpevírus humano 2.
- Família *Picornaviridae*, gênero *Enterovirus*, poliovírus 1.

Na nomenclatura vernacular ou informal, os nomes de família, subfamília, gênero e espécie não precisam ser escritos com a primeira letra maiúscula ou em itálico. Além disso, não é necessário que estejam com seus respectivos sufixos (SANTOS; ROMANOS; WIGG, 2008).

Link

Veja, no link a seguir, o site oficial do Comitê Internacional de Taxonomia de Vírus (ICTV).

https://goo.gl/EMA7mx

Além da classificação descrita, o cientista David Baltimore (1971) propôs uma nova forma de classificação, baseada no tipo de ácido nucleico viral e no seu método de replicação. Assim, os vírus são classificados em 7 grupos:

- Grupo I: vírus dsDNA (DNA de fita dupla, do inglês *double-stranded DNA*). Esses vírus apresentam DNA de fita dupla e transcrição como em células, produzindo RNA mensageiro (mRNA). Como exemplos, temos os adenovírus, herpesvírus e poxvírus.
- Grupo II: vírus ssDNA (DNA de fita simples, do inglês *single-stranded DNA*). Essa classe apresenta DNA de fita simples, cuja polaridade é a mesma do mRNA, ou seja, positiva. Esse é o caso dos parvovírus.
- Grupo III: vírus dsRNA (RNA de fita dupla). Exemplos dessa classe são os reovírus.
- Grupo IV: vírus (+)ssRNA (RNA de fita simples com polaridade positiva). Esses vírus apresentam RNA de fita simples com a polaridade igual ao do mRNA. Como exemplo, temos os picornavírus e togavírus.

- Grupo V: vírus (-)ssRNA (RNA de fita simples com polaridade negativa). Nesse caso, os vírus apresentam RNA de fita simples com a polaridade negativa, sendo complementar ao mRNA. Exemplos são os ortomixovírus e os rabdovírus.
- Grupo VI: vírus ssRNA-RT (RNA de fita simples de polaridade positiva que se replicam através de um intermediário de DNA). Esses vírus apresentam o seu genoma de RNA, mas, para sua replicação, utilizam um intermediário de DNA por meio da enzima transcriptase reversa (do inglês *Reverse Transcriptase*). Como exemplo, temos os retrovírus.
- Grupo VII: vírus dsDNA-RT (DNA de fita dupla que se replicam através de um intermediário de RNA de fita simples). Um pequeno grupo de vírus apresenta o genoma de DNA segmentado, que serve de modelo para a formação de mRNA e RNA subgenômico. Um exemplo são os hepadnavírus.

Estrutura dos vírus

Os vírus apresentam um tamanho que varia de 20 a 300 nm, o que equivale a uma variação do tamanho da maior proteína até a menor célula (LEVINSON, 2016). As principais estruturas que formam os vírus são: o capsídeo, o ácido nucleico viral, as proteínas virais e, para alguns vírus, o envelope. O capsídeo é composto de pequenas subunidades proteicas que se organizam de forma energeticamente favorável em torno do ácido nucleico, fornecendo proteção e rigidez (SANTOS; ROMANOS; WIGG, 2008).

Essa estrutura composta pelo ácido nucleico e pelas proteínas do capsídeo denomina-se nucleocapsídeo. A presença de subunidades proteicas similares faz com que haja um arranjo simétrico entre elas e apresenta as vantagens de reduzir a necessidade de informação genética e favorecer a automontagem, sendo energeticamente favorável (LEVINSON, 2016).

Assim, a organização das subunidades proteicas, ou protômeros, determina as diferentes formas de simetria encontradas em vírus: icosaédrica, helicoidal e complexa (Figura 2). Na simetria icosaédrica, as proteínas do capsídeo organizam-se na forma de 20 triângulos equiláteros, formando um icosaedro. Sua forma mais simples ocorre quando cada face do icosaedro apresenta três protômeros, com um total de sessenta subunidades. O agrupamento de três protômeros em um lado do icosaedro chama-se capsômero (SANTOS; ROMANOS; WIGG, 2008). Já na forma helicoidal, os capsômeros se arranjam em uma espiral oca em forma de bastão, a qual pode ser rígida ou flexível. Os vírus de seres humanos que apresentam esse formato possuem o envelope, que é uma membrana externa. Essa estrutura pode, ou não, estar presente nos vírus com formato icosaédrico (LEVINSON, 2016).

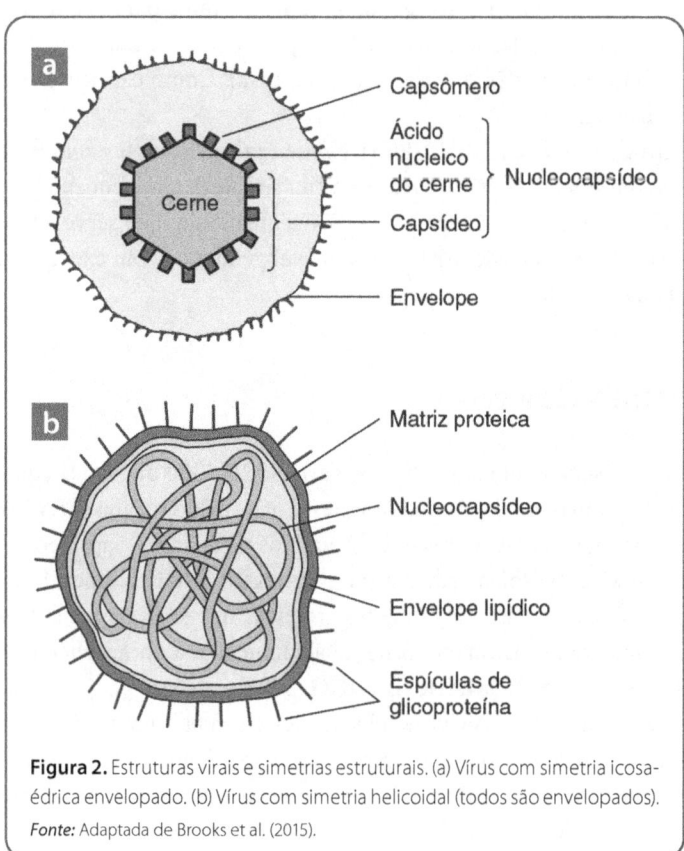

Figura 2. Estruturas virais e simetrias estruturais. (a) Vírus com simetria icosaédrica envelopado. (b) Vírus com simetria helicoidal (todos são envelopados).
Fonte: Adaptada de Brooks et al. (2015).

Além disso, existem vírus que não possuem nem simetria icosaédrica nem helicoidal, mas uma simetria complexa. Esse é o caso do poxvírus, que tem formato de tijolo com cristas na superfície externa (BROOKS et al., 2015) (Figura 3).

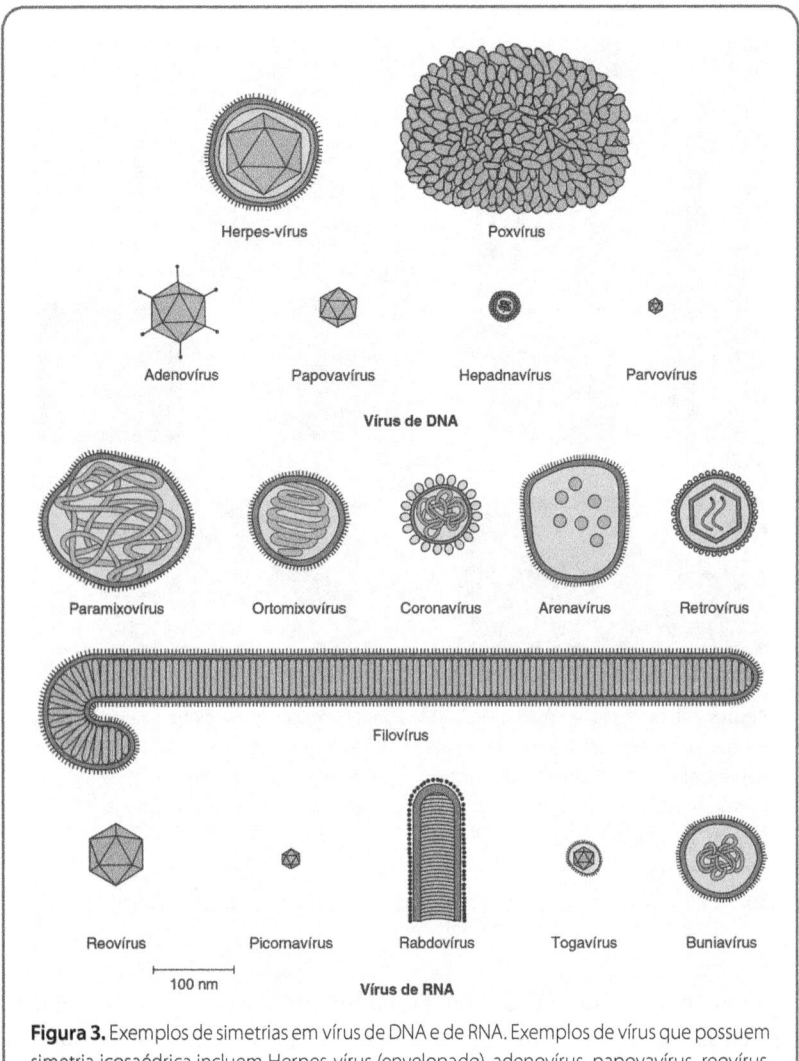

Figura 3. Exemplos de simetrias em vírus de DNA e de RNA. Exemplos de vírus que possuem simetria icosaédrica incluem Herpes-vírus (envelopado), adenovírus, papovavírus, reovírus, picornavírus (não envelopados). Os vírus de simetria helicoidal incluem paramixovírus, ortomixovírus e rabdovírus (todos são envelopados). O poxvírus apresenta uma simetria complexa.
Fonte: Adaptada de Levinson (2016).

A morfologia dos vírus pode ser observada pelo microscópio eletrônico — na Figura 4, você pode ver exemplos de imagens de diferentes simetrias feitas com base na microscopia eletrônica.

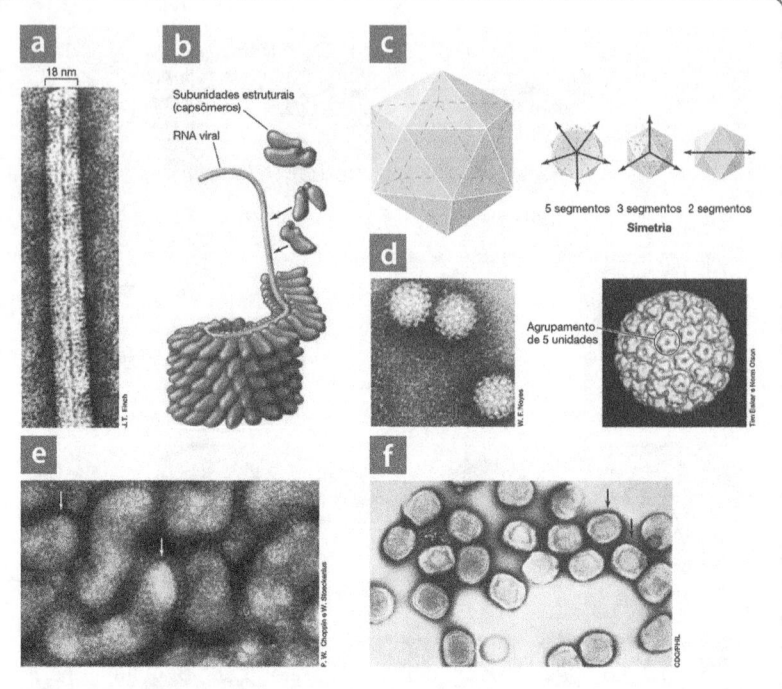

Figura 4. Morfologia e simetria viral. (a) Imagem de microscopia eletrônica de um vírus de simetria helicoidal. (b) Imagem representativa de um vírus de simetria helicoidal. (c) Representação da simetria icosaédrica. (d) Imagem de microscopia eletrônica de um vírus de simetria icosaédrica. (e), (f) Imagens de microscopia eletrônica em que se pode visualizar o envelope viral (setas).
Fonte: Adaptada de Madigan et al. (2016).

O **envelope** viral é uma membrana lipoproteica na qual as proteínas são vírus-específicas e os lipídeos são derivados da membrana celular do hospedeiro (LEVINSON, 2016). Esse processo de aquisição de lipídeos da membrana celular do hospedeiro ocorre pelo brotamento do nucleocapsídeo por meio dessa membrana, em locais onde foram inseridas proteínas vírus--específicas. Esse processo varia de acordo com a estratégia de replicação do vírus e com a estrutura de seu nucleocapsídeo (BROOKS et al., 2015) — um exemplo desse processo está ilustrado na Figura 5. Além disso, alguns vírus apresentam glicoproteínas em formato de espículas na superfície, as quais ligam-se a receptores da célula hospedeira no momento da infecção do vírus na célula. A presença de envelope, em geral, deixa o vírus com uma maior instabilidade, visto que assim ele fica mais suscetível a detergentes e solventes lipídicos (LEVINSON, 2016).

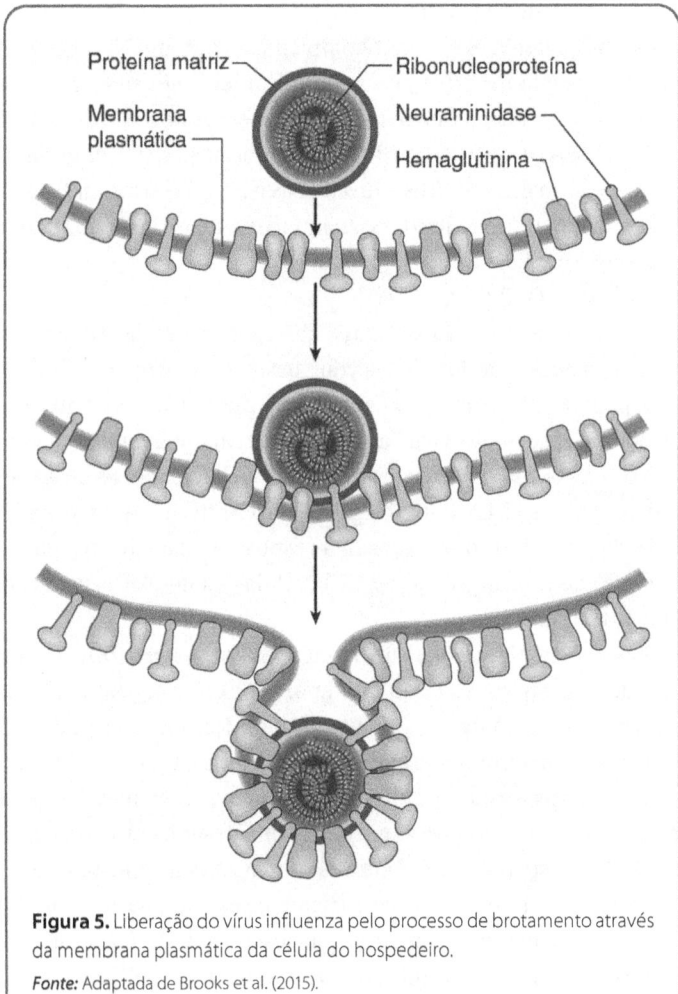

Figura 5. Liberação do vírus influenza pelo processo de brotamento através da membrana plasmática da célula do hospedeiro.
Fonte: Adaptada de Brooks et al. (2015).

Outro componente da estrutura viral é o **ácido nucleico**, o qual, conforme dito anteriormente, pode ser DNA ou RNA, circular ou linear, dupla fita ou simples fita, segmentada ou não segmentada (BROOKS et al., 2015). A maioria dos vírus apresenta apenas uma cópia de ácido nucleico, ou seja, são haploides, com exceção dos retrovírus, que são diploides (SANTOS; ROMANOS; WIGG, 2008). O tamanho pode variar de 3,2 kbp a 375 kbp para DNA e de 4 kb a 32 kb para RNA (BROOKS et al., 2015). Nos vírus cujo genoma é de RNA de fita simples, essa pode ser positiva, assemelhando-se ao mRNA, ou negativa, sendo anticomplementar ao mRNA. Em geral, os RNAs de polaridade negativa possuem um único segmento, com exceção dos ortomixovírus, que possuem de 7 a 8 segmentos de RNA de fita simples (SANTOS; ROMANOS; WIGG, 2008). Outra forma possível de apresentação do genoma é o caso dos reovírus e dos birnavírus, que possuem RNA de fita dupla e segmentada. Além disso, existem vírus cujo genoma de RNA utiliza uma forma intermediária de DNA, como é o caso dos retrovírus (SANTOS; ROMANOS; WIGG, 2008).

Por fim, temos as **proteínas virais**, que exercem várias funções importantes com o objetivo de facilitar a transferência do genoma viral de uma célula hospedeira para outra. Na superfície dos vírus, existem proteínas que medeiam a ligação do vírus aos receptores na membrana da célula do hospedeiro, e essa interação determina a especificidade de hospedeiros e de órgãos e tecidos (LEVINSON, 2016). Além disso, essas proteínas de superfície são antígenos que induzem a resposta inflamatória pela indução de anticorpos neutralizantes e ativação de células T citotóxicas para combater as células infectadas.

Com base nos antígenos de superfície, pode-se categorizar os vírus em sorotipos, de forma que o vírus do sarampo, por exemplo, possui um sorotipo e os poliovírus possuem três sorotipos. Isso significa que o vírus do sarampo possui apenas um determinante antigênico que induz a resposta inflamatória no hospedeiro, ao passo que os poliovírus possuem 3 diferentes determinantes antigênicos — o poliovírus possui um determinante antigênico, o tipo 2 possui outro e o tipo 3 possui outro diferente dos demais. Assim, uma pessoa que seja imune ao poliovírus tipo 1 não necessariamente está imune aos demais tipos, de forma que as vacinas para um vírus que possui mais de um sorotipo devem conter todos eles (para se ter todos os sítios antigênicos) a fim de proteger o indivíduo totalmente.

Além dessas proteínas de superfície, existem as proteínas internas, que podem ser estruturais ou enzimas. As proteínas estruturais do capsídeo possuem o papel de proteger o ácido nucleico da degradação por DNAses ou RNAses, enquanto as enzimas são essenciais para a replicação do vírus, como é o caso das polimerases.

Exercícios

1. Leia atentamente o trecho a seguir: "O universo dos vírus apresenta grande diversidade. Os vírus variam enormemente na sua estrutura, organização e expressão do genoma, bem como nas estratégias de replicação e transmissão. A variedade de hospedeiros para determinado vírus pode ser ampla ou extremamente limitada. Sabe-se que os vírus infectam os microrganismos unicelulares, como micoplasmas, bactérias e algas, bem como todas as plantas e animais superiores" (BROOKS et al., 2015, p. 407).
Sobre os vírus, assinale a alternativa correta.
   a) Vírus são organismos unicelulares que não são capazes de se replicar fora do organismo hospedeiro.
   b) Devido à sua incapacidade de se replicar e de produzir suas próprias proteínas fora do hospedeiro, os vírus são considerados parasitas intracelulares obrigatórios.
   c) O vírus é composto por uma capa proteica chamada vírion, o ácido nucleico e, em alguns casos, pelo envelope.
   d) O vírus, apesar de não se replicar fora do hospedeiro, apresenta um mecanismo de replicação semelhante ao encontrado em outros organismos, como o de fissão e a mitose.
   e) Apesar de serem subcelulares, os vírus apresentam algumas organelas, como ribossomos e mitocôndria.

2. Sobre a taxonomia dos vírus, é correto afirmar que:
   a) os vírus de características similares são agrupados em famílias, e todas as famílias são subdivididas em subfamília, gênero e espécie.
   b) as subfamílias são reconhecidas no nome do vírus pelo sufixo -virales, e o gênero, pelo sufixo -virus.
   c) as ordens são subdivisões das famílias e são representadas pelo sufixo -virinae.
   d) o sufixo -viridae diz respeito às famílias, as quais podem ser agrupadas em diferentes ordens.
   e) as espécies são consideradas a classificação hierárquica mais importante e são representadas pelo sufixo -virales.

3. Leia a passagem a seguir: "A microscopia eletrônica, a microscopia crioeletrônica e as técnicas de difração dos raios X possibilitaram a resolução de pequenas diferenças na morfologia básica dos vírus. O estudo da simetria viral pela microscopia eletrônica-padrão exige o uso de corantes de metais pesados (p.ex., fosfotungstato de potássio) para realçar a estrutura superficial. O metal pesado penetra na partícula viral como uma nuvem e revela a estru-tura superficial do vírus em virtude de "coloração negativa". O nível típico de resolução é de 3 a 4 nm. (O tamanho de uma hélice dupla de DNA é de 2 nm.) Todavia, os métodos convencionais de preparação das amostras frequentemente produzem deformações e alterações na

morfologia das partículas. A microscopia crioeletrônica utiliza amostras de vírus rapidamente congeladas em gelo vítreo; as características estruturais finas são preservadas e evita-se o uso de corantes negativos. Podem-se obter informações sobre a estrutura tridimensional com o uso de procedimentos de processamento de imagens por computador". (BROOKS et al., 2015, p. 414).

Esse trecho relata as técnicas utilizadas para caracterizar a morfologia viral. Uma característica importante da morfologia é a simetria que cada vírus apresenta. Sobre os vírus de simetria helicoidal, assinale a alternativa correta.

a) Todos os vírus com essa simetria possuem o ácido nucleico de DNA.
b) Esses vírus são agrupados numa mesma família, a *Herpesviridae*.
c) Os vírus com essa simetria apresentam sempre um ácido nucleico de fita dupla.
d) Todos os vírus que infectam humanos que apresentam essa simetria são envelopados.
e) Todos os vírus que apresentam essa simetria infectam somente humanos.

4. Leia o texto a seguir:
"A sequência e a composição dos nucleotídeos de cada ácido nucleico viral são distintas. Foi estabelecida a sequência de muitos genomas virais. As sequências podem revelar relações genéticas entre vírus isolados, inclusive relações inesperadas entre vírus que não se acreditava serem estreitamente relacionados. O número de genes em um vírus pode ser estimado a partir das estruturas de leitura abertas deduzidas da sequência de ácido nucleico" (BROOKS et al., 2015, p. 416).

Sobre o ácido nucleico viral, assinale a alternativa correta.

a) Os vírus apresentam, em sua estrutura, ácidos nucleicos de DNA e RNA simultaneamente, os quais são protegidos pelo capsídeo.
b) Os vírus que têm como ácido nucleico o DNA são de fita dupla, ao passo que os vírus de RNA são de fita simples.
c) O ácido nucleico dos vírus pode ser circular ou linear.
d) Todos os vírus possuem seu ácido nucleico segmentado.
e) A maioria dos vírus é diploide, possuindo duas cópias de ácido nucleico.

5. Sobre as proteínas virais, assinale a alternativa correta.

a) As proteínas de superfície possuem o papel de mediar a ligação dos vírus com o hospedeiro, ao passo que as proteínas internas estão relacionadas com a resposta imune do hospedeiro.
b) Um dos papeis importantes de proteínas virais é a determinação da especificidade de hospedeiros e de órgãos e tecidos.
c) Devido aos sorotipos dos vírus, uma pessoa com anticorpos para o poliovírus tipo 1 automaticamente está imune ao poliovírus tipo 2.
d) Muitos vírus transportam enzimas em sua estrutura — em geral, DNAses e RNAses.
e) O principal papel das proteínas do capsídeo é realizar os processos envolvidos na replicação viral.

Referências

BALTIMORE, D. Expression of animal virus genomes. *Bacteriological Reviews*, v. 35, n. 3, p. 235–241, 1971.

BROOKS, G. F. et al. *Microbiologia médica de Jawetz, Melnick e Adelberg*. 26. ed. Porto Alegre: Penso, 2015.

LEVINSON, W. *Microbiologia médica e imunologia*. 13. ed. Porto Alegre: McGraw-Hill, 2016.

MADIGAN, M. T. et al. *Microbiologia de Brock*. 14. ed. Porto Alegre: Artmed, 2016.

SANTOS, N. S. O.; ROMANOS, M. T. V.; WIGG, M. D. *Introdução à virologia humana*. 2. ed. Rio de Janeiro: Guanabara Koogan, 2008.

TORTORA, G. F.; FUNKE, B. R.; CASE, C. L. *Microbiologia*. 12. ed. Porto Alegre: Artmed, 2018.

Ciclo biológico viral

Objetivos de aprendizagem

Ao final deste texto, você deve apresentar os seguintes aprendizados:

- Identificar características e necessidades virais para o processo de replicação.
- Avaliar as etapas do ciclo biológico viral.
- Diferenciar os ciclos líticos e lisogênicos.

Introdução

Os vírus se multiplicam de uma forma única, diferente dos organismos celulares. Para a replicação, os vírus necessitam estar dentro de uma célula hospedeira e utilizam a maquinaria dessa célula para realizar a replicação e suprir suas necessidades energéticas.

Neste capítulo, você conhecerá as características da replicação viral e suas etapas, bem como os diferentes caminhos que alguns tipos de vírus podem utilizar após infectar uma célula.

Características da replicação viral

Os vírus, como parasitas intracelulares obrigatórios, necessitam de uma célula viva de algum hospedeiro para a sua replicação. Essa célula precisa fornecer ao vírus a energia necessária para a replicação, bem como sua maquinaria e precursores para a síntese de proteínas e ácidos nucleicos. O genoma viral irá codificar as proteínas específicas daquele vírus e, para sintetizá-las, o hospedeiro deve fornecer a maquinaria de síntese proteica (BROOKS et al., 2015).

A maioria dos vírus é capaz de infectar apenas tipos específicos de uma determinada espécie de hospedeiro. Raramente, vírus cruzam barreiras de espécies, mas isso pode ocorrer, como é o caso do vírus influenza. Assim, esse espectro de hospedeiros de um vírus depende da exigência da ligação específica à célula hospedeira e dos fatores necessários para a multiplicação viral, disponíveis na célula do hospedeiro. A ligação com a célula hospedeira se dá pela interação do vírus com receptores de superfície da célula do hospedeiro por meio de ligações fracas. Ao invadir a célula hospedeira, o vírus deve assumir o comando da maquinaria metabólica para multiplicar-se. A multiplicação do vírus, em que um único vírion pode gerar de algumas a milhares de novas partículas virais, pode levar a célula hospedeira à morte (TORTORA; FUNKE; CASE, 2018).

A multiplicação viral é caracterizada por duas etapas principais, demonstradas na Figura 1: o período de eclipse e o período de crescimento ou de maturação. Logo após a interação com a célula do hospedeiro, ocorre o período de eclipse, em que o vírion é rompido e perde sua infecciosidade detectável, visto que, como está dentro da célula hospedeira, deixa de estar disponível para infectar outras células.

No gráfico da Figura 1, podemos observar o desaparecimento do vírion nesse período. Entretanto, o ácido nucleico viral está presente e começa a se acumular dentro da célula. Esse período apresenta uma duração variável, dependendo do vírus e do hospedeiro, e corresponde ao período em que há uma intensa atividade de síntese. Nesse momento, as atividades metabólicas da célula hospedeira são redirecionadas para suprir as demandas virais. Essa alteração na célula do hospedeiro pode variar de um redirecionamento exclusivo para a síntese de partículas virais, levando à morte celular, até uma alteração discreta, não havendo morte celular.

Após esse período de síntese, os componentes virais se reorganizam, havendo o empacotamento do ácido nucleico no interior do capsídeo a fim de formar novos vírions, correspondendo ao período de crescimento ou período de maturação. Esse ciclo pode gerar de algumas até mais de 100 mil partículas e pode durar de 6 a mais de 40 horas (BROOKS et al., 2015; LEVINSON, 2016).

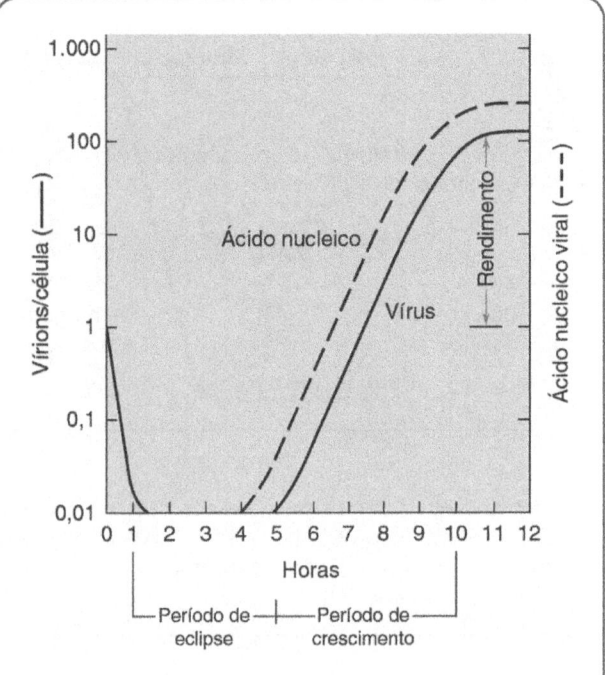

Figura 1. Curva de crescimento viral. Observa-se, inicialmente, o período de eclipse, em que há desaparecimento do vírus infectante e aumento no ácido nucleico viral. Após, há o período de crescimento, com aumento exponencial de vírions e ácido nucleico viral.
Fonte: Adaptada de Levinson (2016).

Durante uma curva de crescimento, o vírus ainda não pode ser detectado, visto que ele se encontra apenas dentro da célula. Esse período, que é o conjunto do período de eclipse e do período de maturação, chama-se período de latência, no qual os vírions recém-sintetizados ainda não surgiram externamente à célula. Você pode observar esse processo na Figura 2. Ao final da maturação, os vírus são liberados para fora da célula a partir da lise da célula hospedeira ou por brotamento, dependendo do vírus (MADIGAN et al., 2016).

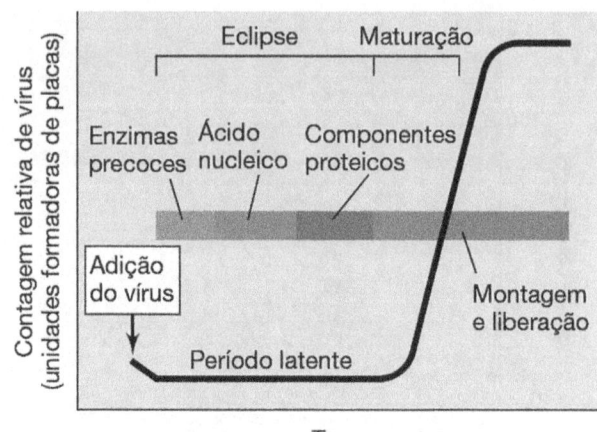

Figura 2. Curva de crescimento viral. Pode-se observar que o período de eclipse e a maturação formam o período de latência, no qual o vírus permanece indetectável no meio extracelular por estar dentro da célula. Após a liberação dos vírions, eles passam a ser detectáveis.
Fonte: Adaptada de Madigan et al. (2016).

Uma infecção pode ser produtiva, quando resulta na produção de partículas infecciosas, ou abortiva, quando não há a produção de uma progênie infecciosa. A infecção abortiva geralmente ocorre quando a célula hospedeira não é permissiva e não é capaz de sustentar a expressão dos genes virais ou, então, quando o vírus infeccioso é defeituoso (BROOKS et al., 2015).

Etapas do ciclo viral

O ciclo replicativo viral pode ser dividido em sete eventos principais: adsorção, penetração, desnudamento, expressão gênica, replicação do genoma, montagem e liberação. Outra maneira de dividir essas etapas é em eventos precoces, correspondendo às três primeiras, eventos intermediários, que correspondem à expressão e à replicação, e, por fim, eventos tardios, que dizem respeito à montagem e à liberação (LEVINSON, 2016).

Adsorção

Essa etapa é constituída pela ligação específica de uma glicoproteína viral a um receptor de superfície da célula do hospedeiro (SANTOS; ROMANOS;

WIGG, 2008). Essa ligação ocorre por ligações fracas não covalentes, as pontes de hidrogênio. Conforme dito anteriormente, a especificidade dessa ligação vai determinar o espectro de hospedeiros de um vírus, bem como o espectro de órgãos. Isso ocorre porque nem todas as células de um hospedeiro suscetível irão expressar as moléculas receptoras necessárias para a adsorção viral. Um exemplo disso é o poliovírus, que somente pode ligar-se a células do sistema nervoso central e do trato intestinal de primatas (BROOKS et al., 2015).

Em geral, essa ligação com a célula do hospedeiro é irreversível, com exceção dos ortomixovírus e de alguns paramixovírus, os quais podem ser eluídos da célula por meio da ação de uma enzima viral (SANTOS; ROMANOS; WIGG, 2008). Geralmente, os receptores do hospedeiro são glicoproteínas, mas, em alguns casos, os vírus podem ligar-se a sequências de proteínas, como é o caso do picornavírus, ou a oligossacarídeos, como, por exemplo, os ortomixovírus e os paramixovíus (BROOKS et al., 2015).

Penetração

Após a ligação do vírus na célula hospedeira, a partícula viral é captada para o interior da célula. Esse processo pode ocorrer por três mecanismos: penetração direta, que envolve a translocação do vírus inteiro pela membrana citoplasmática da célula; endocitose, que ocorre pela mediação de receptores, levando ao acúmulo de proteínas virais dentro de vesículas intracitoplasmáticas; ou fusão direta, em que o envelope viral se funde com a membrana citoplasmática do hospedeiro. Esse último mecanismo envolve a interação de uma proteína de fusão do vírus com um segundo receptor celular.

Os vírus que apresentam envelope em sua estrutura podem fazer qualquer um dos três mecanismos, ao passo que os não envelopados fazem apenas penetração direta ou endocitose (SANTOS; ROMANOS; WIGG, 2008).

Desnudamento

Essa etapa ocorre concomitantemente à penetração ou um pouco após essa etapa. O desnudamento diz respeito à separação do ácido nucleico viral, a partir dos seus demais componentes, havendo a liberação do genoma viral para sua expressão. O genoma viral pode ser liberado na forma de ácido nucleico livre ou na forma de nucleocapsídeo, em que esse é conduzido próximo ao núcleo da célula, onde o ácido nucleico penetra através do poro nuclear.

Alguns vírus não são totalmente desnudados, como é o caso dos reovírus, pois a expressão do genoma só ocorre se ele estiver parcialmente revestido.

Algumas vezes, o desnudamento precisa de pH ácido no endossomo. Durante o desnudamento, o vírus perde sua infecciosidade (SANTOS; ROMANOS; WIGG, 2008; BROOKS et al., 2015).

Expressão e replicação do genoma viral

A fase de síntese do ciclo de replicação viral, comentada anteriormente, ocorre após o desnudamento. A replicação viral consiste na transcrição de RNAs mensageiros (mRNAs) específicos a partir do ácido nucleico viral. Após, a partir de componentes celulares, esses mRNAs são traduzidos. Entretanto, nenhuma célula eucariótica possui uma enzima que faça a transcrição de RNA para mRNA, tanto no citoplasma quanto no núcleo, ou que transcreva diretamente DNA em mRNA no citoplasma. Assim, os vírus possuem esses dois tipos de enzimas virais, RNA polimerase-RNA dependente e RNA polimerase-DNA dependente (SANTOS; ROMANOS; WIGG, 2008).

A estratégia de replicação de cada vírus depende do tipo de ácido nucleico que ele possui. O Quadro 1 demonstra as diferentes estratégias utilizadas de acordo com a classificação de Baltimore.

Quadro 1. Estratégias de expressão do genoma viral

Classe	Estratégia	Exemplo
I	DNAfd (+-) mRNA	Herpesvírus
IIa	DNAfs(+) DNAfd (+-) mRNA	Geminivírus
IIb	DNAfs (-) DNAfd(+-) mRNA	Parovírus
III	RNAfd(+-) mRNA	Reovírus
IVa	RNAfs(+) = mRNA policistrônico	Picornavírus
IVb	RNAfs(+) = mRNA subgenômico	Togavírus
V	RNAfs(-) mRNA	Ortomixovírus
VI	RNAfs(+) + TR DNAfs(-) DNAfs(+-) mRNA	Retrovírus
VII	DNAfd(+-) RNAfs(+) + TR RNA(+)/DNA(-) DNAfs (+-)	Hepadnavírus

fd: fita dupla
fs: fita simples
TR: transcriptase reversa

Fonte: Adaptado de Santos, Romanos e Wigg (2008).

Os vírus de DNA de fita dupla são encaminhados para o núcleo celular e são transcritos utilizando as enzimas do hospedeiro para a formação do mRNA, o qual será, posteriormente, traduzido. Entretanto, alguns vírus com esse tipo de ácido nucleico, como é o caso da classe VII, possuem a enzima transcriptase reversa, apresentando um mecanismo de replicação diferente, utilizando um intermediário de RNA de fita simples. Já os vírus de DNA de fita simples replicam-se no núcleo da célula hospedeira, formando um intermediário de DNA de fita dupla no processo.

Os vírus de RNA de fita dupla são pouco estudados, mas sabe-se que seus genomas são transcritos em capsídeos no citoplasma por meio de uma polimerase empacotada nesses capsídeos.

No caso dos vírus de RNA de fita simples de polaridade positiva, o próprio genoma já serve como mRNA, visto que essa é a mesma polaridade do mRNA. Dessa forma, ao penetrar na célula, o RNA viral encaminha-se para o ribossomo celular para ser traduzido. Alguns desses vírus possuem mRNA policistrônico, ou seja, seu mRNA é traduzido para mais de uma cadeia polipeptídica, que, subsequentemente, será clivada, formando várias proteínas. Outros desses vírus apresentam mRNA subgenômico, em que pequenos trechos do mRNA molde são traduzidos, e têm diferentes mecanismos para a tradução de suas proteínas.

Os vírus de RNA de fita simples com polaridade negativa não podem ter seu genoma traduzido diretamente, de modo que precisam estar associados a uma transcriptase viral, a qual irá fazer com que a polaridade do RNA fique positiva. Por esse motivo, o genoma desse vírus sozinho não é considerado infeccioso. Tendo polaridade positiva, esse RNA pode ser traduzido.

Por fim, os retrovírus são aqueles que apresentam o genoma de RNA de fita simples e estão associados a uma DNA polimerase-RNA dependente, a enzima transcriptase reversa. Essa enzima transcreve o RNA viral em DNA, o qual passa a integrar-se no genoma da célula hospedeira.

Após a síntese, o mRNA é traduzido pelos ribossomos da célula hospedeira, gerando proteínas precoces, que são enzimas necessárias para a replicação do genoma viral, e proteínas tardias, que correspondem a proteínas estruturais da progênie viral. Uma das proteínas precoces mais importantes é a polimerase, também chamada de replicase, que replicará o genoma viral. Entretanto, como mencionado anteriormente, alguns vírus utilizam a polimerase da célula hospedeira para replicar seu material genético (SANTOS; ROMANOS; WIGG, 2008).

Montagem e liberação

Antes de sair da célula, o vírus deve passar por uma fase de montagem. Para isso, o ácido nucleico viral deve ser empacotado dentro das proteínas do capsídeo. Os vírus não envelopados podem ser montados tanto no citoplasma quanto no núcleo e dependem da lise da célula para serem liberados. Já os vírus envelopados adquirem o envelope nas membranas celulares, como membrana nuclear, citoplasmática ou de vesículas, e são liberados por brotamento (através da membrana) ou exocitose (através de vesículas). Assim, na maioria das vezes, esses vírus não causam a lise celular. As etapas exatas da montagem dos vírus, no entanto, ainda não estão elucidadas (SANTOS; ROMANOS; WIGG, 2008; LEVINSON, 2016).

Lisogenia

O ciclo biológico viral descrito anteriormente ocorre tanto em vírus que infectam animais e plantas quanto nos vírus que infectam bactérias, os chamados bacteriófagos ou apenas "fagos". Os fagos, entretanto, não passam pela etapa do desnudamento, pois, na fase de penetração, apenas o material genético viral é injetado para dentro da célula hospedeira. Esse ciclo é conhecido como ciclo lítico.

Entretanto, alguns vírus realizam o ciclo de replicação de outra maneira, por meio do ciclo lisogênico. Nesse processo, o DNA viral integra-se ao cromossomo da célula hospedeira, e nenhuma partícula viral é produzida nesse momento. O termo "prófago" refere-se a um bacteriófago integrado, e o termo "conversão lisogênica" diz respeito às novas propriedades que uma bactéria adquire com a expressão dos genes de um prófago integrado.

O ciclo lisogênico do fago lambda é o mais descrito, pois é o modelo mais entendido atualmente. Inicialmente, o fago lambda injeta seu DNA linear de dupla fita na bactéria *E. coli* através de uma estrutura viral chamada cauda.

Ao entrar na célula, esse DNA torna-se circular por meio de uma enzima que liga às extremidades da fita, as quais apresentam complementaridade de bases. A partir disso, há a escolha de se entrar, ou não, no ciclo lisogênico, que ocorre pelo balanço de duas proteínas, o repressor, codificado pelo gene *c-I*, e o antagonista do repressor, codificado pelo gene *cro*. Se há a predominância do repressor, não há a transcrição dos genes precoces, entrando no ciclo lisogênico. Nesse processo, o repressor liga-se em regiões operadoras do DNA viral, que controlam a expressão dos genes precoces, inibindo a transcrição. Entretanto, se o antagonista do repressor conseguir inibir a transcrição do repressor, esse processo não ocorre, havendo, portanto, a síntese de proteínas precoces e a replicação do genoma viral.

A partir da escolha da entrada no ciclo lisogênico, o DNA viral é integrado ao DNA da célula hospedeira. Esse processo ocorre pela ação de uma enzima de recombinação expressa pelo genoma do fago. Essa enzima irá quebrar o DNA circular da bactéria *E. coli* e o DNA circular do fago e ligá-los em locais complementares um ao outro. Ao ser integrado ao genoma bacteriano, o genoma viral é replicado junto ao DNA da célula, sendo herdado pelas células-filhas na replicação da bactéria.

O prófago pode ser induzido a sair do ciclo lisogênico pela ação da luz ultravioleta ou por substâncias que danifiquem o DNA, retomando seu ciclo replicativo. Esse processo ocorre pela indução da síntese de uma protease, a qual irá clivar o repressor, permitindo, assim, a síntese de proteínas precoces, incluindo proteínas que excisam o prófago do DNA bacteriano. Assim, o vírus retoma seu ciclo replicativo, havendo a produção da progênie e lise da célula hospedeira. A comparação dos ciclos lítico e lisogênico pode ser observada na Figura 3. Em geral, esse tipo de vírus integra seu genoma em poucos locais específicos do genoma bacteriano, mas alguns fagos podem integrar seu DNA em muitos locais, como é o caso do fago Mu. Além disso, existem fagos que não integram seu genoma, mas ficam em um ciclo lisogênico extracromossomicamente (LEVINSON, 2016).

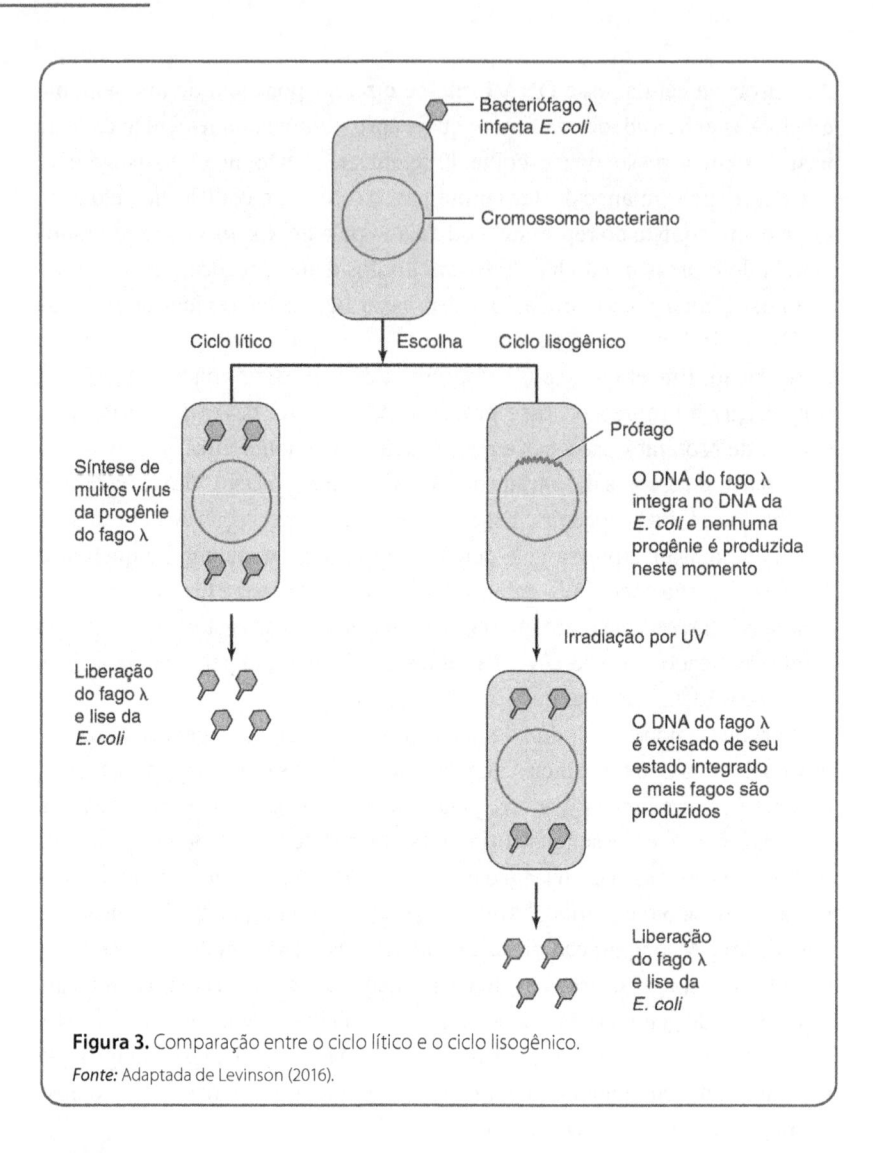

Figura 3. Comparação entre o ciclo lítico e o ciclo lisogênico.
Fonte: Adaptada de Levinson (2016).

Saiba mais

A lisogenia é um mecanismo encontrado apenas em vírus que infectam bactérias; entretanto, há um fenômeno similar que ocorre em alguns vírus que infectam células humanas, a latência. Na latência, conforme comentado, depois da infecção inicial, poucos (ou nenhum) vírus são produzidos, mas, em algum momento posterior, ocorre a reativação e a produção viral completa. Assim, esse período pode ser definido como o tempo do início da infecção até o aparecimento do vírus extracelularmente, quando poderá ser detectado (LEVINSON, 2016). Alguns dos vírus que exibem a latência são o herpes-vírus simplex (HSV), vírus varicela-zoster, citomegalovírus (CMV) e vírus Epstein-Barr, todos pertencentes à família dos herpes-vírus, além do vírus da imunodeficiência humana (HIV). Os mecanismos exatos pelos quais esse fenômeno ocorre não estão bem claros, mas sabe-se que isso pode variar entre os diferentes gêneros virais.

Exercícios

1. Leia o trecho a seguir:
"Os vírus desenvolveram uma variedade de estratégias para a sua multiplicação nas células parasitadas do hospedeiro. Apesar de os detalhes variarem de um grupo para outro, o perfil geral dos ciclos de replicação é semelhante" (BROOKS et al., 2015, p. 421).
Sobre as etapas do ciclo viral, assinale a alternativa correta.
a) O período de maturação é o momento que ocorre logo após a infecção, quando os níveis de vírions intracelulares desaparecem e há uma intensa atividade de síntese.
b) O período de eclipse corresponde ao período em que o vírus é liberado de dentro da célula hospedeira, muitas vezes, levando à sua morte.
c) O momento em que há maior detecção de vírus é quando ele está realizando uma alta atividade de síntese, sendo, assim, o melhor período para realizar um exame de detecção.
d) O conjunto do período de eclipse e do período de maturação chama-se latência, que corresponde ao período em que os vírions ainda não surgiram externamente à célula.
e) No período de eclipse, o vírus ainda possui infecciosidade e, ao entrar no período de maturação, perde sua infecciosidade.

2. Com base no texto a seguir, assinale a alternativa correta sobre as etapas do ciclo viral:
"A curva de crescimento [viral] (...) mostra que quando um vírion (uma partícula viral) infecta uma célula, ele pode replicar-se em aproximadamente 10 horas para produzir centenas de vírions no interior dessa célula. Essa notável amplificação explica como os vírus se espalham rapidamente de célula a célula. Observa-se que o tempo necessário para os ciclos de crescimento variam; de minutos, para alguns vírus de bactérias, a horas, para alguns vírus de seres humanos" (LEVINSON, 2016, p. 226).
a) A adsorção diz respeito à ligação do vírus na célula hospedeira através de ligações covalentes,

sendo, na maioria das vezes, um processo reversível.
b) A penetração pode ocorrer por três tipos de mecanismos, os quais estão presentes em todos os vírus.
c) Durante o desnudamento, o genoma viral pode ser liberado tanto na forma de ácido nucleico livre quanto na forma de nucleocapsídeo.
d) A forma de replicação de cada vírus irá depender da sua estrutura, variando de acordo com a presença ou a ausência de envelope.
e) Na fase da liberação, pode haver, ou não, a lise da célula hospedeira; na maioria das vezes, os vírus envelopados causam a lise celular e os não envelopados são liberados por exocitose.

3. Sobre o espectro de hospedeiros de um vírus, e com base no trecho a seguir, assinale a alternativa correta. "O espectro de hospedeiros de um vírus consiste na variedade de células hospedeiras que o vírus pode infectar. Existem vírus que infectam invertebrados, vertebrados, plantas, protistas, fungos e bactérias" (TORTORA; FUNKE; CASE, 2018, p. 360).
  a) Em geral, os vírus apresentam um amplo espectro de hospedeiros, inclusive com uma alta variação entre espécies.
  b) O espectro de hospedeiros é determinado principalmente pela especificidade da ligação do vírus à célula hospedeira na fase de adsorção.
  c) O espectro de hospedeiros de vírus é extremamente restrito, não havendo, na literatura, casos descritos em que um vírus infecta mais de uma espécie.
  d) A etapa que determina a especificidade entre um vírus e um potencial hospedeiro é a etapa de penetração, quando o material genético viral entra na célula.
  e) Dentro de seu espectro de hospedeiros, um vírus pode infectar qualquer célula de um hospedeiro, visto que terá a especificidade necessária.

4. Leia o trecho a seguir:
"Umas das mais importantes funções da lisogenia do ponto de vista médico é a síntese de várias exotoxinas em bactérias, como diftérica, botulínica, colérica e toxinas eritrogênicas, codificadas por genes de um bacteriófago integrado (prófago)" (LEVINSON, 2016, p. 233).
Sobre o ciclo lisogênico, assinale a alternativa correta.
  a) Durante o ciclo lisogênico, são produzidas centenas de novos vírions.
  b) A escolha da entrada no ciclo lítico ou lisogênico ocorre pelo balanço de duas proteínas, o repressor e o antagonista do repressor.
  c) Esse ciclo somente é observado em vírus que infectam humanos.

d) Nesse ciclo, o genoma viral não é passado para as células-filhas após a replicação da célula hospedeira.

e) Esse ciclo resulta na lise da célula hospedeira para que os vírus possam ser liberados.

5. Em relação às estratégias de replicação dos vírus e considerando o trecho a seguir, assinale a alternativa correta.

"O primeiro passo na expressão gênica viral é a síntese do mRNA. É nesse ponto que os vírus seguem caminhos diferentes dependendo da natureza de seu ácido nucleico e da parte da célula onde eles se replicam" (LEVINSON, 2016, p. 228).

a) Os retrovírus são vírus de RNA de fita simples e não precisam formar um intermediário para serem traduzidos.

b) Os vírus de RNA de fita simples com polaridade negativa, como os ortomixovírus, possuem um genoma que já serve como mRNA, sendo diretamente direcionados para o ribossomo.

c) Alguns vírus de RNA de fita simples com polaridade positiva, como os picornavírus, possuem um genoma que já serve como mRNA, sendo diretamente direcionados para o ribossomo.

d) Todos os vírus de DNA de fita dupla possuem a enzima transcriptase reversa e utilizam um intermediário de RNA de fita simples para serem traduzidos.

e) Os vírus de RNA de fita dupla são transcritos no núcleo, utilizando a maquinaria transcricional da célula hospedeira.

Referências

BROOKS, G. F. et al. *Microbiologia médica de Jawetz, Melnick e Adelberg (Lange)*. 26. ed. Porto Alegre: Penso, 2015.

LEVINSON, W. *Microbiologia médica e imunologia*. 13. ed. Porto Alegre: McGraw-Hill, 2016.MADIGAN, M. T. et al. *Microbiologia de Brock*. 14. ed. Porto Alegre: Artmed, 2016.

SANTOS, N. S. O.; ROMANOS, M. T. V.; WIGG, M. D. *Introdução à virologia humana*. Rio de Janeiro: Guanabara Koogan, 2008.

TORTORA, G. F.; FUNKE, B. R.; CASE, C. L. *Microbiologia*. 12. ed. Porto Alegre: Artmed, 2018.

Patogenia, prevenção e controle

Objetivos de aprendizagem

Ao final deste texto, você deve apresentar os seguintes aprendizados:

- Definir a patogenia dos vírus.
- Explicar os métodos de prevenção das infecções virais.
- Identificar os métodos de controle das infecções virais.

Introdução

A patogenia de um vírus diz respeito aos danos causados por ele no organismo do hospedeiro. Esse processo é constituído de várias etapas, desde a penetração do vírus no organismo, o desenvolvimento da doença e a sua disseminação. Existem algumas medidas para a prevenção da infecção viral, sendo a vacinação a principal delas. Para o controle da infecção, existem alguns medicamentos antivirais que visam impedir alguma etapa da patogênese.

Neste capítulo, você verá como ocorre cada etapa da patogenia de um vírus, as principais vacinas utilizadas como prevenção e as medidas para o controle da infecção viral.

Patogenia viral

A patogenia de um microrganismo diz respeito aos danos causados por infecções microbiológicas nos órgãos do hospedeiro. Isso depende da patogenicidade desse microrganismo, que é a sua capacidade de infectar o hospedeiro e causar-lhe danos (SANTOS; ROMANOS; WIGG, 2008). As doenças virais apresentam as seguintes características: muitas infecções virais são subclínicas, ou seja, assintomáticas; uma doença pode ser causada por diferentes vírus; um único vírus pode causar diferentes doenças; a doença não tem relação com a morfologia do vírus; e a evolução de uma doença depende de fatores virais e do hospedeiro, tais quais a genética de ambos (BROOKS et al., 2015).

Na patogenia das doenças virais, inicialmente, o vírus deve penetrar o hospedeiro, entrar em contato com as células suscetíveis, replicar-se e causar a lesão celular. Dessa forma, a patogênese viral pode ser dividida em sete etapas específicas: penetração do vírus no hospedeiro, replicação viral primária, propagação do vírus, lesão celular, resposta imunológica do hospedeiro, eliminação do vírus ou estabelecimento de uma infecção persistente e disseminação viral.

Penetração e replicação

Os vírus penetram no organismo através de diferentes portas de entrada, como você pode ver no Quadro 1. Uma das portas de entrada mais comuns é o trato respiratório, no qual o vírus é transmitido por meio de gotículas pela tosse, pelo espirro ou pela fala de indivíduos contaminados.

Para que um vírus infecte o trato respiratório, ele deve superar a camada de muco, a camada de células ciliadas, os macrófagos alveolares e os anticorpos IgA. Além disso, alguns vírus entram no organismo pelo trato gastrointestinal, apesar de diversos fatores que fazem dele um ambiente hostil. Assim, um vírus que infecte o trato intestinal deve superar o pH ácido do estômago, a alcalinidade do intestino, enzimas que degradam proteínas, a camada de muco, células fagocitárias e os anticorpos IgA. Os vírus que entram por essa via utilizam a transcitose mediada por células M da mucosa intestinal, e essas células endocitam e transferem antígenos para o tecido linfoide localizado abaixo do epitélio. Assim, os vírus podem invadir os vasos linfáticos e capilares, disseminando-se pelo organismo. Entretanto, alguns vírus replicam-se nas células M, não disseminando-se no organismo. Além disso, existem vírus que entram pelo trato urogenital, apesar das barreiras fisiológicas, como o muco e o pH ácido. A atividade sexual pode resultar em abrasões no epitélio vaginal ou na uretra, o que permite a entrada de vírus. Desses, alguns infectam o epitélio, causando lesões locais, enquanto outros acessam tecidos adjacentes, causando infecções disseminadas.

Existem, também, vírus que infectam a conjuntiva. Essa forma de entrada é difícil devido à constante lavagem da mesma pela secreção ocular e pelo movimento das pálpebras. Assim, em geral, esse tipo de infecção ocorre devido a procedimentos oftálmicos ou por contaminação do ambiente. Na maioria das vezes, a replicação é localizada.

Por fim, temos a via de entrada pela pele, que só pode ocorrer pelo rompimento da integridade da pele, produzindo lesões locais. Em geral, a replicação limita-se ao local de entrada, já que a epiderme não possui vasos sanguíneos ou linfáticos. Entretanto, muitos vírus podem ganhar acesso à derme, a qual é altamente vascularizada, a partir da picada de vetores artrópodes. Além disso, agulhas contaminadas, tatuagens e piercings podem levar à inoculação viral mais profunda no músculo abaixo da derme. Devido à alta vascularização da derme, os vírus que chegam a essa camada podem disseminar-se para outros locais do organismo (SANTOS; ROMANOS; WIGG, 2008).

Quadro 1. Principais portas de entrada de patógenos virais importantes

Porta de entrada	Vírus	Doença
Trato respiratório	Vírus influenza	Gripe
	Rinovírus	Resfriado comum
	Vírus Epstein-Barr	Mononucleose infecciosa
	Herpes-vírus simples 1	Herpes labial
	Adenovírus	Pneumonia
Trato gastrointestinal	Vírus da hepatite A	Hepatite A
	Poliovírus	Poliomielite
	Rotavírus	Diarreia
Pele	Vírus da raiva	Raiva
	Vírus da febre amarela	Febre amarela
	Vírus da dengue	Dengue
	Papilomavírus humano	Papilomas (verrugas)
Trato genital	Papilomavírus humano	Papilomas (verrugas)
	Vírus da hepatite B	Hepatite B
	Vírus da imunodeficiência humana	Síndrome da imunodeficiência humana adquirida
	Herpes-vírus simples 2	Herpes genital e herpes neonatal

(Continua)

(Continuação)

Quadro 1. Principais portas de entrada de patógenos virais importantes

Porta de entrada	Vírus	Doença
Sangue	Vírus da hepatite B	Hepatite B
	Vírus da hepatite C	Hepatite C
	Vírus da hepatite D	Hepatite D
	Vírus da imunodeficiência humana	Síndrome da imunodeficiência humana adquirida
	Citomegalovírus	Síndrome da mononucleose ou pneumonia

Fonte: Adaptado de Levinson (2016).

Propagação

Após a replicação primária, muitos vírus propagam-se para outros locais do organismo hospedeiro, causando doenças em locais distantes do seu ponto de entrada. A via mais comum para a propagação dos vírus é pela corrente sanguínea ou linfática. Nesses locais, os vírus podem estar livres ou associados a células específicas, e a presença de vírus na corrente sanguínea chama-se viremia. Essa fase, na maioria das infecções virais, é curta.

Devido à sua especificidade por determinadas células, os vírus apresentam tropismo, determinando o padrão de doença sistêmica produzida na infecção viral. Esse tropismo se dá pelas proteínas de superfície viral e sua especificidade ocorre pela ligação aos receptores celulares. Outro fator importante para o tropismo é a presença de constituintes intracelulares essenciais para a síntese viral.

Alterações celulares e doença clínica

Uma infecção viral pode levar a quatro possíveis efeitos em uma célula: morte, fusão das células para formar uma célula multinucleada, transformação maligna e nenhuma mudança aparente. Um dos processos que leva à morte celular é a inibição da síntese de macromoléculas, visto que a maquinaria celular é direcionada para a síntese de componentes virais. Inicialmente, há a inibição da síntese de proteínas celulares, um efeito mais importante; posteriormente, há a inibição da síntese de DNA e RNA, um efeito secundário.

Muitas vezes, a célula infectada apresenta estruturas que correspondem a áreas distintas, contendo proteínas ou partículas virais. Essas estruturas são chamadas de corpúsculos de inclusão, que podem ser intranucleares ou intracitoplasmáticas. Sua aparência depende do tipo de vírus, e um exemplo são os corpúsculos de Negri, presentes em neurônios infectados pelo vírus da raiva (LEVINSON, 2016). No caso de fusão das células infectadas, há a formação de células multinucleadas, como o que ocorre nas infecções de herpes-vírus e paramixovírus. Esse processo ocorre por alterações na membrana celular. Alguns vírus causam, ainda, transformação maligna, levando a crescimento descontrolado, sobrevivência prolongada e mudanças morfológicas. Além disso, uma infecção viral pode ocorrer sem mudanças morfológicas, mesmo com a produção de novas partículas virais.

Esses processos, como a morte celular e as alterações teciduais, são parte dos fatores que levam ao desenvolvimento da doença. Um exemplo disso é o caso da infecção pelo poliovírus, o qual mata neurônios motores, levando, assim, à paralisia dos músculos que são inervados por esses neurônios. Entretanto, existem casos em que as doenças não são resultado dos danos causados pelos vírus nas células infectadas, como é o caso da diarreia induzida pelo rotavírus. Nesse caso, a diarreia é causada, principalmente, pela estimulação do sistema nervoso entérico. Além disso, os elementos da resposta do hospedeiro podem resultar em sintomas generalizados, como mal-estar e perda de apetite. Devido ao fato de os sintomas da doença clínica serem, muitas vezes, compartilhados entre infecções virais, eles são considerados indicadores insensíveis (LEVINSON, 2016).

Resposta imune do hospedeiro

Os mecanismos de recuperação do hospedeiro incluem tanto a resposta imune inata quanto a adaptativa. A resposta imune inata auxilia na inibição do crescimento viral no momento em que o vírus induz as respostas humoral e celular, principalmente a partir da indução de interferon. A resposta imune celular frente a uma infecção viral sem complicações se dá pela infiltração de células mononucleares e linfócitos. Os alvos da resposta imunológica são as proteínas virais. A partir do reconhecimento das proteínas de superfície virais, as células T citotóxicas podem lisar as células infectadas.

A resposta humoral auxilia na proteção do indivíduo contra reinfeções pelo mesmo vírus. Nesse processo, os anticorpos são direcionados e reconhecem proteínas do capsídeo viral, bloqueando o desencadeamento da infecção nas etapas de fixação, penetração e desnudamento. Ainda, alguns vírus atacam células do sistema imune do hospedeiro, como é o caso do vírus da imunodeficiência humana (HIV), que infecta linfócitos T e destrói sua capacidade funcional (BROOKS et al., 2015).

Para evitar sua erradicação, os vírus adotam alguns mecanismos de evasão do sistema imune do hospedeiro. Alguns vírus expressam proteínas que bloqueiam a apoptose (morte celular programada) na célula infectada. Além disso, a maioria dos vírus de RNA apresenta uma alta taxa de mutação, produzindo proteínas alteradas e causando uma variação antigênica. Alguns vírus, ainda, produzem proteínas antagonistas a citocinas e interferon, elementos da resposta imune do hospedeiro, impedindo a ligação desses fatores a seus receptores e alterando, assim, a resposta imune. Por fim, alguns vírus expressam proteínas que bloqueiam proteínas do complexo principal de histocompatibilidade de classe I (MHC I — do inglês *major histocompatibility complex I*), a qual é expressa por células infectadas para que sejam reconhecidas pelo sistema imune (SANTOS; ROMANOS; WIGG, 2008).

No caso de uma infecção aguda, há uma rápida produção de vírus seguida pela rápida eliminação dos vírus e recuperação do paciente. Em pouco tempo, as partículas virais e as células infectadas são eliminadas pelo sistema imune (SANTOS; ROMANOS; WIGG, 2008).

Infecção persistente

As infecções persistentes, ao contrário das agudas, não são rapidamente eliminadas, de forma que as partículas virais continuam sendo produzidas por meses ou anos de forma contínua ou intermitente. Ainda, em alguns casos, mesmo após o término da detecção de proteínas virais, o genoma viral continua na célula infectada. As infecções podem ser de três tipos: crônica, lenta ou latente. Nas infecções crônicas, o vírus é continuamente produzido e excretado; na infecção lenta, ocorre um longo período entre a infecção primária e o aparecimento de sintomas, os quais são, geralmente, fatais; por fim, na infecção latente, o vírus permanece na forma não infecciosa e possui períodos intermitentes de reativação (SANTOS; ROMANOS; WIGG, 2008).

Disseminação viral

A disseminação do vírus no ambiente é uma etapa necessária para manter o vírus em uma população de hospedeiros e pode ocorrer em diferentes momentos da doença, dependendo do vírus. Em algumas doenças, como a raiva, o ser humano apresenta infecção terminal, não disseminando o vírus.

A transmissão de uma virose pode ocorrer de forma vertical ou horizontal: a forma vertical diz respeito à transmissão do vírus da mãe para o embrião ou o feto; a horizontal é a transmissão do vírus de um indivíduo para outro da mesma espécie ou não. A transmissão horizontal pode ocorrer por contato direto ou indireto (por meio de objetos ou gotículas e aerossóis de secreções respiratórias); por um veículo, como é o caso de água ou alimentos contaminados; ou por vetores, como é o caso de transmissão por animais vertebrados ou invertebrados. Os vetores podem, ainda, ser biológicos, quando o vírus se replica no vetor, ou mecânicos, quando o vírus só é carregado pelo vetor (SANTOS; ROMANOS; WIGG, 2008).

Prevenção de infecções virais

A principal forma de prevenção de infecções virais é por meio de vacinas, que têm o objetivo de utilizar a resposta imunológica do hospedeiro para evitar a ocorrência de doenças virais. Nota-se a eficácia de diversas vacinas na redução de incidência anual de doenças virais (Figura 1). Além da vacina, existem algumas formas de prevenção gerais, como usar antissépticos após entrar em contato com várias pessoas, evitar o compartilhamento de utensílios domésticos, como talheres, evitar o contato direto com pessoas contaminadas, entre outros. Além disso, formas específicas de prevenção contra determinadas doenças virais incluem prevenir-se sabendo da forma de transmissão, como o uso de repelentes para prevenir doenças virais transmitidas por mosquitos, uso de preservativo para doenças sexualmente transmitidas e evitar o consumo de alimentos crus, que podem transmitir doenças virais entéricas.

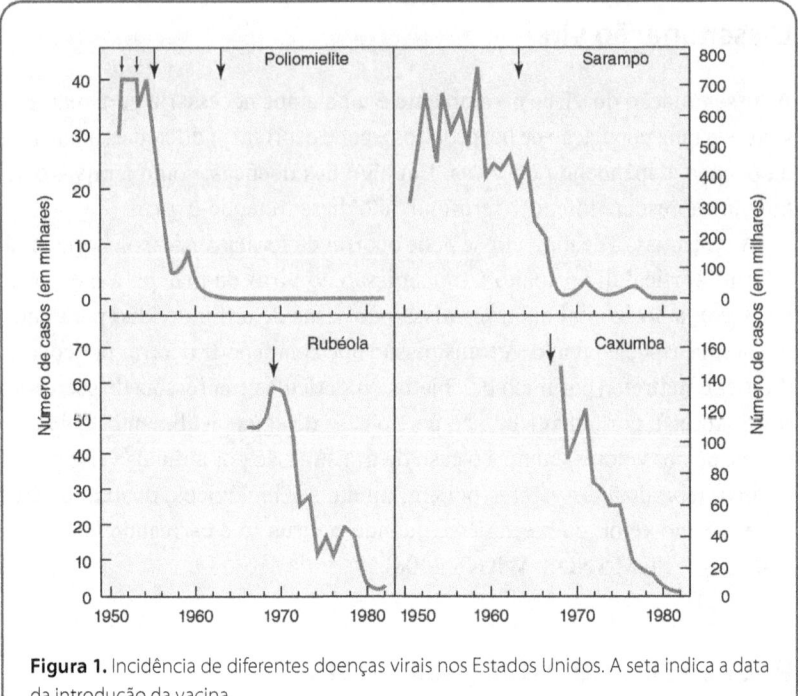

Figura 1. Incidência de diferentes doenças virais nos Estados Unidos. A seta indica a data da introdução da vacina.
Fonte: Adaptada de Brooks et al. (2015).

O princípio da vacina se baseia no desenvolvimento de resposta imunológica a antígenos virais específicos, que podem estar localizados na superfície da partícula viral ou da célula infectada. Acredita-se que as proteínas de superfície geram uma resposta imune mais eficaz, em que a resposta a proteínas do cerne viral pode desempenhar um papel muito pequeno ou nenhum papel na resistência à infecção (BROOKS et al., 2015). As principais doenças para as quais se tem vacinas aprovadas nos Estados Unidos podem ser observadas no Quadro 2.

Quadro 2. Vacinas virais aprovadas nos EUA (2011)

Uso	Vacina	Tipo
Comum	Hepatite A	Morta
	Hepatite B	Subunidade (HbsAg)
	Influenza A e B	Morta
	Influenza A e B	Viva (intranasal)
	Sarampo	Viva
	Caxumba	Viva
	Papiloma	Subunidade (L1)
	Poliovírus (IPV)	Morta
	Poliovírus (OPV)	Viva
	Raiva	Morta
	Rotavírus	Viva
	Rubéola	Viva
	Varicela	Viva
	Zóster	Viva
Situações especiais	Adenovírus	Viva
	Encefalite japonesa	Morta
	Varíola	Viva
	Febre amarela	Viva

Fonte: Adaptado de Brooks et al. (2014).

Alguns fatores podem dificultar o desenvolvimento de uma vacina eficaz. Entre eles, podemos citar a presença de diversos sorotipos (como é o caso dos rinovírus), a ocorrência de um grande número de reservatórios animais (como é o caso do influenza), a integração do DNA viral no cromossomo do hospedeiro (como ocorre nos retrovírus) e a infecção de células do sistema imunológico do hospedeiro (como o HIV).

As vacinas podem ser desenvolvidas com vírus mortos ou com vírus vivos atenuados, como veremos a seguir.

Vacinas com vírus mortos

Esse tipo de vacina é preparado a partir de vírions completos, estimulando a resposta imune a partir da produção de anticorpos contra as proteínas de revestimento do vírus. Essas vacinas, também chamadas de vacinas inativadas, são feitas com base na purificação de preparações virais, seguida da inativação da infecciosidade viral, de forma a danificar o menos possível as proteínas virais. Esse tipo de vacina possui a vantagem de não apresentar reversão para a virulência (infecciosidade), bem como a possibilidade de se desenvolver vacinas na ausência de vírus atenuados aceitáveis.

As vacinas com vírus mortos apresentam algumas limitações. Para produzir essas vacinas, deve-se ter extremo cuidado para garantir que não haja vírus virulento vivo residual. Além disso, essas vacinas devem ser reforçadas com o tempo, visto que, em geral, conferem imunidade de curta duração. Ainda, a administração parenteral desse tipo de vacina pode apresentar uma proteção limitada, pois, apesar de estimular a produção de níveis satisfatórios de anticorpos circulantes, que são IgM e IgG, pode não induzir adequadamente a resistência local, ou seja, a produção de IgA na porta de entrada natural do vírus ou no local primário de replicação viral. Por fim, algumas dessas vacinas induzem hipersensibilidade quando há infecção subsequente (BROOKS et al., 2015).

Vacinas com vírus vivos atenuados

Essas vacinas utilizam vírus mutantes análogos aos vírus selvagens do ponto de vista antigênico, mas possuem alguma etapa da patogênese restrita. Os vírus atenuados são selecionados empiricamente, não sendo conhecidas suas bases genéticas. Esse processo consiste na infecção de culturas de células ou ovos embrionários de vírus patogênicos, obtendo-se, após uma série de passagens, cepas virais menos virulentas. Essas cepas, durante o processo, sofrem mutações genéticas que comprometem a patogenicidade sem afetar a capacidade replicativa do vírus. Diferentemente das vacinas com vírus mortos, esse tipo de vacina atua como a infecção natural no seu efeito na imunidade, de forma que os vírus replicam-se no hospedeiro e estimulam a produção duradoura de anticorpos, além de induzir uma boa resposta celular e levar ao desenvolvimento de resistência na porta de entrada (BROOKS et al., 2015).

Dentre as desvantagens das vacinas com vírus atenuados, podemos citar o pequeno risco de reversão para maior virulência durante sua replicação e possíveis contaminantes por agentes desconhecidos no substrato da cultura em que são cultivados. Esse último problema pode ser resolvido pelo uso de cultura de linhagens de células humanas em vez de culturas primárias ou ovos embrionários. Ainda, essas vacinas possuem um prazo de validade limitado e podem ter sua eficácia reduzida se houver infecção concomitante com vírus de ocorrência natural, que pode inibir a replicação do vírus da vacina (BROOKS et al., 2015).

Controle de infecções virais

O controle de infecções virais é feito, principalmente, pelo uso de fármacos antivirais. Como os vírus dependem da célula do hospedeiro para se multiplicar, esses medicamentos devem ser capazes de atuar seletivamente nos vírus, sem lesar as células do hospedeiro. Além disso, devido ao período de latência, muitas vezes, os vírus disseminam-se antes do aparecimento de sintomas, tornando o tratamento ineficaz. Esse tipo de medicamento se faz necessário quando não há vacinas para alguma doença ou quando a vacina não é tão eficaz. Em geral, os estágios mais comumente utilizados como alvos são a adsorção, o desnudamento, a síntese de ácido nucleico viral, a tradução de proteínas virais, a montagem e a liberação das partículas virais (BROOKS et al., 2015). Veremos, a seguir, os tipos mais comuns de antivirais.

Análogos de nucleosídeos

Esse tipo de medicamento constitui a maior parte de antivirais atualmente disponíveis. Eles atuam inibindo as polimerases necessárias para a replicação do ácido nucleico viral. Alguns, ainda, agem incorporando-se ao ácido nucleico viral, bloqueando sua síntese ou alterando sua função. Entretanto, esses medicamentos também podem inibir as enzimas celulares. Assim, os mais efetivos inibem especificamente as polimerases virais. Pode haver o aparecimento de variantes resistentes ao fármaco, mas isso pode ser retardado com o uso combinado de diferentes antivirais. Nessa classe, temos aciclovir (acicloguanosina), lamivudina (3TC), ribavirina, vidarabina (adenina arabinosídeo) e zidovudina (azidotimidina, AZT) (BROOKS et al., 2015).

Inibidores da transcriptase reversa

Dessa classe, o primeiro membro foi a nevirapina, que atua ligando-se diretamente na enzima transcriptase reversa, rompendo seu sítio catalítico. Entretanto, rapidamente, surgem mutantes resistentes (BROOKS et al., 2015).

Inibidores de protease

Esse fármaco foi desenvolvido com base em modelos computacionais e atua ligando-se à protease do HIV, necessária em seu ciclo biológico para a formação do cerne do vírion maduro e para a ativação da transcriptase reversa. O primeiro medicamento dessa classe foi o saquinavir, com o posterior desenvolvimento do indinavir e do ritonavir, entre outros (BROOKS et al., 2015).

Outros tipos de antivirais

Outro medicamento contra HIV é o fuzeon, que bloqueia a fusão da membrana celular com o vírus em sua entrada. Especificamente contra o influenza A, temos a amantadina e a rimatadina, aminas sintéticas que bloqueiam o desnudamento viral e devem ser administradas de forma profilática. Ainda, o foscarnete (ou ácido fosfonofórmico) é um análogo orgânico do fosfato inorgânico, atuando pela inibição seletiva das DNA-polimerases e transcriptases reversas virais no sítio de ligação do fosfato. Além disso, a metisazona foi o primeiro antiviral a ser descrito, inibindo os poxvírus e contribuindo na erradicação da varíola. Ele atua bloqueando um estágio avançado da replicação viral, gerando a formação de partículas virais imaturas não infecciosas (BROOKS et al., 2015).

Exercícios

1. Leia atentamente o trecho a seguir: "A patogênese no paciente infectado envolve (1) transmissão do vírus e sua entrada no hospedeiro; (2) replicação do vírus e dano às células; (3) disseminação do vírus para outras células e órgãos; (4) a resposta imune, tanto como uma defesa do hospedeiro quanto como uma causa que contribui para certas doenças; e (5) persistência do vírus em algumas situações" (LEVINSON, 2016, p. 248). Sobre a transmissão dos vírus, assinale a alternativa que melhor define a transmissão vertical.
   a) É a transmissão de um animal para o humano.
   b) É a transmissão de mãe para o feto ou o embrião.
   c) É a transmissão de um vetor para o hospedeiro.
   d) É a transmissão de pai para filho.
   e) É a transmissão via respiratória.

2. Sobre os antivirais, e com base no texto a seguir, assinale a alternativa correta:
"Diferente dos vírus, as bactérias e os protozoários não dependem do mecanismo celular do hospedeiro para sua multiplicação, de modo que os processos específicos desses microrganismos provêm alvos fáceis para o desenvolvimento de antibacterianos e antiprotozoários. Como os vírus são parasitos intracelulares obrigatórios, os antivirais devem ser capazes de inibir seletivamente as funções virais sem lesar o hospedeiro, tornando o desenvolvimento de tais fármacos bastante difícil" (BROOKS et al., 2015, p. 441).
   a) A nevirapina é um fármaco que atua ligando-se à protease do HIV.
   b) O aciclovir é conhecido por sua atividade, inibindo a enzima transcriptase reversa.
   c) A ribavirina é um análogo de nucleosídeo, junto à vidarabina e à zidovudina.
   d) A amantadina foi o primeiro antiviral descrito, auxiliando na erradicação da varíola.
   e) O antiviral fuezon é específico contra *influenza*, bloqueando a fase do desnudamento.

3. Leia a passagem a seguir e assinale a alternativa que corresponde a um vírus que possui o trato gastrointestinal como porta de entrada:
"Para que ocorra infecção em um hospedeiro, é necessário que o vírus se fixe inicialmente às células de uma das superfícies corporais — pele, tratos respiratório, gastrintestinal e urogenital ou conjuntiva — e penetre nelas. A maioria dos vírus penetra em seus hospedeiros através da mucosa dos tratos respiratórios ou gastrintestinal" (BROOKS et al., 2015, p. 431).
   a) Vírus da hepatite A.
   b) *Influenza* A.
   c) Vírus da raiva.
   d) Vírus da hepatite B.
   e) Papilomavírus humano.

4. As vacinas podem ser produzidas a partir de vírus mortos ou a partir de vírus vivos atenuados. Assinale a alternativa que apresenta uma vantagem da vacina de vírus atenuados em relação às vacinas de vírus mortos.
   a) Ausência do risco de reversão para maior virulência.
   b) Ausência de contaminantes por agentes desconhecidos.
   c) Atua como uma infecção natural quanto ao seu efeito na imunidade.
   d) Maior prazo de validade.
   e) Eficácia independente da infecção concomitante com vírus de ocorrência natural.

5. Leia o trecho a seguir e assinale a alternativa que fala sobre uma característica fundamental das infecções virais:

"O processo fundamental da infecção viral consiste no ciclo de replicação do vírus.
A resposta celular à infecção pode variar de efeitos não aparentes a efeitos citopatológicos, com a consequente morte celular, até hiperplasia ou câncer" (BROOKS et al., 2015, p. 431).
   a) A maioria das infecções virais são clínicas, apresentando sintomas.
   b) Uma mesma doença pode ser causada por diferentes vírus.
   c) As doenças virais possuem uma relação direta com a estrutura do vírus.
   d) Um vírus só causará uma doença específica.
   e) A evolução de uma doença dependerá apenas de fatores genéticos do hospedeiro.

Referências

BROOKS, G. F. et al. *Microbiologia médica de Jawetz, Melnick e Adelberg (Lange)*. 26. ed. Porto Alegre: Penso, 2015.

LEVINSON, W. *Microbiologia médica e imunologia*. 13. ed. Porto Alegre: McGraw-Hill, 2016.

SANTOS, N. S. O.; ROMANOS, M. T. V.; WIGG, M. D. *Introdução à virologia humana*. 2. ed. Rio de Janeiro: Guanabara Koogan, 2008.

Diagnóstico das infecções virais: métodos clássicos, imunológicos e moleculares

Objetivos de aprendizagem

Ao final deste texto, você deve apresentar os seguintes aprendizados:

- Identificar as metodologias associadas ao diagnóstico de infecções virais.
- Reconhecer o princípio dos métodos aplicados ao diagnóstico de infecções virais.
- Relacionar os métodos aplicados aos diferentes tipos de infecções virais.

Introdução

O diagnóstico correto de infecções virais é fundamental para o controle dessas patologias. Embora diversos métodos já estejam disponíveis atualmente, novos métodos estão sendo desenvolvidos visando maior acurácia.

Neste capítulo, você verá as principais técnicas de diagnóstico clássico de infecções virais, métodos de diagnóstico imunológico e métodos moleculares, seus princípios e as principais infecções diagnosticadas por eles.

Isolamento de vírus e inoculação em sistemas hospedeiros

O diagnóstico de doenças virais é realizado de diversas formas; entre elas, o isolamento e a identificação do vírus em sistemas hospedeiros, os métodos sorológicos, que detectam anticorpos do paciente e antígenos virais, e os métodos moleculares, que dizem respeito à identificação de ácidos nucleicos virais. Os dois últimos tipos de métodos vêm sendo desenvolvidos nos últimos anos.

Os métodos de diagnóstico laboratorial de infecções virais são escolhidos de acordo com o vírus que se quer investigar e com o estágio da doença. Testes imunológicos, por exemplo, requerem que as amostras sejam obtidas em tempos específicos devido ao tempo da resposta imune. O Quadro 1 mostra os principais métodos utilizados para cada tipo de infecção viral.

Quadro 1. Testes diagnóstico e infecções virais

Inoculação em sistemas hospedeiros	Influenza, parainfluenza, adenovírus, rinovírus, dengue, arbovírus
ELISA	HIV, EBV, CMV, vírus da hepatite A e B, parvovírus, vírus da caxumba, da rubéola e do sarampo
Teste de neutralização	Vírus da raiva, *Zika* vírus, vírus do sarampo
Teste de inibição da hemaglutinação	Influenza, parainfluenza, vírus do sarampo
Teste de fixação do complemento	Enterovírus
Imunofluorescência	Vírus da raiva, papilomavírus, herpesvírus
Algutinação passiva	Vírus da rubéola, CMV
Teste da imunoperoxidase	Herpesvírus
Immunoblotting	HIV
Reação em cadeia da polimerase	Herpesvírus, vírus da hepatite A, B e C, parvovírus
Reação de hibridização	Rotavírus
Southern, *northern* e *dot blot*	Vírus da hepatite A, EBV
Eletroforese em gel de poliacrilamida	Rotavírus e reovírus
Sequenciamento	HIV, influenza (monitorar mutações e resistência)
Reação em cadeia da polimerase quantitativa	HIV, CMV, EBV

Uma das formas de diagnóstico clássico de infecções virais é realizada pela identificação do vírus em cultivo celular. É necessária a infecção do vírus em alguma célula para que haja a replicação, e é importante que ele seja inoculado rapidamente, visto que muitos vírus são inativados em temperatura ambiente. Esse modelo de método diagnóstico baseia-se no efeito citopático, que é a alteração na aparência das células infectadas por um vírus, como mudanças no tamanho e na forma celular, e fusão de células, formando células gigantes multinucleadas (sincício). Assim, essas alterações e o tempo que esse efeito demora para aparecer, bem como o tipo de célula que sofre o efeito citopático, são pistas que podem levar à identificação presuntiva do vírus.

Além do efeito citopático, outros efeitos da infecção viral podem ser observados, como a hemadsorção (Figura 1a), que consiste na ligação de hemácias na superfície das células infectadas pelo vírus. Similarmente, a hemaglutinação consiste na aglutinação das hemácias causada pela infecção viral (Figura 1b). Essas duas técnicas são utilizadas para vírus que possuem a proteína hemaglutinina em seu envelope, como o vírus do sarampo, o parainfluenza e o influenza. Alguns vírus, ainda, podem ser detectados pela interferência no efeito citopático de outros vírus, como é o caso do vírus da rubéola, o qual não causa efeito citopático, mas interfere na formação do efeito citopático de alguns enterovírus.

Por fim, outros vírus podem ser detectados pela diminuição da produção de ácido por células infectadas que estão morrendo. Esse fenômeno é detectado pela alteração na vermelha do fenol no meio de cultura, que permanece vermelho na presença do vírus, indicando alcalinidade. Caso as células não estejam infectadas, o vermelho de fenol torna-se amarelo devido à presença de ácido secretado pelas células. Essa técnica pode ser utilizada para os enterovírus (LEVINSON, 2016).

As técnicas citadas anteriormente podem ser realizadas em diferentes modelos de hospedeiros. Uma opção que vem sido utilizada com menos frequência é a propagação de vírus em animais de laboratório. Devido ao surgimento da cultura de células, esse método não é mais tão utilizado, visto que o cultivo celular é mais simples e prático e há implicações éticas no uso de animais. Dentro das opções de modelo animal, usa-se, principalmente, camundongos, e seu uso limita-se ao isolamento de arbovírus, vírus da raiva e alguns Coxsackievírus do grupo A. Nessa técnica, camundongos recém-nascidos são inoculados por via intracerebral ou intraperitoneal e, posteriormente, observados por duas semanas, quando se analisa o desenvolvimento de sintomas clínicos. Após, os animais são sacrificados e são realizadas análises histopatológicas dos órgãos afetados (SANTOS; ROMANOS; WIGG, 2002).

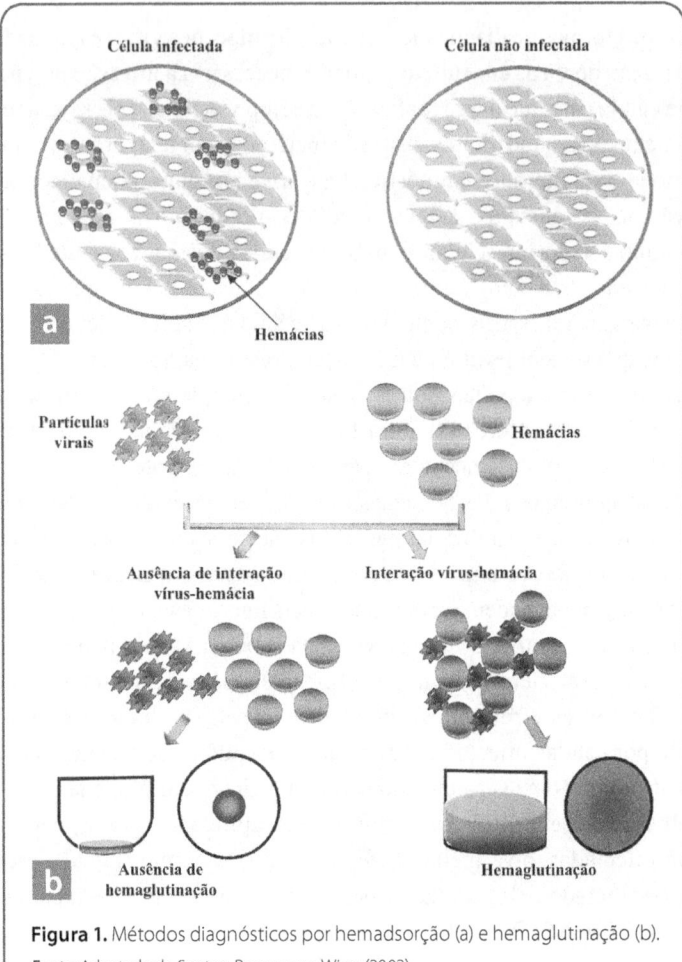

Figura 1. Métodos diagnósticos por hemadsorção (a) e hemaglutinação (b).
Fonte: Adaptada de Santos, Romanos e Wigg (2002).

Além disso, existe o modelo de propagação de vírus em ovos embrionados, mas esse modelo também não é mais tão utilizado desde o advento da cultura de células. O modelo de propagação ainda é utilizado para isolar vírus aviários e o vírus influenza. Para fazer essa técnica, condições de temperatura e umidade devem ser ideais e deve-se ter circulação de ar. A via de inoculação pode ser pelo saco vitelino, pela cavidade amniótica, pela cavidade alantóica ou pela membrana corioalantróica. A escolha da via de inoculação, bem como a idade do embrião, depende da especificidade do vírus por uma determinada membrana e pelo estágio de desenvolvimento embrionário. Utilizando esse modelo, pode-se analisar a hemaglutinação ou visualizar *pocks*, que consistem em lesões esbranquiçadas ou hemorrágicas na membrana corioalantróica (SANTOS; ROMANOS; WIGG, 2002).

Por fim, a cultura de células humanas ou animais, conforme dito anteriormente, facilitou o desenvolvimento da virologia e de outras áreas, como a genética e a fisiologia celular. A análise da propagação viral nesse modelo pode ser feita pela observação do efeito citopático do vírus, pela observação de partículas virais através de microscopia eletrônica, interferência viral, hemaglutinação, hemadsorção e reações sorológicas (SANTOS; ROMANOS; WIGG, 2002).

Sorologia e métodos imunológicos

As reações sorológicas podem ser utilizadas para diagnosticar uma doença causada por vírus, e esse tipo de diagnóstico baseia-se na formação de anticorpos específicos após uma infecção. Assim, esses anticorpos podem ser detectados no soro de uma pessoa infectada. Para infecções virais, a sorologia é muito utilizada, visto que ela é importante quando o agente infeccioso é difícil de ser isolado ou identificado, como é o caso de muitos vírus. Além disso, a sorologia é útil para a determinação do status imunológico do paciente, em que se pode verificar se o paciente já foi infectado ou imunizado para certo vírus.

Assim, a sorologia é a única maneira de se analisar se o indivíduo já sofreu uma infecção prévia, visto que apenas os anticorpos permanecem para comprovar essa infecção. Dessa forma, a sorologia é um método indireto de diagnóstico de infecção viral. Nesse tipo de teste, são quantificados os anticorpos, e os métodos clássicos detectam as imunoglobulinas da classe G (IgG), que é o anticorpo produzido em grandes quantidades durante a infecção e permanece por toda a vida na maioria das infecções virais. Essa imunoglobulina também é a mais presente no soro. Além disso, existem testes que detectam anticorpos totais, podendo detectar tanto IgG quanto IgM, que é a primeira imunoglobulina a ser produzida e cujos níveis decaem rapidamente. Esse tipo de técnica não diferencia IgG de IgM. A IgA pode, ou não, ser detectada, ao passo que a IgD e a IgE apresentam quantidades mínimas e, provavelmente, não são detectadas (SANTOS; ROMANOS; WIGG, 2002).

Teste imunoenzimático

Uma das maneiras de se detectar anticorpos é pelo teste imunoenzimático ou ELISA (do inglês *Enzyme-Linked Immunosorbent Assay*). Esse teste pode ser utilizado tanto para a detecção de anticorpos quanto para a detecção de antígenos (Figura 2) e envolve anticorpos conjugados com enzimas.

Para a detecção de anticorpos, o soro do paciente é adicionado a uma placa previamente sensibilizada com um antígeno do vírus que se quer investigar. Assim, caso o paciente possua anticorpos para esse vírus, ou seja, caso ele tenha sido infectado ou imunizado para esse vírus, seus anticorpos irão ligar-se ao antígeno na placa de ensaio. Após, esse sistema é lavado, de forma que tudo o que não reagiu irá ser removido da placa, e o que reagiu ficará preso no antígeno que está aderido na placa. Em seguida, são adicionados anticorpos anti-imunoglobulina humana conjugados com enzimas, de forma que esse complexo irá ligar-se aos anticorpos do paciente, que, por sua vez, estão ligados ao antígeno viral. Ao adicionar-se o substrato da enzima, esses irão reagir de forma a produzir uma coloração no meio. Essa coloração pode ser observada ou medida por um equipamento espectrofotométrico, de modo que a presença de cor indica a presença de anticorpos para o vírus de interesse no soro do paciente (Figura 2a).

Já para a detecção de antígenos, a placa é sensibilizada com anticorpos específicos para o antígeno viral de interesse. Assim, a amostra é um espécime como um lavado de garganta secreções que é adicionado à placa. Caso o antígeno viral esteja presente na amostra, ele irá ligar-se ao anticorpo na placa. O sistema é lavado, de forma que reste apenas o material que reagiu, e são adicionados anticorpos anti-antígeno viral conjugados com enzima. A adição do substrato enzimático leva à produção de cor, a qual indica a presença do antígeno viral na amostra analisada (Figura 2b) (SANTOS; ROMANOS; WIGG, 2002). Esse teste constitui o rastreamento primário para o diagnóstico de infecção por HIV por meio da utilização de antígenos desse vírus para a detecção de anticorpos no soro do paciente. Além disso, o ELISA, para detecção de anticorpos específicos, é útil no diagnóstico de infecções por EBV (vírus Epstein-Barr), CMV (citomegalovírus), vírus da hepatite A e B, parvovírus, vírus da caxumba, da rubéola e do sarampo (BROOKS et al., 2015).

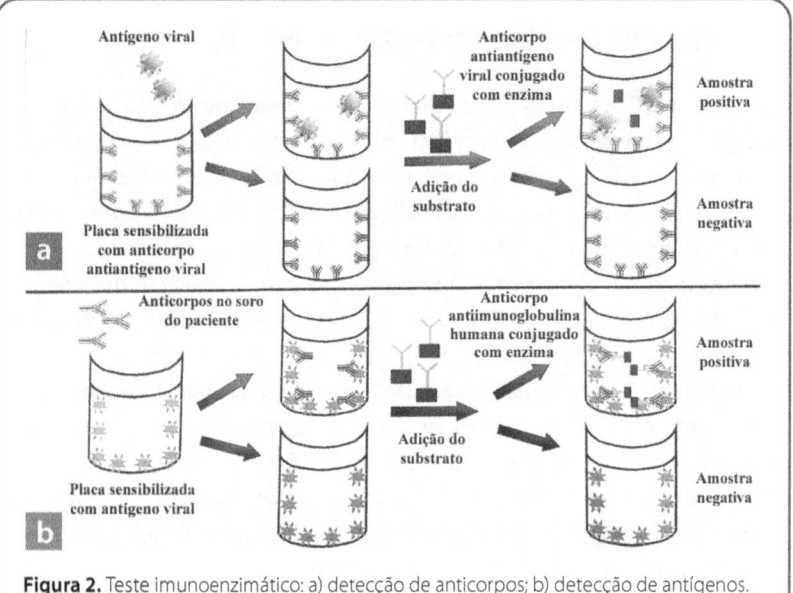

Figura 2. Teste imunoenzimático: a) detecção de anticorpos; b) detecção de antígenos.
Fonte: Adaptada de Santos, Romanos e Wigg (2002).

Teste de neutralização (TN)

Este teste também detecta anticorpos e baseia-se no princípio de que os vírus, ao interagirem com anticorpos específicos, são neutralizados e perdem sua infecciosidade. Assim, o soro do paciente é misturado com o vírus de interesse para que, caso o paciente possua anticorpos contra esse vírus, eles interajam. Depois disso, essa mistura é inoculada em um hospedeiro suscetível, que, em geral, é uma cultura de células. Após um tempo de incubação, essa cultura é analisada para observação do efeito citopático. Se o paciente possuir anticorpos para esse vírus, ele não será mais infeccioso e não será observado um efeito citopático. Se o paciente não tiver anticorpos para o vírus, ele terá sua infecciosidade normal, infectando as células em cultura e produzindo o efeito citopático.

Essa técnica também pode ser utilizada para a identificação de um vírus. Nesse experimento, um vírus desconhecido é misturado com anticorpos específicos, de forma que, se não houver o efeito citopático, ficará claro que aquele anticorpo conhecido neutralizou o vírus, identificando-o (SANTOS; ROMANOS; WIGG, 2002).

Teste de inibição da hemaglutinação (HI)

Este teste consiste na inibição da capacidade de hemaglutinação de um vírus ao reagir com um anticorpo específico. Similarmente ao teste de neutralização, o soro do paciente é misturado com partículas virais e, se houver anticorpos para esse vírus, ele perderá sua capacidade de hemaglutinação. Assim, a seguir, são adicionadas hemácias na mistura para verificar se elas irão aglutinar. Dessa forma, se o paciente possuir anticorpos para o vírus em questão, não haverá hemaglutinação e, se não tiver anticorpos para esse vírus, ele poderá produzir a hemaglutinação.

Essa técnica é somente aplicável para vírus com capacidade hemaglutinante, como é o caso do influenza, o parainfluenza e o vírus do sarampo. Esse teste também pode ser utilizado para a identificação de vírus, em que um vírus desconhecido é misturado com soro contendo anticorpos específicos conhecidos. Assim, se os anticorpos inibirem a hemaglutinação, o vírus pode ser identificado (SANTOS; ROMANOS; WIGG, 2002).

Teste de fixação do complemento (FC)

O complemento é um agente lítico, ou seja, promove a lise celular, e ele pode ser ligado (fixado) por um complexo antígeno-anticorpo. Assim, o teste de fixação do complemento (Figura 3) é feito com a mistura do soro do paciente, contendo, ou não, anticorpos para um determinado vírus, partículas virais, que são os antígenos, e o complemento. Se o paciente tiver anticorpos para esses vírus, eles se ligarão ao antígeno e esse complexo irá fixar o anticorpo. Depois disso, é adicionado à mistura um complexo formado por hemácia-anticorpo anti-hemácia, que será um novo complexo antígeno-anticorpo. Se na primeira etapa o complemento for fixado, ele não estará disponível para atuar no complexo hemácia-anticorpo, de forma que não conseguirá lisar as hemácias. Se o complemento não tiver sido fixado na primeira etapa, ele irá ligar-se às hemácias adicionadas e causar a lise dessas células. Assim, a ausência de hemólise indica que o paciente possui anticorpos para o vírus de interesse (Figura 3).

Assim como os testes anteriormente citados, essa técnica pode ser utilizada para identificação de vírus desconhecidos com base em anticorpos específicos (SANTOS; ROMANOS; WIGG, 2002).

Figura 3. Teste de fixação do complemento.
Fonte: Adaptada de Santos, Romanos e Wigg (2002).

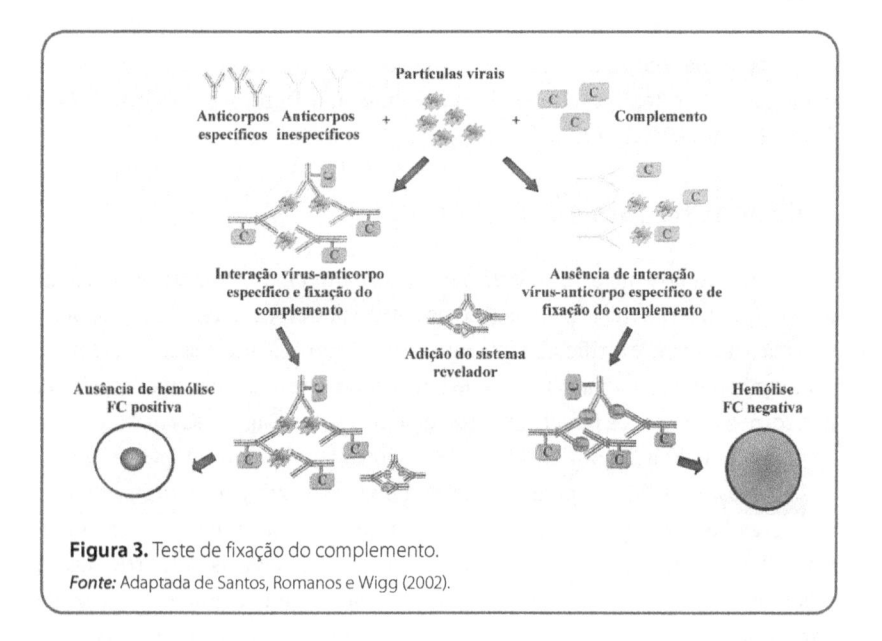

Imunofluorescência (IF)

Esta técnica utiliza anticorpos marcados com corantes fluorescentes, chamados de anticorpos conjugados, para a detecção de antígenos ou anticorpos. Existem dois tipos de imunofluorescência, a direta e a indireta.

A imunofluorescência direta é utilizada apenas para a detecção de antígenos, em que um anticorpo conjugado, de especificidade conhecida, é adicionado a uma lâmina de microscópio contendo células infectadas por vírus. Se o vírus for aquele para o qual o anticorpo conjugado tem especificidade, esse anticorpo irá ligar-se a ele e emitirá fluorescência, que pode ser observada pelo microscópio de fluorescência. Se o anticorpo não for específico para aquele vírus, não há a emissão da fluorescência, o que significa que aquelas células não estão infectadas com o vírus para o qual o anticorpo testado apresenta especificidade.

Já a imunofluorescência indireta pode ser utilizada para a detecção tanto de antígeno quanto de anticorpo. Nesse teste, anticorpos não marcados são adicionados à lâmina contendo células infectadas. Após um tempo de incubação, a lâmina é lavada, removendo anticorpos não ligados. Em seguida, um anticorpo anti-imunoglobulina conjugado é adicionado e, após a incubação, a lâmina é observada no microscópio de fluorescência. Se os anticorpos da primeira etapa se ligaram ao antígeno, serão reconhecidos pelos anticorpos conjugados, havendo a emissão de fluorescência. Caso contrário, os anticorpos conjugados não terão onde ligar-se, não havendo fluorescência (SANTOS; ROMANOS; WIGG, 2002).

Aglutinação passiva

Este teste baseia-se no princípio da aglutinação direta, que consiste no agrupamento de antígenos livres pela ligação de anticorpos específicos. Na aglutinação passiva, o antígeno é artificialmente ligado a uma partícula carreadora, que pode ser uma hemácia ou uma partícula de látex e que apresenta, em sua superfície, anticorpos específicos para o antígeno de interesse. Assim, essas partículas se agrupam pela ligação dos anticorpos em sua superfície aos antígenos.

Esse teste é utilizado para a detecção de vírus ou antígenos virais, em que as partículas cobertas com anticorpos são adicionadas a uma suspensão de vírus. Se os anticorpos forem específicos para aquele vírus, as partículas se aglomeram, sendo visíveis a olho nu. Essa técnica também pode ser utilizada para a detecção de anticorpos, na qual as partículas carreadoras carregam antígenos virais conhecidos e são misturadas com o soro de um paciente. Caso o paciente apresente anticorpos para aqueles antígenos, haverá a aglutinação das partículas (SANTOS; ROMANOS; WIGG, 2002).

Teste da imunoperoxidase (IP)

Esta técnica é parecida com a imunofluorescência e utiliza anticorpos conjugados com a enzima peroxidase. Esses anticorpos, ao se ligarem aos antígenos de interesse e após a adição do substrato da peroxidase, produzem uma coloração que pode ser observada no microscópio óptico. Esse teste pode ser feito de maneira direta ou indireta, da mesma maneira que a imunofluorescência (SANTOS; ROMANOS; WIGG, 2002).

Immunoblotting/western blotting (WB)

A técnica de *immunoblotting* refere-se, geralmente, à técnica de *western blotting*, que consiste na separação de proteínas por um gel de eletroforese e sua posterior transferência para uma membrana.

Inicialmente, uma amostra é adicionada a um gel de poliacrilamida contendo o detergente duodecil sulfato de sódio (SDS-PAGE, do inglês, *sodium dodecyl sulfate–polyacrylamide gel electrophoresis*). Esse detergente faz com que as proteínas adquiram carga negativa e desnaturem, tornando-se uma cadeia totalmente estendida e solúvel. Esse gel em que a amostra foi aplicada é submetido a uma voltagem, de forma que as proteínas, agora carregadas negativamente, migrem em direção ao polo positivo do gel, separando-as em bandas. Essas bandas são, então, transferidas para uma membrana de nitrocelulose, também por meio da aplicação de voltagem. As bandas na membrana são cortadas em tiras, de forma que cada tira serve como um antígeno para o *immunoblotting*, em que uma banda do antígeno é relacionada com uma proteína do vírus intacto. Assim, o soro do paciente reage com as proteínas das bandas, de modo que, se há o anticorpo para aquele antígeno, será formado o complexo antígeno--anticorpo. Faz-se, então, uma reação imunoenzimática, adicionando-se um anticorpo anti-imunoglobulina conjugado a uma enzima, o qual irá emitir uma fluorescência que pode ser detectada (SANTOS; ROMANOS; WIGG, 2002).

Esse teste é muito utilizado para a confirmação de um resultado positivo do ELISA para HIV, medindo a presença de anticorpos contra esse vírus no soro do paciente (BROOKS et al., 2015).

Métodos moleculares

Outros tipos de métodos diagnósticos para infecções virais envolvem a biologia molecular do vírus, como a identificação de sequências do ácido nucleico viral. As técnicas moleculares podem ser divididas em métodos para detecção, determinação da sequência, quantificação do ácido nucleico viral e genotipagem com comparação do genoma viral (SANTOS; ROMANOS; WIGG, 2002).

Detecção qualitativa do ácido nucleico

PCR (reação em cadeia da polimerase)

A reação em cadeia da polimerase consiste na amplificação de sequências de DNA. Para isso, um ácido nucleico-alvo é isolado de uma amostra, como tecidos ou fluidos de pacientes. Caso esse ácido nucleico seja um RNA, ele deve ser inicialmente convertido em DNA complementar (cDNA) pela ação da enzima transcriptase reversa.

A partir disso, começam reações cíclicas para a amplificação desse material genético utilizando o DNA-alvo; nucleotídeos, que são a matéria-prima para a síntese de novas fitas de DNA, chamados de desoxinucleotídeos trifosfato (dNTP); um tampão, para garantir as condições ideias para a reação; uma enzima DNA polimerase, que irá catalisar essa reação; e *primers*, que são pequenas sequências de nucleotídeos complementares às extremidades da sequência que se quer amplificar e que fornecem o ponto de partida para a síntese de DNA.

Assim, com a ligação dos *primers* ao DNA-alvo, a DNA polimerase inicia a replicação da sequência-alvo utilizando os dNTPs. Para que essa reação aconteça, são necessários ciclos de temperaturas específicas. Inicialmente, os elementos da reação são aquecidos a uma temperatura de 90°C–96°C para que haja a desnaturação do DNA, separando suas fitas. Depois, a temperatura cai para 65°C, de maneira que os *primers* possam anelar-se na região de interesse do DNA molde. Por fim, a temperatura sobe para 70°C para que a DNA-polimerase realize o alongamento da nova fita de DNA a partir dos *primers*. Esse ciclo, composto pelas 3 etapas de temperatura, é repetido diversas vezes, de modo que a amplificação ocorre de maneira exponencial (Figura 4). O DNA amplificado, denominado amplicon, pode ser detectado por hibridização com uso de sondas específicas ou visualizado após eletroforese e coloração do gel.

Assim, se a amostra do paciente estiver infectada com ácido nucleico viral, isso pode ser diagnosticado por meio dessa técnica (ALBERTS et al., 2017; SANTOS; ROMANOS; WIGG, 2002).

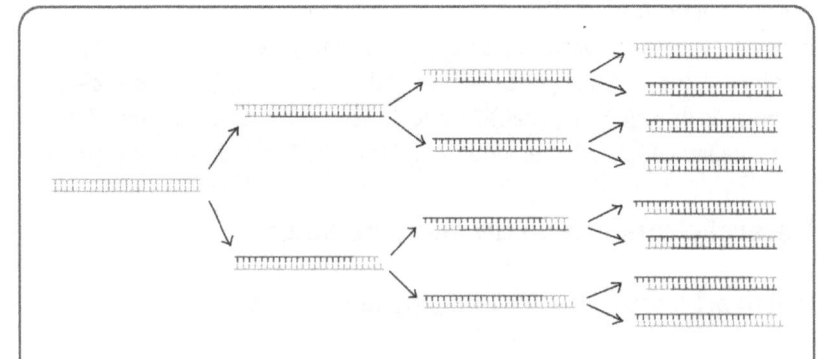

Figura 4. Reação de PCR. A cada ciclo, os *primers* anelam-se na fita molde de DNA para que a DNA-polimerase possa fazer o alongamento utilizando dNTPs e sintetizando novas fitas. Cada molécula de DNA formada em um ciclo é utilizada como molde para o próximo, havendo um aumento exponencial no número de moléculas de DNA.
Fonte: Adaptada de Khan Academy (2018).

Reação de hibridização

Conforme mencionado, o amplicon gerado em uma reação de PCR pode ser detectado por reações de hibridização. Essa técnica também permite a identificação de outras sequências de ácido nucleico viral. Para isso, são comercializadas sequências complementares ao ácido nucleico viral, marcadas com enzimas, chamadas de sondas. Essas sequências, por serem complementares ao ácido nucleico viral, anelam-se a ele em um processo chamado de hibridização. As amostras de pacientes são fixadas em lâminas e aquecidas para que ocorra o desnaturamento do material genético, separando suas fitas. Em seguida, são adicionadas as sondas, e a presença do ácido nucleico viral fará com que as sondas hibridizem nas sequências complementares do material genético viral. Essa reação é lavada para que as sondas que não hibridizaram sejam removidas, e o substrato da enzima da sonda é adicionado. Com isso, as sondas hibridizadas irão emitir fluorescência, que pode ser observada pelo microscópio. Essa fluorescência irá, portanto, indicar a presença de ácido nucleico viral na amostra (SANTOS; ROMANOS; WIGG, 2002).

Southern, *northern* e *dot blot*

Estas três técnicas são semelhantes entre si: o Southern *blot* é utilizado para detectar DNA, o *northern blot*, para RNA e o *dot blot*, para DNA ou RNA.

Essas técnicas são muito parecidas com o *immunoblotting* ou *western blot*, mas utilizam a hibridização de sondas em vez de anticorpos para a detecção do material genético. Assim, a sequência de ácido nucleico de interesse é separada por eletroforese em gel e transferida para uma membrana, e a detecção é feita pela adição de sondas marcadas com radioisótopo ou enzima na membrana. O *dot blot* é utilizado para análises de um grande número de amostras. Apesar de serem muito úteis na pesquisa, o Southern e o *northern blot* levam muito tempo e requerem pessoal especializado, não sendo muito utilizados em laboratórios de diagnóstico (SANTOS; ROMANOS; WIGG, 2002).

Eletroforese em gel de poliacrilamida (PAGE)

Além do uso em técnicas de *blotting*, a eletroforese em gel de poliacrilamida pode ser utilizada sozinha para vírus de genoma segmentado, como o rotavírus e o reovírus. Assim, esses segmentos são separados no gel por meio da aplicação de voltagem, que os separa de acordo com seu tamanho molecular. Esse gel pode, então, ser corado com reagentes que irão marcar o ácido nucleico viral, como o nitrato de prata, permitindo sua visualização. Essa técnica permite analisar variações no genoma viral e a observação de infecções mistas (SANTOS; ROMANOS; WIGG, 2002).

Determinação da sequência do ácido nucleico viral

Este tipo de técnica é utilizado para investigar a possibilidade de reação cruzada, como é o caso de HBV e HCV, bem como para direcionar a terapia no caso do HIV, que pode auxiliar na detecção de resistência a drogas. Para esse último caso, são analisadas as sequências da transcriptase reversa e da protease viral e comparadas com o vírus selvagem. Apesar do alto custo dos testes de sequenciamento, eles podem ser utilizados na escolha do tratamento, adaptação da terapia, profilaxia pós-exposição e prevenção da transmissão vertical (SANTOS; ROMANOS; WIGG, 2002).

Link

Saiba mais sobre técnicas de sequenciamento de DNA no link a seguir.

https://goo.gl/3ge7oi

Quantificação do ácido nucleico viral

Estas técnicas têm sido utilizadas para a indicação de prognóstico, resposta à terapia antiviral e determinação do risco de transmissão. A quantificação do genoma viral é bastante utilizada para a indicação do prognóstico para infecções com HIV, visto que níveis plasmáticos de RNA viral estão relacionados com o estágio da doença, de forma que pacientes com baixos níveis permanecem assintomáticos e saudáveis por longos períodos de tempo. Além disso, a dosagem da carga viral tem sido utilizada para predizer a doença CMV após transplante, bem como para predizer o desenvolvimento de desordens proliferativas pós-transplante para infecções por EBV (SANTOS; ROMANOS; WIGG, 2002).

Esse tipo de metodologia também é utilizado como um indicador da resposta terapêutica para infecções por HIV, visto que a terapia visa reduzir os níveis plasmáticos de RNA viral a zero pelo maior tempo possível. Além disso, técnicas de quantificação de ácido nucleico viral auxiliam a avaliação do risco de transmissão vertical, visto que esse risco aumenta com o aumento de níveis do material genético viral em fluidos corporais (SANTOS; ROMANOS; WIGG, 2002).

Uma das técnicas mais comumente utilizadas na quantificação do ácido nucleico viral é a PCR. Essa técnica, conforme comentado anteriormente, pode ser utilizada para a detecção qualitativa; mas, a partir de modificações, ela pode ser utilizada para a detecção quantitativa do material genético viral. A principal forma de se realizar a quantificação por essa técnica é mediante a PCR em tempo real, também chamada de PCR quantitativo (qPCR). A PCR em tempo real utiliza sondas fluorescentes para monitorar a amplificação do DNA em tempo real, bem como para sua quantificação. Para a realização dessa técnica, são adicionadas sondas fluorescentes que se ligam ao DNA, cuja emissão de fluorescência aumenta com essa ligação. Essa sonda pode ser específica ou não específica para uma sequência. A sonda SYBR Green é não específica, emitindo fluorescência ao ligar-se a DNA dupla fita. Assim, esse tipo de sonda monitora apenas a quantidade de DNA dupla fita. Já a sonda TaqMan (Figura 5) é sequência-específica, garantindo, portanto, que a sequência de interesse está sendo amplificada. Essa sonda consiste em dois fluoróforos ligados por uma sequência de DNA que se hibridiza com o meio da sequência-alvo. Quando esses fluoróforos estão ligados na sonda, não há a emissão de fluorescência. Quando a sonda se liga ao DNA-alvo, a Taq polimerase corta a sonda em nucleotídeos, soltando os fluoróforos e permitindo a liberação da fluorescência, a qual pode ser detectada. Assim, a fluorescência está diretamente relacionada com a quantidade de sequências específicas que foram amplificadas (CLARK; PAZDERNIK, 2012).

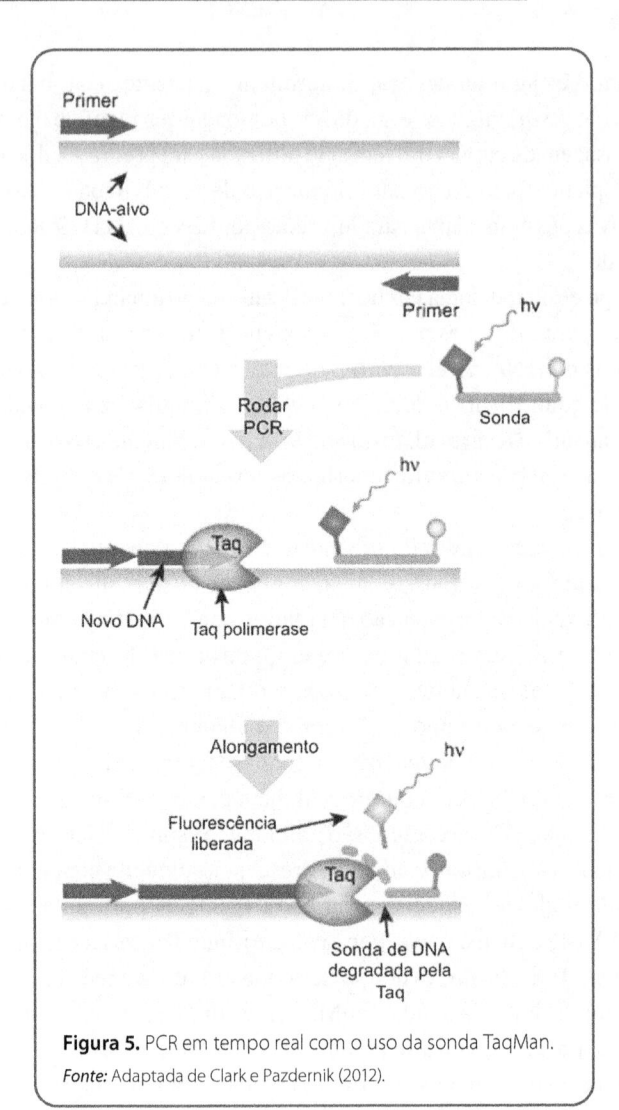

Figura 5. PCR em tempo real com o uso da sonda TaqMan.
Fonte: Adaptada de Clark e Pazdernik (2012).

Exercícios

1. Os métodos diagnósticos são escolhidos para a detecção de determinado vírus de acordo com características que ele apresenta. O vírus da influenza e o vírus do sarampo possuem uma característica em comum. Qual dos métodos a seguir utiliza essa característica como base para o diagnóstico de infecção por esses vírus?
   a) Teste da fixação do complemento.
   b) Hemadsorção.
   c) Interferência do efeito citopático por outro vírus.
   d) Teste imunoenzimático.
   e) Imunofluorescência.

2. Um dos métodos muito utilizados no diagnóstico viral é o ELISA. Assinale a alternativa a seguir que contém o princípio desse método.
   a) Esse teste baseia-se no princípio de que, ao interagirem com anticorpos, os vírus são neutralizados e perdem sua infecciosidade.
   b) Esse teste consiste na amplificação do DNA viral através de uma enzima DNA-polimerase, utilizando ciclos de temperaturas.
   c) Esse teste detecta anticorpos ou antígenos utilizando anticorpos conjugados com enzimas, os quais, ao se ligarem a esses alvos, produzem cor.
   d) Esse teste utiliza anticorpos conjugados marcados com corantes fluorescentes, que, ao se ligarem aos seus alvos, emitem fluorescência, a qual pode ser observada no microscópio.
   e) Esse teste separa proteínas virais em um gel de policarilamida, e essas proteínas são, posteriormente, transferidas para uma membrana. Anticorpos do paciente são adicionados e detectados utilizando anticorpos conjugados que emitem fluorescência.

3. Leia o texto a seguir:
   "O vírus 1 da imunodeficiência humana ocorre no mundo inteiro, enquanto o HIV-2 é encontrado principalmente na África Ocidental e em algumas outras áreas geográficas. A infecção pelo HIV representa um caso especial no diagnóstico virológico. O diagnóstico laboratorial deve ser estabelecido com precisão, devendo haver pouca ou nenhuma possibilidade de resultado falso positivo" (BROOKS et al., 2015, p. 781). Quais testes são geralmente feitos para a detecção do HIV?
   a) ELISA e *western blot*.
   b) Teste de neutralização e imunofluorescência.
   c) Teste da imunoperoxidase e reação de hibridização.
   d) Southern *blot* e PCR.
   e) Eletroforese em gel de poliacrilamida e sequenciamento.

4. Segundo Santos, Romanos e Wigg (2002), algumas técnicas não são imunológicas, tampouco dependem da ligação de antígeno

e anticorpo e baseiam-se na biologia molecular dos vírus — identificando as sequências únicas do ácido nucleico viral. Com base nisso, assinale a alternativa correta em relação aos métodos moleculares de diagnóstico de infecções virais.

a) A técnica de PCR pode ser tanto quantitativa como qualitativa por meio de alterações no método.
b) A reação de hibridização é utilizada para a determinação da sequência do ácido nucleico viral.
c) As técnicas de Southern, northern e dot blot utilizam anticorpos conjugados para a detecção de DNA e/ou RNA viral.
d) A eletroforese em gel de acrilamida é comumente utilizada para vírus de genoma não segmentado e utiliza o nitrato de prata para a visualização do genoma no gel.
e) O sequenciamento é utilizado para a quantificação de ácido nucleico viral, sendo útil na determinação da carga viral.

5. Leia o trecho a seguir e assinale a alternativa correta sobre a inoculação de vírus em sistemas de hospedeiros:
"A replicação de vírus requer cultivos celulares, uma vez que os vírus se replicam apenas em células vivas, e não em meio livre de células, como a maioria das bactérias. Como muitos vírus são inativados à temperatura ambiente, é importante inocular o espécime no cultivo celular rapidamente; transporte breve ou armazenamento a 4°C são aceitáveis" (LEVINSON, 2016).

a) Um dos sistemas mais utilizados são os animais de laboratório, como ratos e camundongos.
b) A cultura de células permite a análise histopatológica dos efeitos dos vírus nos hospedeiros.
c) O modelo de ovos embrionários permite a observação de efeitos como a hemaglutinação e a formação de pocks.
d) O uso de hospedeiros animais não necessita do sacrifício dos animais, de modo que eles são comumente utilizados.
e) O uso de ovos embrionários permite uma maior flexibilidade, pois podem ser utilizadas quaisquer vias de inoculação e não são necessárias condições específicas de temperatura e umidade.

Referências

ALBERTS, B. et al. *Biologia molecular da célula*. 6. ed. Porto Alegre: Artmed, 2017.

BROOKS, G. F. et al. *Microbiologia médica*: de Jawetz, Melnick & Adelberg. 26. ed. Porto Alegre: Penso, 2015.

CLARK, D. P.; PAZDERNIK, N. J. *Molecular Biology*. 2. ed. Amsterdam: Academic Cell, 2012.

KHAN ACADEMY. *Polymerase Chain Reaction*. 2018. Disponível em: <https://www.khanacademy.org/science/biology/biotech-dna-technology/dna-sequencing-pcr-electrophoresis/a/polymerase-chain-reaction-pcr>. Acesso em: 15 out. 2018.

LEVINSON, W. *Microbiologia médica e imunologia*. 13. ed. Porto Alegre: McGraw-Hill, 2016.

SANTOS, N. S. O.; ROMANOS, M. T. V.; WIGG, M. D. *Introdução à virologia humana*. Rio de Janeiro: Guanabara Koogan, 2002.

Leitura recomendada

LOEFFELHOLZ, M. et al. *Clinical virology manual*. 5. ed. Washington: ASM Press, 2016.

UNIDADE 2

Viroses emergentes e reemergentes

Objetivos de aprendizagem

Ao final deste texto, você deve apresentar os seguintes aprendizados:

- Caracterizar o que são viroses emergentes e reemergentes.
- Identificar os fatores associados à ocorrência das viroses emergentes e reemergentes.
- Identificar as principais viroses emergentes e reemergentes de importância biomédica, suas características epidemiológicas, clínicas e patogênese.

Introdução

Doenças emergentes e reemergentes fazem parte da história humana, e muitas dessas podem ser causadas por vírus. Diversos fatores estão envolvidos na emergência e na reemergência de doenças — tanto fatores ambientais quanto fatores relacionados ao hospedeiro e ao próprio vírus. Algumas dessas doenças tiveram uma grande importância na humanidade, e o seu estudo pode auxiliar a evitar sua reemergência e o surgimento de novas doenças. Atualmente, doenças como a febre *chikungunya* caracterizam-se por estado emergente no Brasil, de modo que a sua compreensão pode auxiliar na tomada de medidas para o controle e a prevenção de novas doenças.

Neste capítulo, você irá ver os conceitos de viroses emergentes e reemergentes, os fatores envolvidos nesse processo e algumas viroses emergentes importantes para os humanos.

Viroses emergentes e reemergentes

Doenças emergentes causadas por microrganismos são parte da história humana. Assim como novas infecções até então desconhecidas vêm surgindo, a reemergência de outras que haviam sido controladas também vem ocorrendo. Muitas dessas infecções possuem origem viral, como é o caso da AIDS, que é um exemplo de doença emergente.

O conceito de doença emergente foi cunhado na década de 1980 e, em 1991, foi criado o Comitê de Ameaças Microbianas Emergentes à Saúde, do Instituto de Medicina da Academia Nacional de Ciências dos Estados Unidos (MAHY, 2006). Assim, o termo **doença emergente** diz respeito a uma doença cuja incidência tem aumentado nas últimas décadas ou tende a aumentar no futuro. Já o termo **doença reemergente** trata de doenças que estavam sob controle e que voltaram a causar epidemias (SANTOS; ROMANOS; WIGG, 2008). Um exemplo de doença reemergente é a dengue, a qual, após uma campanha para reduzir a população do vetor, o mosquito *Aedes aegypti*, teve sua incidência reduzida em Cingapura durante 15 anos. Entretanto, houve a reemergência da doença após esse período (TABOR, 2006).

Para que haja a emergência de uma doença, vários fatores devem ser alterados sequencialmente ou simultaneamente, sendo esse, portanto, um processo complexo. É importante ressaltar que a maioria das infecções novas não é causada por novos patógenos, e um dos fatores mais importantes no aparecimento de novas doenças infecciosas é a atividade humana. Além disso, fatores sociais, econômicos, políticos, climáticos, ambientais e tecnológicos influenciam na emergência de doenças (SANTOS; ROMANOS; WIGG, 2008). No caso dos vírus, ainda há um fator importante relacionado às altas taxas de mutação, de forma que o genoma viral tende a ser alterado para se adaptar facilmente a novos hospedeiros (TABOR, 2006).

A emergência de doenças começa com a introdução de um agente em uma nova população. Esse agente pode ter-se originado de outras espécies ou ser uma nova variante de um microrganismo que infecta humanos já conhecidos. Um importante fator na emergência de doenças é a criação de um *pool* zoonótico, ou seja, a infecção de diferentes espécies por um patógeno. Isso possibilita a disseminação do patógeno entre espécies. Assim, o segundo passo da emergência de doenças é o estabelecimento e a disseminação da doença na nova espécie hospedeira. Alguns fatores limitantes da disseminação são um rápido curso da doença, alta mortalidade e baixa transmissibilidade. Fatores que contribuem para a disseminação incluem a disseminação de reservas de hospedeiros e de vetores. Isso contribui, também, para que a doença se estabeleça em outros locais. Esse processo de transferência de um agente infeccioso, de animais para humanos e para novas populações, chama-se tráfego de microrganismos (SANTOS; ROMANOS; WIGG, 2008).

Conforme dito anteriormente, uma nova doença, normalmente, não é causada por um novo patógeno, mas, sim, por um microrganismo que já estava presente. Para se reconhecer uma nova doença, em geral, observa-se: a ocorrência de vários casos em um curto intervalo de tempo e em uma mesma região; um aumento na prevalência; sintomas e achados laboratoriais diferentes daqueles associados a patologias já reconhecidas; rápida progressão e curto período de incubação; e mortalidade elevada ou desenvolvimento de sequelas sérias (SANTOS; ROMANOS; WIGG, 2008).

As epidemias podem ser classificadas de acordo com sua forma de espalhamento, sendo divididas em epidemias propagadas, as quais dependem do espalhamento do agente infeccioso de um hospedeiro para outro, e epidemias de fonte comum, que ocorrem quando o vírus é disseminado de um único foco, como água, ar e alimentos contaminados. As epidemias propagadas continuam a se expandir enquanto um hospedeiro infectado transmita a doença para outro hospedeiro. Além disso, os aspectos da emergência de uma doença variam com fatores relacionados à patologia, como período de incubação, se a doença é aguda ou crônica, entre outros. Assim, quando há um curto período de incubação e um quadro clínico agudo, a emergência da nova doença pode ser um evento dramático, ao passo que longos períodos de incubação fazem com que a doença demore anos até atingir o pico de incidência. Isso também faz com que a identificação do agente causal da doença seja mais difícil. No caso de doenças crônicas, as consequências podem ser graves e causar impactos estendidos nos sistemas de saúde (SANTOS; ROMANOS; WIGG, 2008).

Fatores associados à emergência de viroses

As viroses podem emergir devido a diversos fatores, que estão relacionados, principalmente, a mudanças no hospedeiro, no ambiente, no vetor ou, ainda, a fatores dos próprios vírus.

Mudanças ambientais

Atividades humanas que alteram o ambiente estão, geralmente, associadas à emergência de novas doenças. O uso de sistemas de irrigação primitivos, o desmatamento e a construção de barragens podem favorecer a proliferação de vetores de doenças virais e de hospedeiros reservatórios. É importante salientar que a maioria das viroses emergentes são zoonoses, de forma que hospedeiros reservatórios, como animais, possuem um papel importante na emergência de doenças virais (SANTOS; ROMANOS; WIGG, 2008).

Um exemplo desse fator ocorreu no sudeste da Ásia, onde novas áreas de irrigação foram abertas, favorecendo a proliferação de mosquitos, o que levou à expansão de áreas com o vírus da encefalite japonesa (TABOR, 2006).

Fatores relacionados ao hospedeiro

A aquisição de novos hábitos, novas dietas e novas condições de habitações também podem favorecer o aparecimento de uma nova doença. No caso da transferência de um vírus a uma população suscetível por uma população onde a doença está endêmica, em geral, estão envolvidos fatores de alteração em alguma das populações hospedeiras. Além disso, mudanças no estado imunológico da população causadas por outras doenças, como câncer e infecção pelo vírus da imunodeficiência humana, podem levar à emergência de outros vírus patogênicos. Como fatores que podem favorecer a emergência ou a reemergência de uma virose, podemos citar, ainda, viagens, transporte de plantas, animais e outros materiais, guerras, alterações em meios de produções, no comportamento humano (como no caso de doenças sexualmente transmissíveis) e nas condições de saneamento básico (TABOR, 2006; SANTOS; ROMANOS; WIGG, 2008).

Alterações no vetor

Algumas viroses apresentam um vetor animal, como roedores, gado, aves e animais de estimação. Assim, alguns vírus de animais podem cruzar a barreira de espécies e emergir como patógenos humanos. Isso pode ocorrer por meio de mutações no vírus ou maior acessibilidade aos humanos. Processos como agricultura, consumo de carne, aquisição de animais de estimação e caça já permitiram a emergência de vírus em humanos. Além disso, alterações no ambiente do vetor animal também podem levar ao aparecimento de novas viroses humanas. O exemplo mais notável desse fator ocorreu no fim do século XX, quando o contato próximo de humanos com primatas na África, devido a alterações do habitat, pode ter sido responsável pela emergência do vírus da imunodeficiência humana a partir do vírus da imunodeficiência símia, bem como do vírus T-linfotrópico humano a partir do vírus vírus T-linfotrópico símio (TABOR, 2006).

Fatores virais

Outros fatores importantes são aqueles relacionados aos próprios vírus. Conforme comentado anteriormente, os vírus possuem altas taxas de mutação devido à alta taxa de replicação viral e à simplicidade de suas estruturas. Particularmente, os vírus de RNA são ainda mais suscetíveis a essas mutações, já que não possuem mecanismos de reparo. Assim, mutações em vírus não patogênicos para humanos podem tornar o vírus patogênico. Além disso, vírus de animais podem sofrer mutação ou recombinar-se com vírus de humanos, também criando um vírus altamente patogênico para humanos (TABOR, 2006).

Fatores relacionados à reemergência de doenças virais

Os fatores citados estão relacionados, principalmente, com a emergência de doenças virais. Alguns outros fatores estão envolvidos com a emergência de doenças que já haviam sido erradicadas, mas que voltam a causar epidemias. No caso relatado anteriormente da reemergência da dengue em Cingapura, um fator importante foi a diminuição da imunidade de grupo, também chamada de "efeito rebanho", e do aparecimento de vírus da dengue de outros países. Assim, viagens têm um papel importante na reemergência de doenças. O medo da vacinação também é um fator importante, como foi o caso na Nigéria, onde houve a reemergência da poliomielite 18 meses após a suspensão da vacinação, disseminando-se em 16 países vizinhos e nos quais a doença havia sido erradicada (TABOR, 2006).

Principais viroses emergentes e reemergentes

Síndrome respiratória aguda grave (SARS)

A síndrome respiratória aguda grave (SARS, do inglês *Severe Acute Respiratory Syndrome*) é causada por um coronavírus, que é um vírus envelopado com genoma de RNA de fita simples positiva não segmentada (Figura 1). Essa foi a primeira doença infectocontagiosa emergente do século XXI e, também, a mais grave. A SARS surgiu no sul da China, em 2002, e o vírus foi encontrado em diversas espécies de animais silvestres. Depois disso, o vírus se disseminou por 29 países. A epidemia foi controlada por meio de medidas públicas, coordenadas pela Organização Mundial da Saúde (OMS). Em julho de 2003, foi oficialmente declarado que a epidemia havia terminado, evitando, assim, uma pandemia. Aproximadamente 8 mil pessoas foram infectadas e, dessas, 10% vieram a óbito (TONG, 2006).

Essa doença foi marcante devido à alta incidência de desconforto respiratório agudo e falência respiratória, bem como por uma taxa de mortalidade significativa, mesmo em jovens adultos saudáveis, e por eventos de super disseminação. Esses eventos ocorreram devido à heterogeneidade de infecciosidade individual, fenômeno que ocorre em algumas doenças infecciosas e que faz com que alguns indivíduos infectados causem transmissões explosivas. A transmissibilidade do vírus da SARS se dá por meio do contato de fluidos corporais, principalmente de secreções respiratórias, com as mucosas. Gotas provenientes de tosses e espirros podem ter contribuído para a transmissão do vírus pelo ar (TONG, 2006).

O período de incubação da doença é de 2 a 11 dias, com uma média de 4,6 dias. Sintomas precoces incluem sintomas similares à gripe, como mal-estar, dor de cabeça e febre. A maioria dos pacientes apresenta tosse e poucos apresentam coriza. Ao redor do quinto dia, muitos pacientes apresentam falta de ar após esforço físico. Exames de raio X indicam opacidade nos pulmões, demonstrando a presença de exsudato intersticial e alveolar. Alguns pacientes também apresentam diarreia, e crianças afetadas apresentaram sintomas e curso clínico moderados. Dentre os achados clínicos laboratoriais, linfopenia e trombocitopenia foram comuns, bem como aumento de lactato desidrogenase e das aminotransferases. Além disso, o aumento da lactato desidrogenase foi um preditivo de mortalidade (TONG, 2006).

As proteínas virais ligam-se à célula humana pela enzima conversora de angiotensina I (ACE2), que é expressa em diversos tecidos, como pulmões, intestino, testículos, rins, endotélio e coração. A infecção de pneumócitos e a indução da resposta imune pelo vírus são responsáveis pela lesão pulmonar (TONG, 2006).

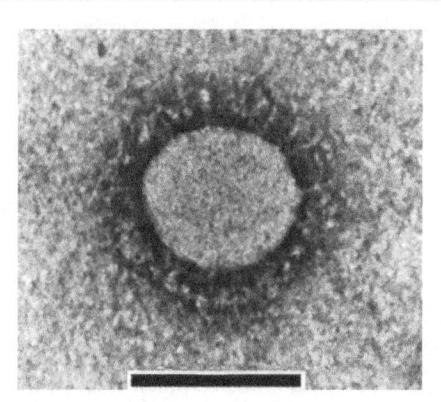

Figura 1. Microscopia eletrônica do coronavírus da SARS.
Fonte: Tong (2006, p. 43).

Síndrome respiratória do Oriente Médio (MERS)

Esta síndrome, cuja sigla vem do inglês *Middle East Respiratory Syndrome*, emergiu em 2012, e o primeiro relato ocorreu na Arábia Saudita. Assim como a SARS, a MERS é causada por um coronavírus. Entre abril de 2012 e fevereiro de 2014, foram documentados 182 casos de MERS no mundo, sendo 148 deles ocorridos na Arábia Saudita. Estudos demonstram que o vírus da MERS possui uma predileção por indivíduos que possuem alguma comorbidade. As principais formas de transmissão são por contato ou por gotículas, mas existem casos reportados de aquisição da doença por infecção hospitalar e por transmissão intrafamiliar (AL-TAWFIQ; MEMISH, 2014).

A glicoproteína S do vírus interage com o receptor celular dipeptidil peptidase 4 (DPP4) do hospedeiro, realizando a adsorção e a penetração na célula. Células respiratórias infectadas sofrem apoptose após 24 horas da infecção (AL-TAWFIQ; MEMISH, 2014).

Clinicamente, o vírus causa infecção no trato respiratório, que pode variar em severidade — desde moderada até infecção respiratória fulminante. A apresentação clínica é similar à SARS, com sintomas não específicos como febre e tosse moderada na primeira fase da doença, seguida por pneumonia progressiva. Na MERS, os pacientes apresentam uma séria doença respiratória, com uma taxa de mortalidade de 60%. Os sintomas apresentados incluem, ainda, falta de ar, diarreia e vômito; 50% dos casos apresentam uma comorbidade, como diabetes ou doença renal crônica. A idade média dos pacientes é de 56 anos, mas pode variar de 14 a 94 anos. Os achados laboratoriais incluem leucopenia, linfopenia, trombocitopenia, aumento de lactato desidrogenase, aumento de alanina aminotransferase e aumento de aspartato aminotransferase (AL-TAWFIQ; MEMISH, 2014).

Influenza

Os vírus influenza representam uma importante causa de morbidade e mortalidade tanto em países em desenvolvimento quanto em países desenvolvidos. Nos Estados Unidos, 36 mil mortes anuais são atribuídas a infecções pelo vírus influenza, especialmente em idosos e em indivíduos com condições pulmonares debilitadas (SUGUITAN; SUBBARAO, 2006). No Brasil, até outubro de 2018, foram registradas 1388 mortes por influenza nesse ano (BRASIL, 2018). Na epidemia de influenza de 2009, o vírus H1N1 causou, pelo menos, 14 mil mortes no mundo (TORTORA; FUNKE; CASE, 2018). Entretanto, já no ano 412 a.C., Hipócrates havia registrado pandemias de influenza. Em 1918, a pandemia de gripe espanhola levou à morte de pelo menos 40 milhões de pessoas no mundo, sendo a doença infecciosa mais mortal na história.

Os vírus influenza são vírus envelopados de genoma segmentado e são classificados em influenza A, B e C. Os tipos B e C infectam, principalmente, humanos, ao passo que o influenza A afeta várias espécies de aves e mamíferos, incluindo humanos, porcos e aves. Esses vírus aderem-se à célula do hospedeiro por meio da ligação da proteína viral hemaglutinina em resíduos de ácido siálico das células do hospedeiro.

Outra importante proteína de superfície dos vírus influenza é a neuroaminidase, que possui funções relacionadas à liberação de novos vírions. Foram descritos 16 subtipos da hemaglutinina e 9 subtipos da neuroaminidase, de forma que diferentes combinações dessas proteínas formam diferentes vírus. Apenas três subtipos de influenza infectaram humanos: H1N1, H2N2 e H3N2. Quatro pandemias de influenza ocorreram nos últimos cem anos. Em 1918, houve a gripe espanhola, causada pelo vírus H1N1; em 1957, a gripe asiática, causada pelo H2N2; em 1968, a gripe de Hong Kong, causada pelo H3N2; e em 2009, a "gripe suína", causada novamente por vírus H1N1 (SUGUITAN; SUBBARAO, 2006; TORTORA; FUNKE; CASE, 2018).

Existem três pré-requisitos para que haja uma pandemia de influenza. O primeiro é que deve haver a emergência de um novo subtipo viral para o qual a população não tenha imunidade; o segundo é que o vírus seja capaz de se replicar em humanos e de causar uma séria doença; e o último é que haja uma transmissão eficaz do vírus de humano para humano (SUGUITAN; SUBBARAO, 2006).

As características epidemiológicas e clínicas de infecções por influenza variam de acordo com o vírus. Alguns sintomas comuns são febre, dor de cabeça, mal-estar, dor muscular, tosse, coriza e dor de garganta. A transmissão ocorre por meio de gotículas de secreções respiratórias, como produtos de tosse e espirro (SUGUITAN; SUBBARAO, 2006).

Ebola

O vírus ebola pertence à família *Filoviridae* e é envelopado com genoma de RNA fita simples de polaridade negativa. O gênero *Ebolavirus* possui cinco espécies, englobando os seguintes vírus: Bundibugyo (BDBV), Ebola (EBOV), Reston (RESTV), Sudan (SUDV) e Taï Forest (TAFV). Desses, os vírus BDBV, EBOV e SUDV foram associados com os surtos de doença ebola da África. O vírus ebola foi, primeiramente, identificado em 1976, em dois surtos simultâneos, em Nazra, Sudão, e em Yambuku, na República Democrática do Congo. Desde então, até 2012, 23 surtos de ebola ou casos isolados foram reportados. Nesses eventos, foram identificados um total de 2388 casos e 1590 mortes. Os locais onde houve mais casos de ebola foram na África subsaariana, em países como o Sudão, a República Democrática do Congo, Gabão e Uganda. A Figura 2 presenta os locais onde houve casos ou surtos de ebola reportados no mundo (FORMENTI, 2014).

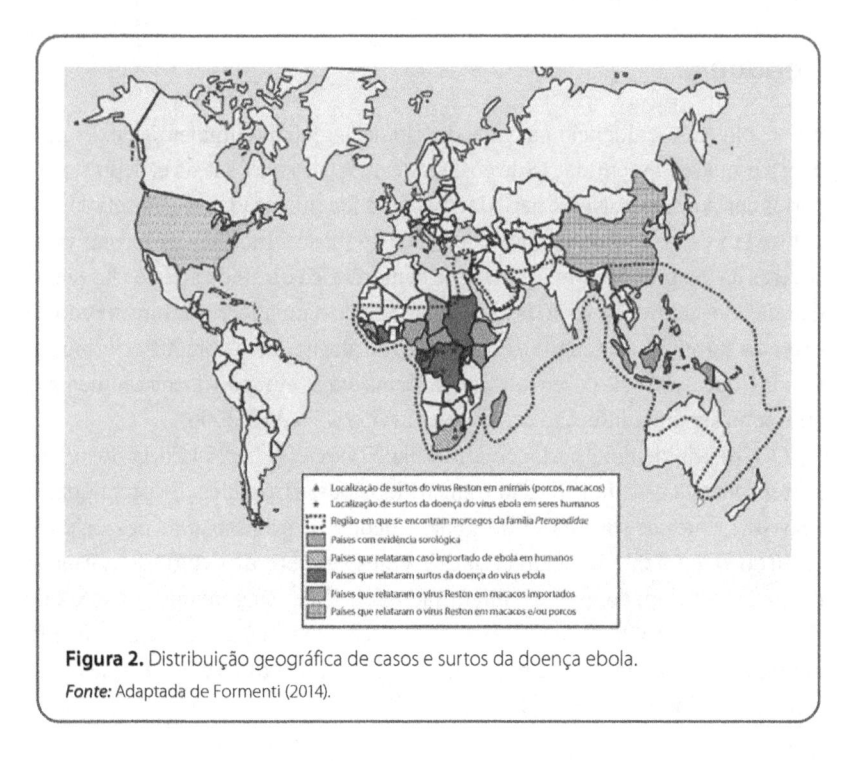

Figura 2. Distribuição geográfica de casos e surtos da doença ebola.
Fonte: Adaptada de Formenti (2014).

O vírus ebola foi inicialmente introduzido na população humana pelo contato próximo com fluidos corporais de animais infectados. Foi documentado o surto de ebola após o manuseio de chimpanzés, gorilas, antílopes, morcegos e porcos-espinhos infectados. A transmissão de humano para humano pode ocorrer pelo contato com sangue, secreções, órgãos ou outros fluidos corporais de pessoas infectadas (FORMENTI, 2014).

A doença é severa e aguda, com apresentação de febre repentina, seguida de 2 a 3 dias de sintomas não específicos, como febre, dor de cabeça intensa, dor muscular, fraqueza e dor de garganta. Após, seguem-se 2 a 4 dias de dor de garganta severa, dor abdominal e torácica, erupções cutâneas no tronco e nos ombros, diarreia, vômito, funções renal e hepática comprometidas e, em alguns casos, hemorragia interna e externa. Nessa fase, os achados laboratoriais incluem baixa contagem de glóbulos brancos e plaquetas, com aumento de enzimas hepáticas. Em casos terminais, os últimos 2 a 4 dias apresentam hemorragia, soluço, sonolência, delírio e coma. O período de incubação pode variar de 2 a 21 dias (FORMENTI, 2014).

A glicoproteína viral do envelope liga-se ao endotélio do hospedeiro, a neutrófilos e a macrófagos ou monócitos. O dano celular gera a resposta inflamatória que leva à febre e, no endotélio, leva a dano na integridade vascular (SULLIVAN; YANG; NABEL, 2003).

Dengue

No século XIX, evidenciou-se uma distribuição global de epidemia de dengue, com a provável disseminação da costa leste da África para a Ásia e, depois, para partes das Américas. Nesse período, foi feita a identificação do agente etiológico e dos vetores, os mosquitos. Na década de 1950, surgiram novas formas mais severas da dengue, incluindo a dengue hemorrágica e a síndrome do choque da dengue, no sudeste da Ásia. Isso ocorreu devido a uma intensa transmissão de diversos sorotipos de dengue e ao aumento do alcance do vetor. Posteriormente, foi visto que o risco de desenvolver uma forma mais severa da doença aumentava após uma segunda infecção de dengue (LAI; PUTNAK, 2006).

O vírus da dengue pertence à família *Flaviviridae*. A maioria dos vírus pertencentes a essa família são transmitidos por artrópodes. Existem quatro tipos diferentes de sorotipos virais para a dengue e, por isso, uma pessoa pode ser sequencialmente infectada por diferentes subtipos da dengue. O vírus da dengue é envelopado, possui simetria icosaédrica e seu genoma é de RNA de fita simples de polaridade positiva. A adsorção do vírus na célula hospedeira ocorre através da ligação da proteína viral E em receptores celulares, levando à endocitose do vírus (LAI; PUTNAK, 2006).

O principal vetor da dengue é o mosquito *Aedes aegypti*, mas alguns outros mosquitos do gênero *Aedes* já foram descritos como transmissores da dengue. O ciclo urbano, em que uma pessoa infectada transmite o vírus para um mosquito não infectado, mantém o vírus da dengue na população humana, com ocasionais emergências da doença em centros urbanos (LAI; PUTNAK, 2006).

A dengue continua a ser um problema de saúde pública, representando 100 milhões de novos casos por ano. Caso não sejam implementadas medidas de controle do vetor ou caso não haja o desenvolvimento de uma vacina eficaz, essa doença continuará em um estado endêmico (LAI; PUTNAK, 2006). Até 2016, o ano com maior número de casos de dengue no Brasil foi 2015, apresentando 1.688.688 casos e 986 mortes por dengue (BRASIL, 2018).

O período de incubação é de 3 a 15 dias (em média, 5 a 6 dias). A infecção pode não ser aparente ou levar a uma série de sintomas, como febre, dor de cabeça intensa, dor nos olhos, fotofobia, hiperemia conjuntiva, bradicardia e erupção macular. Esses sintomas iniciais são seguidos de dores nas articulações e nos músculos, perda de apetite, dor nos ossos, desconforto abdominal, vômito e fraqueza. A febre pode continuar por 2 a 7 dias ou retornar ao normal por 12 a 24 horas e, depois, subir novamente. Junto à diminuição da febre, novas erupções cutâneas podem aparecer. Achados laboratoriais incluem diminuição na contagem de leucócitos e granulocitopenia absoluta e podem incluir leves elevações nos níveis de enzimas hepáticas (LAI; PUTNAK, 2006).

No caso da dengue hemorrágica, os sintomas são similares, mas, próximo ao período da diminuição da febre, há uma piora clínica, com extravasamento plasmático e manifestação da hemorragia. O extravasamento plasmático é caracterizado por taquicardia e hipotensão, podendo levar a choque. Características hemorrágicas incluem petéquias, lesões púrpuras, equimoses, epistase, sangramento gengival, entre outros. Achados laboratoriais mostram trombocitopenia e aumento do hematócrito devido ao extravasamento de plasma. A duração do choque é de 24 horas, levando à morte do paciente ou à sua recuperação (LAI; PUTNAK, 2006).

Síndrome da Imunodeficiência Adquirida (AIDS)

A AIDS foi primeiramente reconhecida no começo da década de 1980, e, em 1986, o retrovírus causador da doença foi oficialmente nomeado de HIV pelo Comitê Internacional de Taxonomia dos Vírus. No Brasil, a epidemia da AIDS surgiu na mesma época, com o maior número de casos no Sul e no Sudeste do país. Devido ao alto índice de mortalidade na época, foram implementadas medidas de controle do sangue e seus derivados, levando a uma diminuição de casos em pacientes transfundidos. Além disso, a partir de 1996, começou a distribuição gratuita de antivirais, reduzindo a incidência e as taxas de mortalidade (MADUREIRA, 2015).

O HIV pertence à família *Retroviridae* e ao gênero *Lentivirus*, e existem dois tipos antigênicos, o HIV-1 e o HIV-2. O primeiro possui maior virulência e é mais disseminado pelo mundo, ao passo que o segundo é encontrado quase que exclusivamente no oeste da África. Esses vírus apresentam uma elevada taxa de mutação, de forma que, em um mesmo indivíduo, a variabilidade do HIV é em torno de 6% (SANTOS; ROMANOS; WIGG, 2008).

O HIV possui um nucleocapsídeo em formato cônico formado por uma proteína chamada de p24. Além disso, o vírus possui as enzimas transcriptase reversa, integrasse e protease. O vírus é envelopado e seu genoma é de duas cópias de RNA de fita simples de polaridade positiva. O HIV liga-se à célula do hospedeiro por meio da proteína gp120 do envelope com a molécula CD4 dos linfócitos T auxiliares e de macrófagos do hospedeiro (SANTOS; ROMANOS; WIGG, 2008).

As principais formas de transmissão são por via sexual, sanguínea, vertical (de mãe para filho durante a gestação), durante o parto e durante o aleitamento. Outra forma de ocorrência é em acidentes ocupacionais com instrumentos perfuro-cortantes contaminados (SANTOS; ROMANOS; WIGG, 2008). A doença caracteriza-se por seis estágios principais: fase aguda; fase assintomática ou de latência; fase sintomática inicial; fase sintomática intermediária; fase sintomática tardia e infecção avançada. Na primeira etapa, os sintomas podem assemelhar-se a uma gripe ou até a uma mononucleose, com presença de febre, faringite, dor muscular e articular, dor de cabeça, perda de peso, náusea e vômito. Os pacientes podem, ainda, apresentar candidíase oral, neuropatia periférica e síndrome de Guillain-Barré. Nessa fase, os sintomas aparecem no pico da viremia e da resposta imunológica. Após, os níveis de viremia se estabilizam de acordo com a velocidade de replicação e diminuição da quantidade de vírus. Os níveis em que a viremia se estabelece, chamado de *set point*, são um fator prognóstico da evolução da doença. Na fase assintomática, em geral, não há a manifestação de sinais clínicos e existe a contínua replicação viral e debilitação progressiva do sistema imunológico, bem como a transmissão do vírus. Na fase sintomática inicial, os sintomas incluem febre, sudorese noturna, dor de cabeça, mal-estar, fadiga, diarreia e perda de peso. Podem ocorrer, também, condições dermatológicas, como herpes zoster, dermatite seborreica, entre outras. Nessa fase, a contagem de linfócitos T CD4+ é maior que 500 células/mm^3. Já na fase sintomática intermediária, a contagem fica entre 200 e 500 células/mm^3 e há os mesmos sintomas da fase anterior, os quais podem piorar. Outras infecções que podem ocorrer são candidíase, sinusite, bronquite ou pneumonia. Na fase tardia, a contagem de linfócitos T CD4+ é de 50 a 200 células/mm^3. A infecção avançada caracteriza-se pela contagem inferior da 50 células/mm³ e pela presença dos sintomas anteriores e de graves infecções oportunistas (SANTOS; ROMANOS; WIGG, 2008).

Febre *chikungunya*

A febre *chikungunya* é uma doença endêmica na África e emergente nas Américas. Essa doença é causada pelo vírus *chikungunya* (CHIKV), que é um arbovírus do gênero *Alphavirus* e da família *Togaviridae*. O vírus possui um genoma de RNA de fita simples de polaridade positiva e é envelopado. Esse vírus foi primeiramente isolado em 1952–1953, na Tanzânia. Desde então, epidemias de CHIKV vêm sendo cíclicas, com períodos interepidêmicos, oscilando entre 4 e 30 anos (MADURERIA, 2015). O risco da disseminação do vírus nas Américas se dá devido ao fato de que a população está inteiramente suscetível, além da ampla distribuição de mosquitos transmissores. No Brasil, em 2017, foram registrados 185.854 casos prováveis de febre *chikungunya* (BRASIL, 2018).

O CHIKV é transmitido por mosquitos do gênero *Aedes*, especificamente *Aedes aegypti* e *Aedes albopictus*. Evidências apontam que o vírus infecta células estromais no sistema nervoso central e replica-se na pele, propagando-se para o fígado e para as articulações. Células epiteliais, endoteliais, fibroblastos e macrófagos são suscetíveis à infecção. A replicação viral está associada com a apoptose da célula hospedeira (REZZA, 2014).

Os sintomas da doença incluem febre acima de 38,5 graus e intensas dores nas articulações dos pés e das mãos, bem como dores de cabeça, dores musculares e manchas vermelhas. Aproximadamente 30% dos casos são assintomáticos.

Febre *zika*

A febre *zika* entrou no Brasil, possivelmente, no ano de 2014. O *zika* vírus foi identificado em fevereiro de 2015, na Bahia e em São Paulo, e, mais tarde, no Rio Grande do Norte, em Alagoas, no Maranhão, no Pará e no Rio de Janeiro, mostrando uma incrível capacidade de dispersão (VASCONCELOS, 2015). Os primeiros casos de infecção de *zika* em humanos ocorreram na Nigéria e na Tanzânia, na década de 1950, e, posteriormente, o vírus se disseminou pela Ásia. A partir de 2005, o vírus foi reconhecido por seu potencial endêmico. Desde 2013, foram registrados casos na Alemanha, no Canadá, na Itália, no Japão, nos Estados Unidos e na Austrália (NUNES et al., 2016).

O vírus *zika* (ZIKV) pertence à família *Flaviviridae*, assim como o vírus da dengue, e também é transmitido por mosquitos da família *Aedes*, principalmente pelo *Aedes aegypti*. Por pertencer à mesma família, o ZIKV possui muitas características semelhantes ao vírus da dengue. Assim, o ZIKV possui um genoma de RNA de fita simples de polaridade positiva e é envelopado. A proteína E do envelope viral possui uma importante função na ligação do vírus à célula hospedeira e na fusão (NUNES et al., 2016).

A febre *zika* é uma doença febril aguda, autolimitada e dura de três a sete dias. Os sintomas são semelhantes aos da dengue, como febre, erupções cutâneas, conjuntivite, dores nos músculos e nas articulações, mal-estar e dor de cabeça (BRASIL, 2018). Essa doença, geralmente, não tem complicações graves, mas há registros de mortes e de microcefalia. Devido ao aumento na incidência de microcefalia em regiões endêmicas com proliferação do ZIKV, a Organização Mundial da Saúde lançou um alerta e declarou um estado de emergência internacional em 2016. A confirmação da relação da microcefalia com a infecção por ZIKV foi confirmada após a detecção do vírus no líquido amniótico em gestantes na Paraíba (NUNES et al., 2016).

No ano de 2016, foram registrados 211.770 casos de febre *zika* no Brasil e, em 2017, foram registrados 17.593 casos prováveis da doença. Até outubro de 2018, haviam sido registrados 7.208 casos prováveis, com incidência de 3,5 casos/100 mil habitantes (BRASIL, 2018). Apesar da emergência da doença, percebe-se uma diminuição dos casos ao longo dos anos, provavelmente, devido a medidas de controle e prevenção, como controle de vetores e conscientização da população.

Medidas de controle de viroses emergentes e reemergentes

Considerando que as viroses emergentes são importantes ameaças à saúde pública, é necessário considerar as medidas que podem ser tomadas para o controle e para a prevenção dessas doenças. Primeiramente, a vigilância epidemiológica tem um papel fundamental: coletar informações e guiar as ações possíveis. Sistemas de vigilância epidemiológica podem auxiliar a detecção precoce do risco de surtos de doenças, de forma a permitir que medidas preventivas sejam tomadas. Além disso, pesquisas sobre o assunto e sobre novos vírus podem gerar informações que auxiliem no controle, como na formulação de vacinas e de medicamentos eficazes. Investimentos na infraestrutura dos sistemas de saúde e de laboratórios também podem contribuir para a prevenção e para o controle de viroses emergentes, bem como medidas de saneamento para o controle de vetores.

Exercícios

1. Leia o trecho a seguir e assinale a alternativa correta sobre as doenças emergentes. "Doenças causadas por vírus emergentes são uma parte permanente da condição humana. De fato, há uma teoria atual, mas controversa, de que todo DNA, incluindo aquele em células humanas, originou-se quando vírus de RNA sofreram mudanças adaptativas para evitar as defesas do hospedeiro" (TABOR, 2006, p. 1, tradução nossa).
   a) Uma nova doença é sempre causada por um novo patógeno.
   b) De forma geral, as doenças emergentes surgem, principalmente, devido a fatores do próprio vírus.
   c) A presença de um *pool* zoonótico é um importante fator para a emergência de uma doença.
   d) A alta taxa de mortalidade de uma doença favorece a sua disseminação.
   e) Fatores que auxiliam no reconhecimento de uma nova doença incluem casos isolados que ocorrem ao longo de um longo período e em diferentes regiões do mundo.

2. Segundo Santos, Romanos e Wigg (2002), embora haja um claro avanço científico e tecnológico em relação às infecções endêmicas ocorridas até meados do século XX, hoje em dia, a expectativa já não é muito otimista, tendo em vista o aceleramento de processos de emergência e reemergência de doenças. Com base nisso, assinale a alternativa que melhor apresenta o conceito de doença reemergente.
   a) É uma doença que já existia anteriormente e havia sido controlada, mas que voltou a aparecer.
   b) É uma doença que já existia há anos, mas que foi recentemente caracterizada por cientistas.
   c) É uma doença que já existe e para a qual não existe cura.
   d) É uma nova doença cuja incidência tem aumentado ou tende a aumentar no futuro.
   e) É uma doença nova cujos casos são poucos e isolados.

3. Leia as alternativas a seguir e selecione a que apresenta um importante fator relacionado à reemergência de doenças virais.
   a) Viagens.
   b) Consumo de álcool.
   c) Aumento da taxa de natalidade.
   d) Presença de envelope viral.
   e) Uso de fontes de energia renováveis.

4. O ebola é uma importante virose emergente. Sobre essa doença, assinale a alternativa corrente.
   a) O gênero *Ebolavirus* engloba cinco vírus que causam a doença em humanos.
   b) O ebola é uma das poucas viroses emergentes que não é uma zoonose, ou seja, não infecta animais.
   c) Os sintomas incluem febre, dor de cabeça intensa, dor muscular, erupções cutâneas, diarreia e

vômito, chegando, em alguns casos, a apresentar hemorragia.
d) O vírus infecta, preferencialmente, hemácias e células hepáticas.
e) Os locais onde mais houve surtos de ebola foram países da Ásia.

5. Leia atentamente o texto a seguir: "A natureza viral do agente da dengue foi reconhecida relativamente cedo; a dengue foi a segunda doença humana depois da febre amarela a ser atribuída a um agente filtrante. [...] O vírus da dengue foi primeiramente isolado do soro humano durante a Segunda Guerra Mundial através da inoculação em filhotes de ratos" (LAI; PUTNAK, 2006, p. 271, tradução nossa).

Sobre a dengue, assinale a alternativa correta:
a) O vírus da dengue pertence à família *Flaviviridae*, e é o único vírus dessa família que é transmitido por artópodes.
b) O vírus da dengue é um vírus envelopado de simetria helicoidal.
c) O único vetor conhecido da dengue é o mosquito *Aedes aegypti*.
d) A infecção do mosquito ao picar uma pessoa infectada é um importante fator que mantém o vírus na população.
e) A infecção pelo vírus da dengue é sempre aparente, e os sintomas incluem febre, falta de ar, aumento de apetite, tosse e coriza.

Referências

AL-TAWFIQ, J. A.; MEMISH, Z. A. Middle East Respiratory Syndrome-Coronavirus (MERS--CoV) Infection. In: ERGÖNÜL, O. et al. (Ed.). *Emerging Infectious Diseases*: clinical cases studies. Cambridge: Academic Press: 2014.

BRASIL. Ministério da Saúde. *Informe Epidemiológico*. 2018. Disponível em: <http://portalarquivos2.saude.gov.br/images/pdf/2018/outubro/17/Informe-Epidemiol--gico--Influenza-2018-SE-41.pdf>. Acesso em: 29 out. 2018.

BRASIL. Ministério da Saúde. Monitoramento dos casos de dengue, febre de chikungunya e febre pelo vírus Zika até a Semana Epidemiológica 7 de 2018. *Boletim Epidemiológico*, v. 49, n. 9, mar. 2018. Dispoível em: <http://portalarquivos2.saude.gov.br/images/pdf/2018/marco/06/2018-008-Publicacao.pdf>. Acesso em: 29 out. 2018.

BRASIL. Ministério da Saúde. Monitoramento dos casos de dengue, febre de chikungunya e doença aguda pelo vírus Zika até a Semana Epidemiológica 36 de 2018. *Boletim Epidemiológico*, v. 49, n. 40, out. 2018.Dispoível em: <http://portalarquivos2.saude.gov.br/images/pdf/2018/outubro/08/BE-N---40-Monitoramento-dos-casos-de-dengue---febre-de-chikungunya-e-febre-pelo-v--rus-Zika-at---a-Semana-Epidemiol--gica-SE-36--de-2018.pdf>. Acesso em: 29 out. 2018.

BRASIL. Ministério da Saúde. *Situação Epidemiológica / Dados*. 2018. Disponível em: <http://portalms.saude.gov.br/saude-de-a-z/dengue/situacao-epidemiologica-dados>. Acesso em: 29 out. 2018.

FORMENTI, P. Ebola Virus Disease. In: In: ERGÖNÜL, O. et al. (Ed.). *Emerging Infectious Diseases*: clinical cases studies. Cambridge: Academic Press: 2014.

LAI, C.; PUTNAK, R. Dengue and the Dengue Viruses. In: TABOR, E. (Ed.). *Emerging Viruses In Human Populations*. Amsterdam: Elsevier, 2006.

MADUREIRA, A. M. A. S. *Doenças emergentes e reemergentes na saúde coletiva*. Montes Claros: Instituto Federal de Minas Gerais, 2015. Disponível em: <http://ead.ifnmg.edu.br/uploads/documentos/zk6uW4T7Aa.pdf>. Acesso em: 29 out. 2018.

MAHY, B. W. J. History of Emerging Viruses in the Late 20th Century and the Paradigm Observed in an Emerging Prion Disease. In: TABOR, E. (Ed.). *Emerging Viruses In Human Populations*. Amsterdam: Elsevier, 2006.

NUNES, M. L. et al. Microcephaly and Zika virus: a clinical and epidemiological analysis of the current outbreak in Brazil. *Jornal de Pediatria*, v. 92, n. 3, p. 230-240, 2016. Disponível em: <http://www.scielo.br/scielo.php?script=sci_arttext&pid=S0021-75572016000300230>. Acesso em: 29 out. 2018.

REZZA, G. Chikungunya Fever. In: ERGÖNÜL, O. et al. (Ed.). *Emerging Infectious Diseases*: clinical cases studies. Cambridge: Academic Press: 2014.

SANTOS, N. S. O.; ROMANOS, M. T. V.; WIGG, M. D. *Introdução à virologia humana*. Rio de Janeiro: Guanabara Koogan, 2008.

SUGUITAN, A. L.; SUBBARAO, K. The Pandemic Threat of Avian Influenza Viruses. In: TABOR, E. (Ed.). *Emerging Viruses In Human Populations*. Amsterdam: Elsevier, 2006.

SULLIVAN, N.; YANG, Z.; NABEL, G. J. Ebola Virus Pathogenesis: Implications for Vaccines and Therapies. *Journal of Virology*, v. 77, n. 18, p. 9733–9737, Sept. 2003.

TABOR, E. Introduction: The Emergence of Pathogenic Viruses. In: TABOR, E. (Ed.). *Emerging Viruses In Human Populations*. Amsterdam: Elsevier, 2006.

TONG, T. R. Severe Acute Respiratory Syndrome Coronavirus (SARS-CoV). In: TABOR, E. (Ed.). *Emerging Viruses In Human Populations*. Amsterdam: Elsevier, 2006.

TORTORA, G. F.; FUNKE, B. R.; CASE, C. L. *Microbiologia*. 12. ed. Porto Alegre: Artmed, 2018.

VASCONCELOS, P. F. C. Doença pelo vírus Zika: um novo problema emergente nas Américas? *Revista Pan-Amazônica de Saúde*, v. 6, n. 2, p. 9-10, 2015. Disponível em: <http://scielo.iec.gov.br/pdf/rpas/v6n2/v6n2a01.pdf>. Acesso em: 29 out. 2018.

Principais doenças causadas por vírus: viroses entéricas e dermotrópicas

Objetivos de aprendizagem

Ao final deste texto, você deve apresentar os seguintes aprendizados:

- Identificar as principais viroses entéricas e dermotrópicas.
- Reconhecer as principais viroses entéricas e dermotrópicas, suas características epidemiológicas, clínicas e patogênese.
- Aplicar os métodos laboratoriais de diagnóstico das viroses entéricas e dermotrópicas.

Introdução

Algumas das importantes viroses que acometem os seres humanos são doenças que afetam o trato gastrointestinal e a pele. A rotavirose, por exemplo, é uma das principais causas de gastroenterite viral, e doenças como herpes e catapora, que são importantes viroses dermotrópicas, são altamente prevalentes e disseminadas pelo mundo.

Neste capítulo, você verá as principais viroses entéricas e dermotrópicas, suas características principais e os métodos diagnósticos utilizados para cada uma delas.

Principais viroses entéricas

Gastroenterites agudas em crianças são doenças comuns no mundo todo. Apenas em 2010, foram estimados 1,7 bilhões de casos em crianças com menos de 5 anos no mundo. Dessas, uma das causas mais importantes é a infecção por rotavírus, que está associada a uma alta mortalidade. Além disso, outros vírus são responsáveis por graves gastroenterites no mundo. Desde a descoberta dos vírus causadores de diarreia e gastroenterite, houve muito progresso na sua caracterização, o que influenciou o impacto dessas doenças no mundo (SVENSON et al., 2016). A seguir, veja as principais viroses entéricas.

Infecções por rotavírus

O rotavírus é um dos principais agentes da gastroenterite viral, sendo responsável por aproximadamente 3 milhões de casos por ano nos Estados Unidos (TORTORA; FUNKE; CASE, 2018) e representando de 30 a 50% das diarreias graves em países desenvolvidos e em desenvolvimento. A circulação da rotavirose ocorre quase que exclusivamente no inverno, em países de clima temperado. Já nos países tropicais, a doença é endêmica. O rotavírus foi descrito como patógeno humano em 1973, quando foi demonstrado em amostras fecais e biópsias duodenais por microscopia eletrônica. Esse vírus apresenta uma morfologia redonda e, por isso, chama-se, oficialmente, rotavírus (rota, em latim, significa roda) (Figura 1). O gênero *Rotavirus* pertence à família *Reoviridae*, possui 75 nm de diâmetro e não apresenta envelope. Além disso, o rotavírus apresenta capsídeo de simetria icosaédrica e genoma de RNA segmentado de fita dupla (SANTOS; ROMANOS; WIGG, 2008).

O rotavírus infecta células das microvilosidades do intestino delgado que se multiplicam no citoplasma, lesando mecanismos de transporte dos enterócitos. As células infectadas podem descamar no lúmen do intestino, liberando muitas partículas virais nas fezes. A diarreia induzida por esse vírus pode ocorrer devido ao dano no sistema de transporte de sódio (BROOKS et al., 2015). Pode observar-se atrofia das vilosidades, infiltração de células mononucleares na lâmina própria, distensão da cisterna do retículo endoplasmático, aumento do tamanho celular, diminuição no número de mitocôndrias, entre outros (SANTOS; ROMANOS; WIGG, 2008).

A transmissão do vírus ocorre via fecal-oral, mas, devido à alta taxa de infecção no mundo todo, especula-se que a transmissão também pode ocorrer por via respiratória. O período de incubação é de 2 a 4 dias, e os sintomas mais comuns incluem diarreia, vômito, febre, desidratação e dor abdominal. A recuperação, geralmente, ocorre entre 7 a 10 dias. Em recém-nascidos, a doença é geralmente assintomática, provavelmente devido aos anticorpos maternos. Entretanto, a idade em que a criança é mais suscetível à doença grave é de 6 a 24 meses, tendo um pico de incidência aos 12 meses. Em crianças subnutridas, o problema é mais grave, podendo levar à desidratação grave e à morte. Já em adultos, em geral, a infecção é subclínica, mas surtos de rotavirose em adultos jovens já foram descritos (SANTOS; ROMANOS; WIGG, 2008).

O diagnóstico laboratorial de infecções por rotavírus pode ser feito por microscopia eletrônica em amostras de fezes, por detecção de antígenos nas fezes, por teste imunoenzimático (ELISA, do inglês *Enzyme Linked Immunosorbent Assay*), imunofluorescência ou aglutinação do látex. Além disso, pode ser feita a detecção do genoma viral por eletroforese em gel de poliacrilamida (PAGE, do inglês *polyacrylamide gel electrophoresis*), visto que esse vírus apresenta genoma segmentado, por reação em cadeia da polimerase associada à transcrição reversa (RT-PCR) ou por hibridização (SANTOS; ROMANOS; WIGG, 2008).

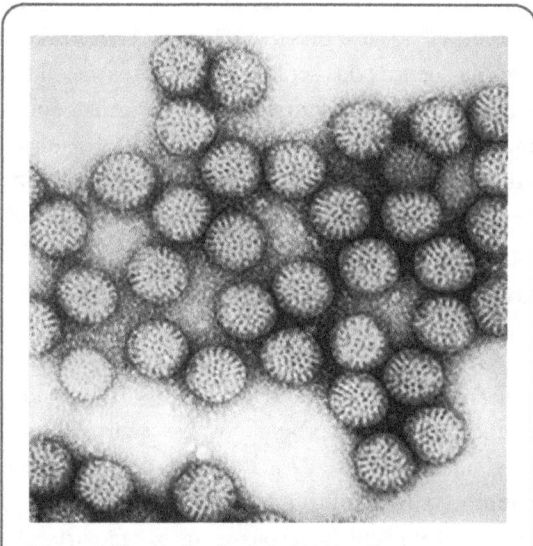

Figura 1. Micrografia eletrônica do rotavírus.
Fonte: Adaptada de History of Vaccines (2018).

Infecção por adenovírus

Os adenovírus podem infectar e replicar-se em células epiteliais dos tratos gastrointestinal, respiratório, urinário e do olho (BROOKS et al., 2015). Esses vírus pertencem à família *Adenoviridae*, que possui dois gêneros. Os vírus do gênero *Aviadenovirus* infectam apenas aves, e o gênero *Mastadenovirus* compreende vírus que infectam várias espécies de animais, incluindo humanos. Esses vírus não apresentam envelope, apresentam de 60 a 90 nm de diâmetro e simetria icosaédrica. Seu genoma é de DNA de fita dupla, linear e não segmentado (SANTOS; ROMANOS; WIGG, 2008).

A transmissão do vírus pode ocorrer pelo contato com secreções oculares e respiratórias ou por via fecal-oral. O período de incubação é de, em média, 10 dias. Alguns vírus produzem infecções assintomáticas e podem seguir sendo excretados nas fezes por meses ou anos. A gastroenterite causada pelo adenovírus não é tão prevalente quanto a diarreia causada pelo rotavírus e ocorre com maior frequência em crianças com menos de quatro anos. Ainda, a infecção pode ocorrer em jovens e adultos. Estima-se que 3 a 10% dos casos de gastroenterite aguda sejam causadas por adenovírus. Os sintomas são os mesmos da rotavirose e, além desses, mais de 20% das crianças afetadas apresentam sintomas respiratórios. Em geral, a doença clínica dura até 9 dias (SANTOS; ROMANOS; WIGG, 2008).

O diagnóstico da doença pode ser feito por diversos métodos, como ELISA, aglutinação em látex e imunomicroscopia eletrônica em amostras fecais. O isolamento em linhagens celulares pode ser feito em células HEK-293, e a identificação dos isolados pode ser feita por testes de neutralização, digestão enzimática ou por ELISA (SANTOS; ROMANOS; WIGG, 2008).

Infecção por calicivírus entérico

Os calicivírus pertencem à família *Caliciviridae*, que possui cinco gêneros: *Lagovirus*, *Vesivirus*, *Nebovirus*, *Norovirus* e *Sapovirus*, sendo os dois últimos os gêneros de calicivírus entéricos humanos. Esses vírus não são envelopados e medem, aproximadamente, de 27 a 30 nm de diâmetro. Seu genoma é de RNA de fita simples e polaridade positiva. Os norovírus são a principal causa da gastroenterite viral em adultos, ao passo que os sapovírus são responsáveis por casos esporádicos e surtos ocasionais em crianças de pouca idade, lactentes e idosos (BROOKS et al., 2015). Infecções por esses vírus caracterizam-se por quadros abruptos de vômito e/ou diarreia, com um período de incubação de 24 a 48 horas. Os sintomas duram em torno de 12 a 60 horas e, incluem, também náusea, mal-estar e dor abdominal. Poucos indivíduos apresentam febre e calafrio. Alterações histológicas de biópsias de intestino incluem alargamento e achatamento de vilosidades, hiperplasia das células da cripta, presença de vacúolos no citoplasma, entre outros (SANTOS; ROMANOS; WIGG, 2008).

Em geral, a infecção por esses vírus está associada a contaminações em água e alimentos, mas é possível que haja a transmissão por gotículas de pessoa para pessoa. O diagnóstico pode ser feito pela detecção de antígenos em amostras fecais por ELISA ou por detecção do genoma viral nas fezes por RT-PCR (SANTOS; ROMANOS; WIGG, 2008).

Infecção por astrovírus

Os astrovírus pertencem à família *Astroviridae* e possuem esse nome devido à aparência de estrela quando observados por microscopia eletrônica (Figura 2). Esses vírus não possuem envelope e apresentam genoma de RNA de fita simples de polaridade positiva. A infecção por astrovírus é caracterizada por uma gastroenterite aguda, com presença de diarreia aquosa, vômito, febre, perda de apetite e dor abdominal. A diarreia costuma durar de 2 a 3 dias, e os demais sintomas podem durar até 4 dias. O período de incubação é de 3 a 4 dias (SANTOS; ROMANOS; WIGG, 2008).

Os astrovírus são transmitidos por via fecal-oral ou por água e alimentos contaminados, bem como pelo contato entre pessoas. Em geral, as infecções ocorrem mais no inverno ou na estação de chuvas. Além de infectar humanos, os astrovírus já foram detectados em diversos animais. Além disso, a infecção por esse vírus já foi demonstrada em todo o mundo (SANTOS; ROMANOS; WIGG, 2008).

O diagnóstico da infecção por astrovírus pode ser feito pela detecção da partícula viral nas fezes por imunoeletromicroscopia, e a amostra deve ser recolhida logo no começo dos sintomas devido à maior concentração de partículas nesse período. Pode-se, ainda, utilizar o teste ELISA, hibridização ou PCR (SANTOS; ROMANOS; WIGG, 2008).

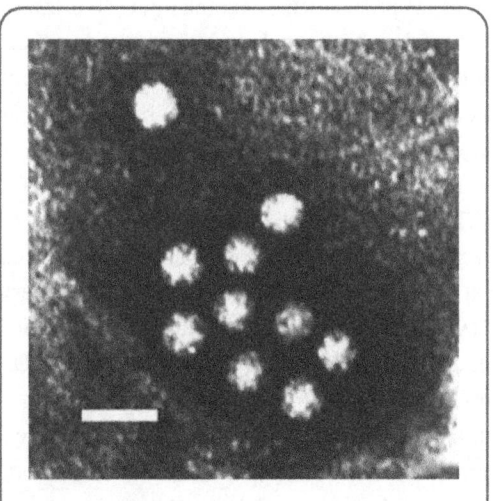

Figura 2. Micrografia eletrônica do astrovírus.
Fonte: History of Vaccines (2018, documento on-line).

Doenças dermotrópicas

Herpesvírus humanos 1 e 2

O herpesvírus humano 1 (HHV-1) ou vírus herpes simplex 1 e o herpesvírus humano 2 (HHV-2) ou vírus herpes simplex 2 são vírus da família *Herpesviridae*, subfamília *Alphaherpesvirinae* e gênero *Simplexvirus*. São vírus envelopados e que apresentam, entre o envelope e o capsídeo, uma camada amorfa de proteínas chamada de tegumento. Seu genoma é de DNA de fita dupla e o capsídeo tem simetria icosaédrica (SANTOS; ROMANOS; WIGG, 2008).

Os vírus da família *Herpesviridae* possuem a característica de estabelecerem infecções latentes ou persistentes por toda a vida do hospedeiro. Na subfamília *Alphaherpesvirinae*, a latência é estabelecida nos nervos sensoriais. Primeiramente, é estabelecida a infecção lítica no local da primeira infecção, na epiderme ou na mucosa, e, então, os vírus penetram nas terminações nervosas e são transportados pelos axônios para o gânglio sensorial. Em poucos dias, a latência se estabelece. O vírus pode ser reativado quando há estímulos que podem causar estresse ao organismo e ao neurônio (SANTOS; ROMANOS; WIGG, 2008).

A transmissão ocorre pelo contato íntimo de alguém infectado, que esteja excretando ativamente o vírus, e um hospedeiro suscetível, e deve ser por meio de mucosa ou pele com lesão. A partir da entrada, o vírus é transportado para o gânglio sensorial, conforme comentado. Quando há a infecção em um hospedeiro sem anticorpos para o vírus, em uma infecção primária, ela, em geral, é branda e leva ao estabelecimento de latência por toda a vida do hospedeiro. Após um estímulo de estresse, um indivíduo que já sofreu a infecção primária e apresenta anticorpos para o vírus pode fazer uma infecção recorrente ou recidiva, havendo a recorrência ao sítio inicial de infecção. Nesse momento, formam-se vesículas, quando a infecção é na epiderme, ou úlceras, quando é na mucosa (SANTOS; ROMANOS; WIGG, 2008).

Normalmente, a infecção por HHV-1 ocorre na região orofacial, com infecção persistente no gânglio do nervo trigêmeo, vago ou algum nervo cervical. Já a infecção por HHV-2 é, geralmente, restrita à região anogenital, com infecção persistente em algum dos nervos sacrais (SANTOS; ROMANOS; WIGG, 2008).

As células infectadas sofrem diversas alterações e morrem ao liberarem os vírus. Algumas alterações celulares incluem alterações na cromatina, duplicação e dobramento de membranas intracelulares, inserção de proteínas virais na membrana celular e alteração no metabolismo. A lise celular leva ao aparecimento de um fluido claro na epiderme e na derme contendo grande quantidade de vírus. Ainda, existe uma intensa resposta inflamatória na derme. Na remissão, o fluido se torna pustular, com o aparecimento de uma crosta, e, em geral, sem deixar cicatriz. Em mucosas, são encontradas úlceras ou formações aftosas. Além disso, existem alterações vasculares que podem ser observadas por colapso perivascular e pontos de necrose (BROOKS et al., 2015; SANTOS; ROMANOS; WIGG, 2008).

A manifestação clínica pode ocorrer de diversas maneiras de acordo com a infecção. Na orofaringe, a infecção primária pode variar de assintomática a quadros graves, apresentando febre, úlceras na garganta, edema, entre outros. O período de incubação é de 2 a 12 dias. Em geral, essa infecção é adquirida com até 2 anos de idade, com envolvimento da mucosa da boca e da gengiva. Há a formação de vesículas e ulcerações dentro da boca e linfadenopatia submandibular e cervical. Em adultos, há a presença de faringite, semelhante à mononucleose. A infecção recorrente caracteriza-se por um período anterior ao aparecimento de vesículas, no qual pode haver dor, queimação, coceira ou formigamento por seis horas. As vesículas, em geral, aparecem perto dos lábios e, após 72–96 horas, há a formação de pústulas e crosta (BROOKS et al., 2015; SANTOS; ROMANOS; WIGG, 2008).

Nas infecções genitais, que são mais comumente causadas pelo HHV-2, a infecção primária caracteriza-se por máculas e pápulas que progridem para vesículas, pústulas e crostas, que podem durar três semanas. Os sintomas incluem parestesia, disestesia, febre, disúria, linfadenopatia inguinal e mal-estar. Os homens tendem a apresentar poucas complicações, sendo as mais comuns meningite asséptica e lesões extragenitais, e as lesões estão presentes na glande ou no corpo do pênis. Já as mulheres apresentam lesão bilateral da vulva, linfadenopatia e disúria, com acometimento da cérvice, do períneo, das nádegas e da vagina. No caso de infecções recorrentes, há uma menor gravidade (BROOKS et al., 2015; SANTOS; ROMANOS; WIGG, 2008).

Outra forma de infecção pelo HHV-1 é pelos olhos, o que causa cerato-conjuntivite. Em geral, essa doença ocorre em crianças recém-nascidas, mas, em adultos, é a segunda causa de cegueira nos Estados Unidos. A ceratite é associada à conjuntivite, e também pode haver úlceras na córnea. Há, além disso, adenopatia pré-auricular, fotofobia, lacrimejamento e edema. A recorrência pode levar ao comprometimento progressivo do estroma da córnea, o qual pode levar à perda de visão. O curso da doença é, em geral, de um mês (BROOKS et al., 2015; SANTOS; ROMANOS; WIGG, 2008).

Na pele, a infecção por esses vírus se manifesta por eczema herpético. Esse órgão é resistente ao vírus, de forma que esse tipo de infecção é raro em pessoas sadias. Uma forma dessa infecção é a contaminação de escoriações pelo vírus. Esse tipo de infecção, em geral, é grave e pode apresentar risco de vida em pacientes com lesões como eczema e queimaduras. A infecção por HHV-1 e HHV-2 na pele são mais comuns em dedos de profissionais da saúde, como dentistas, e também em lutadores (BROOKS et al., 2015; SANTOS; ROMANOS; WIGG, 2008).

Outro tipo de infecção por esses vírus é a herpes neonatal, que pode ser adquirida no útero da mãe, durante ou após o parto, tendo a mãe como a fonte mais comum de infecção. Devido à incapacidade do recém-nascido de limitar a infecção, pode ser desenvolvida uma doença grave. No caso da infecção após o parto, as fontes e infecções podem ser familiares ou pessoas do hospital. A doença pode ser de três tipos: com lesões na pele, nos olhos e na boca; com encefalite com ou sem envolvimento cutâneo; e doença disseminada em diversos órgãos, a qual tem o pior prognóstico, com taxa de mortalidade de 80%. Aproximadamente 75% das infecções neonatais por herpes são causadas pelo HHV-2 (BROOKS et al., 2015; SANTOS; ROMANOS; WIGG, 2008).

A encefalite causada por HHV-1 ou HHV-2 é uma das infecções mais devastadoras causadas por herpesvírus, sendo considerada a causa mais comum de encefalite esporádica fatal nos Estados Unidos. As manifestações clínicas incluem encefalite focal, febre, alterações de consciência e de comportamento, desordens mentais e alterações neurológicas. A terapia antiviral deve ser logo introduzida, já que 70% dos pacientes não tratados levam a óbito (BROOKS et al., 2015; SANTOS; ROMANOS; WIGG, 2008; BRADSHAW; VENKATESAN, 2016).

Por fim, existe a infecção por HHV-1 ou HHV-2 em pacientes imunocomprometidos devido a doenças ou terapias. Lesões orofaciais podem disseminar-se para o trato respiratório superior e para o trato gastrointestinal. Já na região perianal, pode haver progressão para os órgãos genitais internos, períneo e reto (BROOKS et al., 2015; SANTOS; ROMANOS; WIGG, 2008).

O diagnóstico de infecções causadas por HHV-1 ou HHV-2 pode ser feito por PCR, teste padrão para infecções desses vírus no sistema nervoso central. Além disso, o método diagnóstico de escolha para diversas infecções por esses vírus é o isolamento do vírus, que pode ser coletado com um *swab* nas lesões. O vírus é, então, inoculado em um sistema hospedeiro, em cultura de células, na qual se pode observar o efeito citopático dentro de 2 a 3 dias. Após, o vírus pode ser identificado por teste de neutralização (BROOKS et al., 2015; SANTOS; ROMANOS; WIGG, 2008).

Herpesvírus humano 3 — vírus varicela-zóster

O vírus varicela-zóster é o agente causador da varicela ou catapora, que é uma doença leve e altamente contagiosa. A doença caracteriza-se por erupções vesiculosas generalizadas na pele e nas mucosas e acomete, principalmente, crianças. Em adultos e em imunocomprometidos, a doença pode ser grave. O vírus pertence à subfamília *Alphaherpesvirinae* e ao gênero *Varicellovirus*, tipo herpesvírus humano (HHV-3) ou vírus da varicela-zóster (VZV). Esse vírus possui aspectos morfológicos idênticos ao HHV-1 e ao HHV-2 e também apresenta infecção persistente no tecido neuronal. O VZV é também o agente causador do zóster (BROOKS et al., 2015; SANTOS; ROMANOS; WIGG, 2008).

Na varicela, a via de infecção é a mucosa das vias respiratórias ou a conjuntiva. Inicialmente, o vírus replica-se nos linfonodos regionais e, depois, dissemina-se, replicando-se no baço e no fígado. Após, monócitos infectados transportam o vírus para a pele, levando ao desenvolvimento das erupções cutâneas. A viremia continua mesmo após o aparecimento das lesões cutâneas; monócitos, macrófagos e linfócitos funcionam como reservatório, e as células da epiderme são o maior alvo da replicação do vírus. No período final de incubação, o VZV é replicado novamente no trato respiratório. Alterações histopatológicas da epiderme incluem o aparecimento de células multinucleadas gigantes com inclusões nucleares eosinofílicas. Essas inclusões também estão presentes em células mononucleares do sangue periférico e nas células endoteliais dos capilares da derme. Na fase de úlcera da lesão, observa-se necrose na derme e o vírus pode ser observado por microscopia eletrônica nas células endoteliais, nos queratinócitos, macrófagos e no líquido das vesículas. Complicações são mais comuns em pacientes imunodeprimidos e incluem o desenvolvimento de pneumonia e encefalite (BROOKS et al., 2015; SANTOS; ROMANOS; WIGG, 2008).

O período de incubação da varicela é de 10 a 21 dias, e seus sintomas aparecem entre os dias 14 e 16. Os sintomas iniciais incluem febre e mal-estar, seguidos de exantema no tronco, passando para o rosto, membros e mucosas oral e faríngea. Novas vesículas podem aparecer por 2 a 4 dias, e o exantema permanece por 5 dias (BROOKS et al., 2015).

Após essa infecção primária, o vírus fica em sua forma latente no núcleo dos gânglios sensoriais. A reativação de sua replicação, levando ao zóster, caracteriza-se por erupções vesiculares na forma de dermatoma, o qual distribui-se em um feixe axonal derivado de um gânglio sensorial. As lesões cutâneas do zóster são idênticas, do ponto de vista histopatológico, às da varicela. Deficiências motoras, neurite, mielite e leptomielite localizada podem desenvolver-se devido à inflamação de células da medula espinal, gerada por degenerações celulares que envolvem a raiz dos gânglios e dos nervos da parte posterior da coluna vertebral. Os fatores que levam à reativação do vírus nos gânglios ainda não estão elucidados, mas acredita-se que a imunidade do paciente é um fator essencial para conter a reativação do vírus, de forma que essa doença ocorre, geralmente, em pacientes imunodeprimidos.

O zóster começa com uma dor intensa em alguma parte da pele e, poucos dias depois, surgem vesículas na pele inervada pelos nervos afetados. Os locais mais comumente afetados são tronco, cabeça e pescoço. Em pacientes idosos, é comum a neuralgia pós-herpética, que consiste em uma dor que pode persistir por meses (BROOKS et al., 2015; SANTOS; ROMANOS; WIGG, 2008).

O diagnóstico pode ser realizado por PCR, com detecção do DNA viral na saliva dos pacientes, nos líquidos das vesículas, em raspados de pele e em material de biópsia. Outras formas de diagnóstico incluem a observação de células gigantes multinucleadas em esfregaços das vesículas, detecção de antígenos por coloração imunofluorescente, observação morfológica em microscópio eletrônico (para diferenciação de poxvírus), isolamento e inoculação em cultura de células, entre outros (BROOKS et al., 2015; SANTOS; ROMANOS; WIGG, 2008).

Herpesvírus humano 6

O herpesvírus humano 6 (HHV-6) faz parte da família *Betaherpesvirinae*, gênero *Roseolavirus*. Esse vírus apresenta as mesmas características dos demais vírus da família, fazendo infecções persistentes, tendo genoma de DNA linear de dupla fita, simetria icosaédrica e envelope. O HHV-6 replica-se, principalmente, em linfócitos T CD4, mas também pode infectar linfócitos B, células gliais, fibroblastos e megacariócitos (BROOKS et al., 2015). A replicação do vírus leva a um aumento no tempo de sobrevida das células, bem como a um aumento modesto no número de células antes do efeito lítico e da morte celular.

Em crianças, a infecção pelo HHV-6 manifesta-se como um exantema súbito, com infecção febril e branda. Essa doença denomina-se *roseola infantum* ou doença sexta e caracteriza-se por febre de 38 a 39°C, de começo abrupto, e que dura em torno de três dias, seguida do aparecimento de erupção cutânea macular, que dura de 2 a 48 horas. Aproximadamente 10 a 45% das crianças apresentam complicações neurológicas transitórias e febre muito alta. Na infecção primária, as complicações são incomuns e raramente fatais. Entretanto, pode haver vômito, ataque epilético e tosse. Outras complicações menos frequentes incluem síndrome hemofagocítica, granulocitopenia, púrpura idiopática, disfunção hepática, hepatite fulminante e falência múltipla dos órgãos, indicando que o vírus pode infectar diversos órgãos.

Em adolescentes e adultos, o vírus se replica nas glândulas salivares e a infecção persistente se estabelece em monócitos e linfócitos. A infecção produtiva pode causar, ocasionalmente, linfadenopatia, hepatite fulminante, síndrome mononucleose-like e infecção generalizada, a qual é mais rara (SANTOS; ROMANOS; WIGG, 2008).

Estudos demonstram que o HHV-6 encontra-se disseminado na população, e estima-se que 90% das crianças com mais de 1 ano de idade e adultos sejam soropositivos. A reativação do vírus é mais comum em pacientes transplantados e na gravidez. No caso de pacientes que receberam transplantes, a reativação do HHV-6 está associada com atraso do enxerto, disfunção do sistema nervoso central e maior mortalidade (BROOKS et al., 2015).

O diagnóstico para infecções por HHV-6 pode ser feito por testes sorológicos, isolamento do vírus em cultura de células e detecção de DNA viral livre por PCR (SANTOS; ROMANOS; WIGG, 2008).

Herpesvírus humano 8

O herpesvírus humano 8 (HHV-8) ou herpesvírus associado ao sarcoma de Kaposi (KSHV) foi descoberto em 1994 e é responsável por causar o sarcoma de Kaposi, que é o tipo mais comum de câncer em pacientes com AIDS. Esse vírus possui as características dos demais vírus da família e é linfotrópico. A rota mais comum de transmissão parece ser o contato com secreções orais, mas o vírus também pode ser transmitido por via sexual, verticalmente, pelo sangue e por órgãos transplantados. Apenas 5% da população nos Estados Unidos e no norte da Europa possuem evidências sorológicas de infecção pelo HHV-8 (BROOKS et al., 2015).

O sarcoma de Kaposi em pacientes com AIDS consiste na transformação maligna de células endoteliais, contendo muitas células fusiformes e hemácias. As lesões podem ocorrer em diversos locais, como a pele, ou, até mesmo, internamente, no trato intestinal e nos pulmões. Além disso, podem ter coloração avermelhada ou púrpura-escura e ser planas ou nodulares (LEVINSON, 2016).

O diagnóstico pode ser feito pela detecção do DNA viral por PCR e por testes sorológicos, como imunofluorescência indireta, *western blot* e ELISA (BROOKS et al., 2015).

Molusco contagioso

A doença do molusco contagioso é causada por um vírus da família *Poxviridae* e do gênero *Molluscipoxvirus* e consiste em um tumor benigno epidérmico. A doença caracteriza-se por pequenas lesões nodulares não inflamatórias na pele do tronco e, em adultos, em áreas anogenitais (BROOKS et al., 2015; SANTOS; ROMANOS; WIGG, 2008).

Os poxvírus são visíveis ao microscópio óptico, já que medem 350 nm x 270 nm, e os maiores vírus são os que infectam animais. O capsídeo tem simetria complexa, é envolvido por uma membrana externa e tem o core envolvido por uma membrana interna. Seu genoma é de DNA de fita dupla linear (SANTOS; ROMANOS; WIGG, 2008).

As lesões da doença são pequenos tumores rosados que se assemelham a verrugas, consistindo em uma massa hipertrofiada na epiderme, aprofundando-se na derme. Há um aumento na mitose na camada germinativa da lesão, e as células ficam aumentadas e com o citoplasma contendo uma massa granular hialina e acidófila, a qual é conhecida como corpo do molusco. Os nódulos dessa doença resultam da hipertrofia dos queratinócitos devido aos corpúsculos de inclusão e hiperplasia das células basais (BROOKS et al., 2015; SANTOS; ROMANOS; WIGG, 2008).

O período de incubação varia de 14 a 50 dias, e a doença pode persistir por meses ou anos, sendo possível haver remissão espontânea. Esse vírus está espalhado no mundo todo e a sua transmissão ocorre por contato direto ou por fômites. A doença é mais comum em crianças, mas pode acometer qualquer idade. O diagnóstico pode ser feito clinicamente, pelo aspecto das lesões e pela visualização dos corpúsculos de inclusão em biópsias por microscopia eletrônica (BROOKS et al., 2015; SANTOS; ROMANOS; WIGG, 2008).

Exercícios

1. Leia atentamente o trecho a seguir e assinale a alternativa que apresenta alterações histopatológicas encontradas na infecção por rotavírus:
"Os rotavírus constituem uma importante causa de doença diarreica em lactentes humanos e animais novos, inclusive bezerros e leitões. Infecções em seres humanos e animais adultos também são comuns. Entre os rotavírus, destacam-se os agentes da diarreia infantil humana, da diarreia dos bezerros de Nebrasca, da epizoótica dos filhotes de camundongos e o vírus SA11 dos macacos" (BROOKS et al., 2015, p. 544).
    a) Alargamento e achatamento das vilosidades, presença de vacúolos no citoplasma, presença de células gigantes multinucleadas.
    b) Atrofia das vilosidades, infiltração de células mononucleares na lâmina própria, aumento do tamanho celular.
    c) Presença de células multinucleadas, úlceras na parede do intestino e hiperplasia.
    d) Úlceras na parede do intestino, aumento das vilosidades, diminuição do tamanho celular.
    e) Aumento das vilosidades, presença de células gigantes multinucleadas, hiperplasia.

2. Assinale a alternativa que apresenta as principais formas de diagnóstico que podem ser utilizadas para o adenovírus.

a) ELISA, aglutinação em látex e imunomicroscopia eletrônica de amostras fecais.
b) ELISA, *western blot* e teste de hemaglutinação.
c) Teste de hemaglutinação, aglutinação em látex e PAGE.
d) PAGE, PCR e ELISA.
e) Aglutinação em látex, *western blot* e fixação do complemento.

3. Sobre as formas de manifestação clínica de infecções por herpesvírus humano 1 e 2, e com base no texto a seguir, assinale a alternativa correta:

"A família dos herpes-vírus compreende vários dos patógenos humanos virais de maior importância. Do ponto de vista clínico, os herpes-vírus são responsáveis por um amplo espectro de doenças. Alguns apresentam grande variedade de células hospedeiras, enquanto outros exibem variedade restrita. A propriedade mais notável dos herpes-vírus é a sua capacidade de estabelecer infecções persistentes durante toda a vida de seus hospedeiros, sofrendo reativação periódica" (BROOKS et al., 2015, p. 467).

a) Na orofaringe, o período de incubação é de 30 dias e não há a presença de febre.
b) A infecção genital, em geral, é mais curta que as demais, com lesões que duram em torno de três dias.
c) A infecção nos olhos é manifestada por ceratoconjuntivite e pode gerar cegueira, principalmente em adultos.
d) A infecção por esses vírus na pele é comum devido à alta sensibilidade desse órgão ao vírus.
e) A encefalite causada por esses vírus, em geral, é branda e não leva a complicações, sendo manifestada, principalmente, por dores de cabeça.

4. Leia a passagem a seguir e assinale a alternativa que apresenta as principais alterações histopatológicas causadas pelo vírus da varicela-zoster:

"A varicela (catapora) é uma doença leve e altamente contagiosa, que acomete, principalmente, crianças. Do ponto de vista clínico, caracteriza-se por erupção vesiculosa generalizada da pele e das mucosas. A doença pode ser grave em adultos e indivíduos imunocomprometidos. O zóster (cobreiro) é uma doença esporádica e incapacitante de adultos ou indivíduos imunocomprometidos, caracterizada por exantema cuja distribuição se limita à pele inervada por um gânglio sensorial. As lesões assemelham-se às da varicela. Ambas as doenças são causadas pelo mesmo vírus" (BROOKS et al., 2015, p. 476).

a) Aparecimento de células multinucleadas gigantes, inclusões nucleares eosinofílicas nessas células e, em células do sangue periférico e células endoteliais, necrose da derme.
b) Hipertrofia das células da epiderme, presença de células anucleares, diminuição das células da derme.
c) Hipertrofia dos queratinócitos, hiperplasia das células basais, presença de vacúolos no citoplasma das células epiteliais.

d) Presença de vacúolos citoplasmáticos em células epiteliais, presença de células anucleares, necrose da derme.
e) Hipertrofia dos queratinócitos, diminuição das células da derme, presença de células anucleares.

5. Leia o texto a seguir e assinale a alternativa correta sobre os calicivírus entéricos:

"Os calicivírus são vírus pequenos, não envelopados, com RNA de fita simples de polaridade positiva. Embora compartilhem essas características com os picornavírus, os calicivírus distinguem-se dos picornavírus por apresentarem genoma maior e distintas espículas na superfície" (LEVINSON, 2016, p. 327).

a) Os vírus entéricos de humanos da família *Caliciviridae* são o *Lagovirus* e o *Vesivirus*.
b) A principal causa de gastroenterite viral em adultos é infecção pelo norovírus.
c) Infecções por esses vírus são prolongadas, podendo durar duas semanas.
d) Esses vírus possuem um genoma de RNA de fita dupla segmentado.
e) A principal forma de diagnóstico desses vírus é por PAGE.

Referências

BRADSHAW, M. J.; VENKATESAN, A. Herpes Simplex Virus-1 Encephalitis in Adults: Pathophysiology, Diagnosis, and Management. *Neurotherapeutics*, v. 13, n. 3, p. 493–508, 2016.

BROOKS, G. F. et al. *Microbiologia médica de Jawetz, Melnick e Adelberg (Lange)*. 26. ed. Porto Alegre: Penso, 2015.

HISTORY OF VACCINES. *Rotavirus*. 2018. Disponível em: <https://www.historyofvaccines.org/index.php/content/articles/rotavirus>. Acesso em: 8 nov. 2018.

LEVINSON, W. *Microbiologia médica e imunologia*. 13. ed. Porto Alegre: McGraw-Hill, 2016.

SANTOS, N. S. O.; ROMANOS, M. T. V.; WIGG, M. D. *Introdução à virologia humana*. 2. ed. Rio de Janeiro: Guanabara Koogan, 2008.

SVENSON, L. et al. Introduction. In: SVENSON, L. et al. *Viral Gastroenteritis*. Cambridge: Academic Press, 2016. p. xxi-xxvi.

TORTORA, G. F.; FUNKE, B. R.; CASE, C. L. *Microbiologia*. 12. ed. Porto Alegre: Artmed, 2018.

Principais doenças causadas por vírus: viroses congênitas e multissistêmicas

Objetivos de aprendizagem

Ao final deste texto, você deve apresentar os seguintes aprendizados:

- Identificar as principais viroses congênitas e multissistêmicas.
- Apontar as características epidemiológicas, clínicas e as patogêneses das viroses congênitas e multissistêmicas.
- Reconhecer os métodos laboratoriais de diagnóstico das viroses congênitas e multissistêmicas.

Introdução

Os vírus podem causar importantes doenças congênitas, como o citomegalovírus, que pode levar ao óbito do feto ou a graves sequelas, bem como doenças multissistêmicas, como a caxumba, que pode acometer diversos órgãos. Essas doenças têm grande importância, visto que muitas são disseminadas pelo mundo e, além disso, podem levar a graves complicações.

Neste capítulo, você verá as principais viroses congênitas e multissistêmicas, suas características e os métodos diagnósticos utilizados para cada uma.

Viroses congênitas

As viroses congênitas são doenças que, ao infectarem mulheres grávidas, são transmitidas verticalmente e podem levar a complicações para o feto, como malformações congênitas e, inclusive, ao aborto. As principais viroses congênitas incluem as infecções pelo citomegalovírus, pelo parvovírus B19 e pelo vírus da rubéola. Além disso, infecções pelo vírus *zika* também são enquadradas como viroses congênitas, visto que podem causar microcefalia.

Citomegalovírus

O citomegalovírus (CMV) pertence à família *Herpesviridae*, subfamília *Betaherpesvirinae* e gênero *Citomegalovirus*. Os vírus desse gênero são espécie-específicos, de forma que apenas os humanos são infectados pelo citomegalovírus humano. Assim como os demais vírus de sua família, o CMV possui um genoma de DNA de dupla fita linear, capsídeo de simetria icosaédrica e envelope lipídico. Entre o capsídeo e o envelope, há uma estrutura denominada tegumento.

O CMV é a causa mais comum de anormalidades congênitas nos Estados Unidos (LEVINSON, 2016). No Brasil, demonstrou-se que a incidência da citomegalovirose congênita é de 0,5 a 6,8% (AZEVEDO et al., 2005). A infecção por CMV pode ser transmitida pelo contato com fluidos biológicos, como saliva, sangue, sêmen, secreção vaginal, urina, leite materno, entre outros. No caso da infecção congênita, o recém-nascido pode ser infectado *in utero*, com a transmissão pela placenta ou pelo contato com fluidos maternos durante o nascimento ou, ainda, pela amamentação. A infecção *in utero* só ocorre durante a fase aguda da infecção materna. O embrião ou feto pode vir a óbito no útero ou nascer com doença de inclusão citomegálica, que se caracteriza por prematuridade, icterícia, hepatoesplenomegalia, púrpura trombocitopênica, pneumonite, microcefalia, atrofia óptica e retardo mental ou motor. Com dois a quatro anos, algumas deficiências como surdez, quociente de inteligência (QI) baixo e epilepsia podem tornar-se aparentes (SANTOS; ROMANOS; WIGG, 2008). Lactentes que foram infectados pela exposição ao vírus no trato genital da mãe ou pela amamentação tendem a ter a doença subclínica, visto que eles, geralmente, recebem anticorpos maternos (BROOKS et al., 2015). O vírus não é eliminado do organismo após infecção primária, de forma que permanece no organismo na forma de infecção crônica produtiva ou infecção latente. Na infecção crônica, as células do hospedeiro ficam permanentemente produzindo vírus em pequenas quantidades, e, na infecção latente, a célula infectada não produz novas partículas virais (SANTOS; ROMANOS; WIGG, 2008).

A infecção em crianças e adultos, em geral, é assintomática, com exceção de indivíduos imunocomprometidos, ou pode causar uma síndrome semelhante à mononucleose. Nesse caso, sintomas incluem febre prolongada, esplenomegalia, função hepática alterada e linfocitose. O período de incubação é de 30 a 40 dias. O vírus entra em um estado latente, principalmente em monócitos, e pode ser reativado quando a imunidade estiver comprometida. Em indivíduos imunocomprometidos, a infecção por CMV pode ser disseminada, com comprometimento da maioria dos órgãos internos. Algumas manifestações incluem pneumonia intersticial, hepatite, coriorretinite, artrite, encefalite, entre outras.

Uma importante via de infecção é o trato respiratório, de forma que o vírus sofre replicação primária nas glândulas salivares e é disseminado por via subepitelial, atingindo o tecido linfoide, os linfócitos T e, eventualmente, o sangue. De lá, o vírus pode disseminar-se para vários órgãos, como glândulas salivares, túbulos renais, cérvice, testículo, epidídimo, fígado, trato gastrointestinal e pulmões (SANTOS; ROMANOS; WIGG, 2008).

A infecção por CMV é endêmica e está presente em todos os meses do ano. A infecção congênita pode ocorrer em qualquer estágio da gravidez e pode ser primária ou recorrente. Em populações com nível socioeconômico mais alto, em geral, a infecção é primária. A prevalência da infecção varia de acordo com condições socioeconômicas, condições de vida e higiene do indivíduo. Nos Estados Unidos, aproximadamente 1% dos lactentes são infectados pelo CMV. Desses, de 5 a 10% apresentam doença de inclusão citomegálica, e a maioria apresenta doença subclínica (SANTOS; ROMANOS; WIGG, 2008; BROOKS et al., 2015).

O diagnóstico da doença é feito, principalmente, pela reação em cadeia da polimerase (PCR, do inglês *Polymerase Chain Reaction*) em amostras de sangue ou urina, nas quais se detecta o vírus replicante, e não o genoma latente. Esse exame pode trazer informações sobre a carga viral, a qual pode auxiliar no prognóstico da doença. Também pode ser feito o isolamento do vírus a partir de lavados de garganta, urina, sangue, sangue do cordão umbilical, entre outros, e inoculação em culturas de fibroblastos humanos. Após duas a três semanas, observam-se as mudanças citológicas, com células translúcidas com inclusões intranucleares. Além disso, testes sorológicos podem detectar anticorpos IgG para o vírus, indicando infecções passadas. A detecção de anticorpos IgM indica infecção corrente e pode ser feita por imunofluorescência ou por ensaio imunoenzimático (ELISA, do inglês, *enzyme-linked immunosorbent assay*) (BROOKS et al., 2015).

Parvovírus B19

Os parvovírus pertencem à família *Parvoviridae*, que se divide em duas subfamílias: *Parvovirinae*, que compreende vírus que infectam vertebrados, na qual se enquadra o parvovírus humano B19, e a família *Densovirinae*, que possui vírus que infectam insetos. Os vírus dessa família possuem o genoma de DNA de fita simples, simetria icosaédrica e não possuem envelope. Esses vírus possuem de 18 a 26 nm de diâmetro, estando entre os menores vírus com genoma de DNA que infectam humanos. Os parvovírus dependem extremamente das funções celulares do hospedeiro para a sua replicação. Como eles não possuem a capacidade de estimular uma célula em repouso a replicar-se, somente infectam células que estejam em processo de divisão celular. Assim, o parvovírus B19 exibe tropismo para células eritroides, ou seja, células precursoras de eritrócitos, de forma que se acredita que os principais locais de replicação do vírus sejam a medula óssea de adultos, algumas células sanguíneas e o fígado de fetos (BROOKS et al., 2015).

Já foram encontrados parvovírus B19 no sangue e nas secreções respiratórias de pacientes, o que pode indicar que a transmissão ocorre por via respiratória. Além disso, o vírus pode ser transmitido pela transfusão de sangue ou hemoderivados infectados, bem como, verticalmente, da mãe para o feto. A infecção materna pode resultar em hidropsia fetal e morte do feto devido a anemia grave. Esse tipo de transmissão ocorre mais comumente em mulheres grávidas com altas cargas virais (BROOKS et al., 2015). A infecção da mãe pode ser sintomática ou assintomática, e ambas apresentam risco de infecção do feto. Alguns sinais podem indicar a infecção do feto, como observações ultrassonográficas anormais, ausência de movimento fetal, pré-eclampsia, taxas elevadas de alfa-fetoproteína no soro materno, exantema ou artropatia materna (SANTOS; ROMANOS; WIGG, 2008).

A manifestação mais comum da infecção pelo parvovírus B19 é o eritema infeccioso ou quinta doença. Essa patologia foi apenas a quinta doença exantemática descrita para crianças, motivo do seu nome, e caracteriza-se por um exantema máculopapular que, em geral, começa na face e pode estender-se para tronco e membros, nos quais passa a ter uma aparência reticular. Esse exantema leva de 24 a 48 horas para desaparecer, e, em geral, a doença acomete crianças entre 5 e 14 anos de idade. Em adultos, há o comprometimento articular, acometendo as articulações das mãos e dos joelhos. A infecção das células pelo vírus e a replicação viral leva à destruição das células por linfócitos T citotóxicos, que leva ao aparecimento de sintomas como febre, fadiga e mal-estar do 8º ao 11º dia. Após, há a elevação do número de anticorpos, que leva ao acúmulo de complexos antígeno-anticorpo, causando sintomas como artralgia, artrite e exantema (SANTOS; ROMANOS; WIGG, 2008). O período de incubação é de 1 a 2 semanas, podendo estender-se para 3 semanas (BROOKS et al., 2015).

Além disso, o parvovírus B19 causa, também, a crise aplástica transitória (CAT), que pode complicar a anemia hemolítica crônica em pacientes com anemia falciforme, anemia hemolítica autoimune, anemia diseritropoietica, talassemia, entre outras condições. Essa doença caracteriza pacientes com palidez e letargia devido a anemia intensa e a queda do nível de hemoglobina, bem como desaparecimento de precursores de eritrócitos, na medula óssea, e de reticulócitos, no sangue. Em geral, não há exantema. Por ser transitória, a melhora, geralmente, é espontânea em uma semana e pode ser acelerada com transfusões de sangue (SANTOS; ROMANOS; WIGG, 2008).

Em pacientes imunocomprometidos, o parvovírus B19 pode estabelecer infecções persistentes e causar supressão crônica da medula óssea e anemia crônica. Nesse caso, a doença é denominada aplasia eritroide pura (BROOKS et al., 2015).

Estudos descrevem que 50 a 80% dos adultos em populações urbanas possuem anticorpos IgG para esse vírus, demonstrando infecções passadas. A maior parte das infecções ocorre em crianças de 4 a 11 anos. A maior infecciosidade ocorre com o contato direto, que é responsável por surtos em famílias, escolas e hospitais. A infecção pelo parvovírus B19 é mais frequente no inverno e na primavera (SANTOS; ROMANOS; WIGG, 2008).

O diagnóstico pode ser feito por PCR ou hibridização em amostras de soro ou de extratos teciduais, bem como testes sorológicos baseados em antígenos do parvovírus B19 recombinantes produzidos *in vitro* (BROOKS et al., 2015).

Rubéola

A rubéola, também conhecida como sarampo alemão ou sarampo de 3 dias, é uma das formas mais brandas de exantemas virais comuns, mas a infecção no começo da gravidez pode levar a sérias anormalidades no feto, como malformações e retardo mental. O vírus da rubéola pertence à família *Togaviridae* e ao gênero *Rubivirus*, sendo o único desse gênero. Esse é o único vírus da família *Togaviridae* que não é replicado em artrópodes, e tem apenas o homem como hospedeiro. O vírus da rubéola possui genoma de RNA de fita simples, de polaridade positiva, possui envelope e seu capsídeo apresenta simetria icosaédrica. Além disso, o vírus apresenta capacidade hemaglutinante, hemolítica e pouca atividade neuraminidásica (SANTOS; ROMANOS; WIGG, 2008).

A infecção pós-natal, seja em neonatos, crianças ou adultos, afeta a mucosa das vias respiratórias superiores. Após a replicação primária nesse local, o vírus se dissemina para os gânglios linfáticos regionais, por meio do sangue ou da linfa, e replica-se lá. Isso leva a um enfartamento ganglionar inicial, que começa entre o 5º e o 10º dia depois da replicação primária. Entre o 7º e o 9º dia, o vírus pode ser detectado no sangue periférico do paciente, e, nesse momento, há a excreção do vírus em secreções nasofaríngeas e fezes. Já entre o 16º e o 21º dia, começa a aparecer o exantema macular (Figura 1); nesse momento, a liberação do vírus no sangue para abruptamente, concomitantemente ao aparecimento de anticorpos específicos. Esse sintoma resulta da formação do complexo antígeno-anticorpo.

Até uma semana ou mais após o aparecimento do exantema, células mononucleares infectadas e vírus livres nas secreções nasofaríngeas são detectados (SANTOS; ROMANOS; WIGG, 2008). O período de incubação do vírus é de 12 dias ou mais. Sintomas prodrômicos incluem mal-estar e febre. Em adultos, é comum a presença de artralgia e artrite transitória. Complicações são raras, mas incluem púrpura trombocitopênica e encefalite (BROOKS et al., 2015).

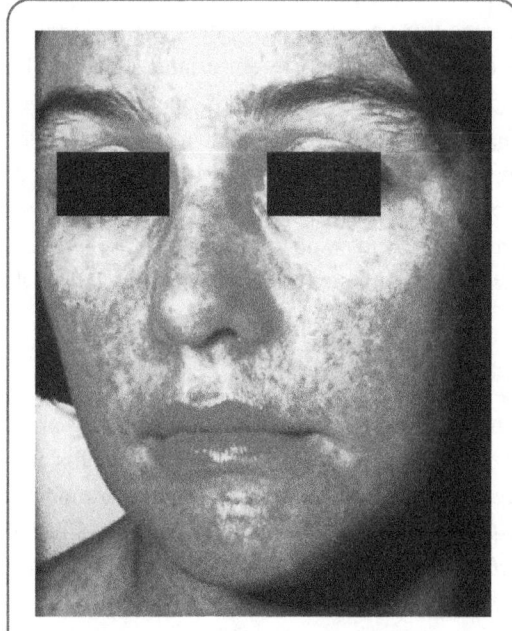

Figura 1. Erupções maculopapulares da rubéola.
Fonte: Adaptada de Levinson (2016).

Diferentemente da rubéola pós-natal, a rubéola congênita tem graves consequências para o desenvolvimento do feto. A doença é transmitida após a infecção primária da mãe, por meio da placenta, para o feto. A maior taxa de infecção congênita é no primeiro trimestre, em que 67 a 85% dos recém-nascidos apresentam sequelas graves. Além disso, quanto mais tardia a infecção, menores as chances do desenvolvimento de sequelas, de forma que a infecção após 20 semanas de gestação raramente leva a defeitos congênitos.

O vírus não chega a destruir as células, mas reduz a sua taxa de crescimento, de forma que há um menor número de células nos órgãos acometidos ao nascer, levando a um distúrbio e à hipoplasia no desenvolvimento do órgão. Ainda, a rubéola pode levar a morte fetal e a aborto espontâneo. Além disso, pode haver persistência crônica do vírus no recém-nascido. A doença pode manifestar-se por efeitos transitórios em lactentes, por manifestações permanentes, que ficam evidentes no nascimento ou até o primeiro ano de vida, ou por anormalidades do desenvolvimento, que progridem durante a infância e a adolescência. Algumas manifestações clássicas são surdez, catarata e anormalidades cardíacas. O comprometimento do sistema nervoso central manifesta-se por retardo mental, problemas de equilíbrio e da capacidade motora, podendo, também, levar a microcefalia (SANTOS; ROMANOS; WIGG, 2008).

A rubéola é endêmica em todo o mundo, e a vacinação em massa é comum em países de primeiro mundo e no Brasil. O vírus é altamente transmissível em crianças de 5 a 9 anos (SANTOS; ROMANOS; WIGG, 2008).

O diagnóstico da rubéola pode ser feito pela detecção de ácidos nucleicos por reação em cadeia da polimerase via transcriptase reversa (RT-PCR, do inglês *Reverse Transcription Polymerase Chain Reaction*) em amostras clínicas, como *swabs* de garganta ou em cultura de células utilizadas para o isolamento do vírus. Também pode ser feito o isolamento a partir de *swabs* de nasofaringe e garganta 6 dias antes e depois do aparecimento do exantema e inoculação em linhagens de macaco ou coelho. A partir disso, podem ser observados o efeito citopático e a detecção de antígenos por imunofluorescência. Também podem ser realizados testes sorológicos, como ELISA, inibição da hemaglutinação, entre outros (BROOKS et al., 2015).

Viroses multissistêmicas

Viroses multissistêmicas são doenças causadas por vírus que acometem diversos órgãos. As principais viroses multissistêmicas são o sarampo e a caxumba, as quais podem ser prevenidas com a vacina da tríplice viral, que engloba, além dessas doenças, a rubéola. Tanto o sarampo quanto a caxumba são doenças mais comumente adquiridas na infância e são distribuídas mundialmente (SANTOS; ROMANOS; WIGG, 2008). Além dessas, a infecção pelo vírus chikungunya também acomete diversos órgãos do corpo, sendo considerada uma virose multissistêmica.

Sarampo

O sarampo é causado por um vírus que pertence à família *Paramixoviridae* e ao gênero *Morbilivirus*, que possui um genoma de RNA de fita simples, com polaridade negativa, capsídeo de simetria helicoidal e envelope lipoproteico.

O envelope contém as glicoproteínas hemaglutinina, que faz a adsorção do vírus no receptor celular, a neuraminidase e uma proteína de fusão, que está envolvida na penetração do vírus na célula hospedeira (SANTOS; ROMANOS; WIGG, 2008; LEVINSON, 2016).

A doença é altamente infecciosa e aguda, e caracteriza-se por febre, sintomas respiratórios e exantema maculopapular (Figura 2). Alguns sintomas prodrômicos incluem mal-estar, perda de apetite, tosse, coriza, conjuntivite e manchas de Koplik (pequenas ulcerações de coloração brancoazuladas que aparecem na mucosa oral oposta aos molares inferiores). O exantema, em geral, começa na cabeça e dissemina-se para tórax, tronco e membros. O período de incubação é de 8 a 15 dias, desde a exposição até o aparecimento do exantema. Pode haver complicações, especialmente devido ao dano no epitélio respiratório, e, em geral, elas consistem em infecções secundárias por bactérias oportunistas, como otite média, pneumonia e laringotraqueobronquite. Pode haver, ainda, encefalomielite e pan-encefalite esclerosante subaguda (PEES), uma doença neurológica crônica que pode ser fatal, podendo ocorrer muitos anos após a infecção aguda devido à infecção persistente do vírus no sistema nervoso central. A doença é distribuída mundialmente e é típica de crianças (SANTOS; ROMANOS; WIGG, 2008; BROOKS et al., 2015).

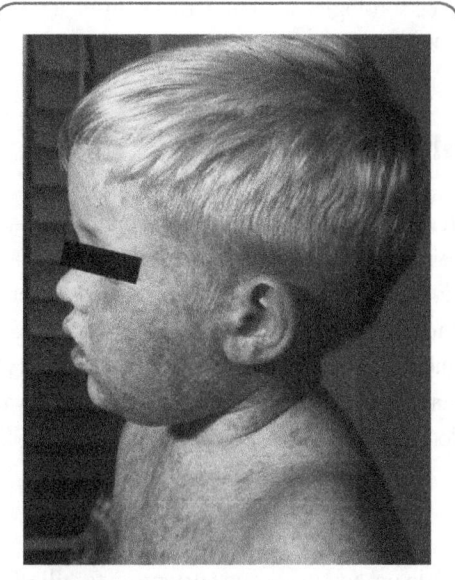

Figura 2. Erupção maculopapular do sarampo.
Fonte: Adaptada de Levinson (2016).

A transmissão ocorre por secreções respiratórias e, inicialmente, o vírus se propaga nas células do trato respiratório para tecidos linfoides regionais. Após, o vírus vai para a corrente sanguínea dentro dos linfócitos, causando a viremia primária, e é disseminado. Nesse momento, os principais locais de propagação viral são os órgãos e os tecidos linfoides. Em seguida, há a viremia secundária e o vírus dissemina-se para diversos locais do organismo, como o endotélio capilar da pele, conjuntiva, rins, pulmões, mucosas do trato respiratório, entre outros (SANTOS; ROMANOS; WIGG, 2008). Os indivíduos são contagiosos durante a fase prodrômica, que dura de 2 a 4 dias, e nos primeiros 2 a 5 dias de exantema. Em torno do 14º dia, surge a erupção maculopapular característica, e, nesse momento, os anticorpos tornam-se detectáveis, a viremia desaparece e a febre regride (BROOKS et al., 2015).

O diagnóstico é mais comumente feito em bases clínicas, mas, laboratorialmente, pode ser feita a detecção de antígenos em células epiteliais de secreções respiratórias, da nasofaringe, das conjuntivas e da urina, bem como a detecção do ácido nucleico por RT-PCR em diversas amostras clínicas. O isolamento do vírus pode ser feito por meio do *swab* da nasofaringe e das conjuntivas, amostras de sangue, de secreções respiratórias e de urina coletados quando o paciente está no período febril. O vírus pode, então, ser inoculado em culturas de células de macacos ou de seres humanos. Podem ser observados efeitos citopáticos, como células gigantes multinucleadas com corpos de inclusão intranucleares e intracitoplasmáticos. É possível detectar antígenos nas culturas inoculadas com o uso de anticorpos fluorescentes. Por fim, podem ser realizados testes sorológicos, como ELISA, teste de inibição de hemaglutinação e teste de neutralização (BROOKS et al., 2015).

Caxumba

O vírus da caxumba também pertence à família *Paramixoviridae*, ao gênero *Rubulavirus* e possui as mesmas características dos demais vírus da família, com genoma de RNA de fita simples, de polaridade negativa, capsídeo helicoidal e envelope lipídico, o qual também contém as glicoproteínas com atividade hemaglutinante e neuraminidásica e proteína de fusão (SANTOS; ROMANOS; WIGG, 2008).

O vírus é transmitido por gotículas respiratórias, e o período de incubação é de 18 dias. Nessa fase, o vírus propaga-se nas células epiteliais do trato respiratório superior, passa para os linfonodos e atinge a corrente sanguínea. De lá, o vírus é disseminado para as glândulas salivares sublingual e submandibulares e, posteriormente, para outras glândulas, como testículos, ovários e pâncreas. Há edema e inflamação dos ductos salivares, resultando na tumefação das glândulas salivares. Além disso, o vírus pode ser propagado para diversos locais do organismo, como rins, fígado, baço, coração, medula óssea, pulmões, sistema nervoso central, entre outros. O principal sintoma da doença é a inflamação das glândulas parótidas, a qual, em geral, é bilateral. A tumefação é máxima em torno de 48 horas, quando há uma intensificação da dor, e pode permanecer por uma semana ou mais. A eliminação ocorre pela saliva e por vias respiratórias seis dias antes e cinco dias após o aparecimento dos sintomas. A infecção aguda ou subclínica leva à imunidade permanente (SANTOS; ROMANOS; WIGG, 2008).

Os sintomas prodrômicos incluem dor de cabeça, perda de apetite, calafrios e mal-estar. Após, há edema e inflamação das glândulas parótidas, o que, em geral, é bilateral e doloroso. Ainda, há um aumento na dor da parótida durante a ingestão de sucos cítricos. Existem duas complicações importantes: a meningite, que, em geral, é benigna, autolimitante e sem sequelas, e a orquite, que é a inflamação dos testículos que atinge ¼ dos homens infectados e que, se for bilateral, pode levar à esterilidade (LEVINSON, 2016).

O diagnóstico, em geral, é feito com base nas manifestações clínicas, mas os exames laboratoriais podem ser úteis quando não há parotidite. Pode ser feito o RT-PCR para a detecção de ácidos nucleicos do vírus em amostras clínicas; o isolamento a partir de amostras de saliva, líquido cerebroespinal e urina e inoculação em cultura de células renais de macaco, com detecção de antígenos por imunofluorescência e observação do efeito citopático; além de testes sorológicos, como ELISA e inibição da hemaglutinação (BROOKS et al., 2015).

Exercícios

1. Leia o trecho abaixo e assinale a alternativa que apresenta possíveis complicações da infecção congênita por citomegalovírus.
"O CMV causa uma doença de inclusão citomegálica (principalmente anormalidades congênitas) em neonatos. Essa é a causa mais comum de anormalidades congênitas nos Estados Unidos" (LEVINSON, 2016, p. 289).
   a) Hidropsia fetal e morte do feto.
   b) Hipoplasia dos órgãos acometidos, surdez e catarata.
   c) Anomalias cardíacas, hidropsia fetal e prematuridade.
   d) Hepatoesplenomegalia, púrpura trombocitopênica, microcefalia, retardo mental ou motor.
   e) Cegueira, surdez e hipoplasia dos órgãos acometidos.

2. Leia o trecho a seguir:
"O parvovírus B19 causa eritema infeccioso (síndrome da bochecha esbofeteada, quinta doença), anemia aplástica (principalmente em pacientes com anemia falciforme) e

infecções fetais, incluindo hidropsia fetal" (LEVINSON, 2016, p. 300). Para quais células o parvovírus B19 exibe tropismo?
a) Células epiteliais do trato respiratório.
b) Queratinócitos.
c) Células precursoras de eritrócitos.
d) Hepatócitos.
e) Linfócitos.

3. Leia o texto abaixo e assinale a alternativa correta sobre a rubéola congênita.
"O vírus da rubéola, um membro da família *Togaviridae*, é o único membro do gênero *Rubivirus*. Embora suas características morfológicas e suas propriedades físico-químicas o incluam no grupo dos togavírus, o vírus da rubéola não é transmitido por artrópodes" (BROOKS et al., 2015, p. 600).
a) A maior taxa de infecção da rubéola congênita é no último trimestre da gravidez.
b) O vírus pode chegar a destruir as células infectadas, levando a graves sequelas para o feto.
c) Algumas manifestações clássicas da infecção congênita por rubéola são surdez, catarata e anormalidades cardíacas.
d) Apesar de poder levar a graves consequencias para o feto, a rubéola não causa sequelas no sistema nervoso central.
e) A principal forma de diagnóstico da rubéola é a eletroforese em gel de poliacrilamida (PAGE).

4. Leia o texto a seguir.
"O RNA genômico e o nucleocapsídeo do vírus do sarampo são de um paramixovírus típico. O vírion possui dois tipos de espículas no envelope, uma com atividade de hemaglutinação e a outra com atividades de fusão celular e hemolítica" (LEVINSON, 2016, p. 310).
Sobre o sarampo, assinale a alternativa correta.
a) Alguns sintomas prodrômicos da doença incluem mal-estar, tosse e manchas de Koplik.
b) As principais complicações do sarampo são devido a lesões no trato gastrointestinal, com infecções por bactérias oportunistas.
c) A transmissão ocorre, principalmente, por contato, bem como por transmissão vertical de mãe para filho.
d) Os indivíduos são contagiosos na fase da erupção maculopapular, que corresponde ao pico da viremia.
e) O diagnóstico é, normalmente, feito pelo teste de aglutinação em látex e por Southern *blot*.

5. Leia atentamente o trecho abaixo e assinale a alternativa que contém as principais complicações da caxumba:
"A caxumba é uma doença contagiosa aguda, caracterizada por aumento não supurativo de uma ou de ambas as glândula salivares. O vírus da caxumba causa em geral uma doença leve de infância, mas é comum ocorrerem complicações em adultos (...)" (BROOKS et al., 2015, p. 601).
a) Pneumonia e encefalomielite.
b) Otite média e laringotraqueobronquite.
c) Orquite e pneumonia.
d) Orquite e meningite.
e) Meningite e pneumonia.

Referências

AZEVEDO, P. F. et al. Citomegalovirose congênita: relato de caso. *Revista Brasileira de Ginecologia e Obstetrícia*, v. 27, n. 12, p. 750-758, dez. 2005. Disponível em: <http://www.scielo.br/scielo.php?script=sci_arttext&pid=S0100-72032005001200008>. Acesso em: 14 nov. 2018.

BROOKS, G. F. et al. *Microbiologia médica de Jawetz, Melnick e Adelberg (Lange)*. 26. ed. Porto Alegre: Penso, 2015.

LEVINSON, W. *Microbiologia médica e imunologia*. 13. ed. Porto Alegre: McGraw-Hill, 2016.

SANTOS, N. S. O.; ROMANOS, M. T. V.; WIGG, M. D. *Introdução à virologia humana*. Rio de Janeiro: Guanabara Koogan, 2008.

UNIDADE 3

Taxonomia e classificação dos fungos

Objetivos de aprendizagem

Ao final deste texto, você deve apresentar os seguintes aprendizados:

- Descrever a evolução do desenvolvimento dos fungos e sua taxonomia atual.
- Identificar as principais características dos organismos de cada grupo e listar os principais representantes de interesse biomédico.
- Identificar os organismos semelhantes aos fungos.

Introdução

A micologia começou a ser estudada, de modo mais concreto, no século XIX. Apesar disso, as pesquisas eram realizadas de forma não sistematizada e o desenvolvimento científico foi lento devido à falta de diagnóstico correto e ao pouco conhecimento obtido na época. No entanto, micologistas como Agostinho Bassi (1773–1856), considerado o "pai da micologia", e Raymond Jacques Andrien Saubouraud (1864–1938), autor de Les Tignes — marco mais importante da micologia médica —, em 1910, foram grandes nomes que deram início ao estudo dos fungos (LACAZ, 2002).

A micologia moderna também tem representantes brasileiros que contribuíram para o seu desenvolvimento, com estudos sobre basidiomicetos, paracoccidioidomicose, a doença de Jorge Lobo, a cromomicose e alguns fungos agentes de eumicetomas e de hialohifomicoses, que foram isolados, primeiramente, no Brasil.

Os fungos desempenham um papel fundamental no ecossistema, pois habitam praticamente em todos os ambientes da terra e são um dos principais decompositores das cadeias tróficas. Assim, neste capítulo, você vai acompanhar a evolução do desenvolvimento dos fungos e a sua taxonomia atual, identificando as principais características dos organismos de cada grupo, os principais representantes de interesse biomédico e os organismos que se assemelham a eles.

Fungos: o surgimento do reino *Fungi*

O surgimento do reino *Fungi* ocorreu devido a observações das diferenças dos organismos fúngicos em relação às plantas. Desse modo, os fungos são considerados microrganismos eucariotos, de maneira que apresentam organização celular e núcleo verdadeiro envolvido por membrana, possuem uma parede celular rígida (que envolve suas células) constituída por quitina, não são fotossintéticos e armazenam glicogênio. Os fungos constituem células que se dividem por mitose, apresentam mitocôndrias, complexo de Golgi (facultativo) e retículo endoplasmático. São aeróbicos obrigatórios ou facultativos e heterotróficos, ou seja, utilizam a energia presente em ligações químicas de nutrientes (BRANDT; WARNOCK, 2015).

Em relação à sua apresentação na natureza, a maioria dos fungos é microscópica (com 1 μm ou mais de diâmetro) e estão em ambiente terrestre, sobretudo no solo ou na matéria vegetal em decomposição. No entanto, eles têm capacidade de se desenvolver em diversos lugares, como na água, nas plantas, no solo, em detritos orgânicos e em animais (superiores e inferiores). Podem ter relação com a natureza em associações tanto simbióticas quanto parasitárias. Popularmente, são conhecidos sob a forma de bolores, mofos e cogumelos, mas esses seres apresentam uma variabilidade ainda mais ampla.

Origem evolutiva

Apesar de o reino *Fungi* só ter sido reconhecido no século XX, estudos científicos sobre fungos eram realizados no século XIX por diversos pesquisadores. Na época, o caráter científico era mais direcionado para a micologia médica, visto que era sob a manifestação de doenças que se avaliava o agente etiológico responsável. No entanto, os fungos são empregados e reconhecidos desde a Antiguidade para a produção de vinhos, cervejas e queijos.

A origem evolutiva dos fungos se deu a partir de eucariotos, assim como as plantas e os animais. O protista que originou as plantas era completamente diferente do que deu origem ao ancestral dos animais e fungos. Os fungos já foram considerados vegetais e, se isso fosse verdadeiro, deveriam estar mais próximos às plantas. Entretanto, os fungos reúnem seres heterotróficos; eles degradam as moléculas de alimento ricas em energia do ambiente e absorvem os produtos, ao contrário das plantas, que são autotróficas. Além disso, um dos motivos que aproximam os fungos dos animais é a presença, em suas células, de parede celular de quitina, substância que confere rigidez e também está presente no esqueleto externo de artrópodes, como crustáceos, insetos e aranhas (TORTORA; FUNKE; CASE, 2018).

> **Saiba mais**
>
> Os fungos do gênero *Penicillium* estão presentes em muitas aplicações da nossa vida. As espécies de *Penicillium* contaminam uma grande variedade de alimentos pela liberação de toxinas e são capazes de crescer em temperaturas de refrigeração. Contudo, também são benéficos para os seres humanos. Queijos como Roquefort, Brie, Camembert, Stilton, etc. são amadurecidos com espécies de *Penicillium* e são bastante seguros para comer. Na indústria farmacêutica, apresentam um alto poder terapêutico; a penicilina, descoberta na década de 1920 por Alexandre Fleming, é um antibiótico bastante utilizado no tratamento de infecções. Pode ser utilizado na indústria para a produção de etanol, tendo como fonte o bagaço de cana-de-açúcar, e está presente como forma de controle de qualidade de outros contaminantes nos produtos.

Classificação taxonômica

A classificação taxonômica é indispensável para o estudo e para o reconhecimento das espécies. Taxonomia significa a ciência da identificação, trata-se de um sistema de comunicação capaz de definir, descrever, identificar e classificar as espécies. Para classificar as novas espécies, é necessário discriminar critérios que tornem as espécies semelhantes e diferentes entre si. Aristóteles (384 a.C.–322 a.C.), filósofo grego, foi um dos primeiros a classificar os seres vivos em seus estudos sobre a Zoologia (BICUDO, 2004).

A taxonomia moderna iniciou com Lineu, que, em 1735, propôs um sistema de classificação que foi a base para a taxonomia atual, com categorias para a classificação dos seres vivos, os grupos taxonômicos. A classificação estabelecida por Lineu é utilizada até hoje para todos os organismos descritos, os quais são catalogados a partir de uma hierarquia decrescente: reino, filo, classe, ordem, gênero, família, espécie (Figura 1) (GUARRO; GENÉ; STCHIGEL, 1999).

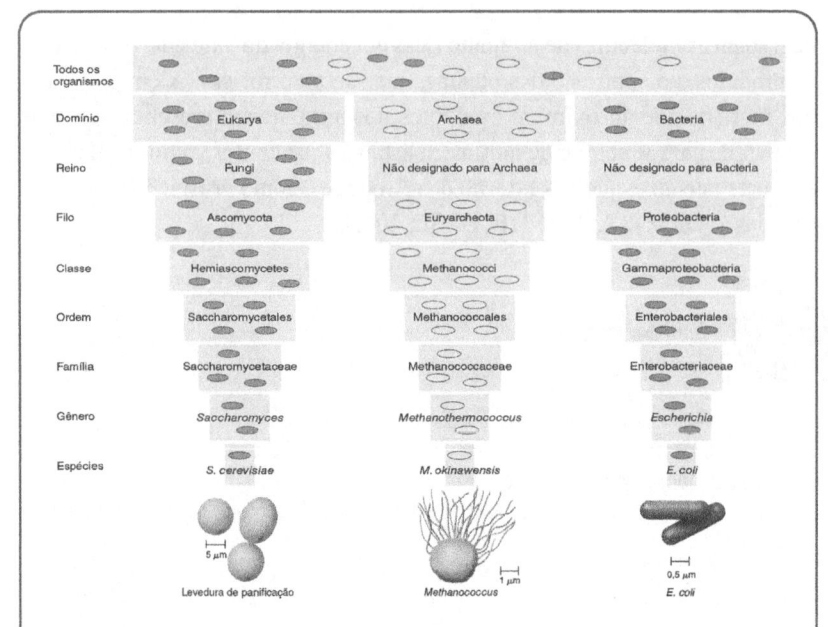

Figura 1. A hierarquia taxonômica. Os organismos são reagrupados de acordo de acordo com a proximidade de sua relação. Espécies intimamente relacionadas são reagrupadas no mesmo gênero. Por exemplo, a levedura de panificação pertence ao gênero que inclui, também, a levedura da massa azeda (*Saccharomyces exiguus*). Gêneros relacionados, como *Saccharomyces* e *Candida*, são colocados em uma família, e assim por diante. Cada grupo superior é mais abrangente. O domínio *Eukaya* inclui todos os organismos com células eucarióticas.

Fonte: Adaptada de Tortora, Funkee Case (2018).

Segundo a taxonomia dos seres vivos, a denominação dos organismos deve utilizar palavras oriundas do latim, de modo a unificar mundialmente a linguagem científica empregada; usar nomenclatura binominal (ou binomial) para as espécies, na qual a primeira palavra se refere ao gênero e a segunda, ao termo ou epíteto específico que qualifica o organismo; utilizar inicial maiúscula nos termos que indicam desde gênero até reino. Além disso, deve-se empregar fonte itálica ou sublinhada para os nomes científicos (BROOKS, 2016).

Conforme as categorias estabelecidas por Lineu, a mais abrangente é reino, que compreende os filos, os quais reúnem diferentes classes que apresentam organismos com características em comum. Por sua vez, a classe agrupa diferentes ordens, e as ordens reúnem as famílias, constituindo as classificações mais amplas. Dentro das famílias, estão os gêneros, que apresentam organismos com muitas semelhanças entre si — esses organismos são as espécies. Pode haver variações nos grupos de classificação — táxons —, com o uso de subdivisões como subclasses, subfilos e subespécies caso seja necessário. Para auxiliar na identificação dos táxons, algumas categorias utilizam terminações padrão, como o sufixo *–idae*, para famílias, e *–inae*, para subfamílias (TORTORA; FUNKE; CASE, 2018).

Pode-se empregar um nível de classificação superior ao reino, o domínio, que é um conceito mais atual. Esse conceito agrupa os organismos em três, tendo em conta as diferenças moleculares entre as eubactérias, as arqueobactérias e os eucariontes. No caso dos fungos, o domínio é o *Eucarya*. que inclui os reinos *Animalia, Fungi, Plantae* e *Protista*.

Fique atento

Fornecer um esquema organizacional para o mundo dos fungos é um desafio complexo. Se conhecêssemos todas as coisas sobre os fungos, seria fácil! Mas esse não é o caso. Qualquer esquema de nomenclatura deve lidar com as múltiplas formas de crescimento de muitos fungos e com o fato de que alguns organismos foram incorretamente considerados fungos. Além disso, os cientistas têm, ao longo dos anos, muitas vezes inadvertidamente, dado nomes diferentes aos fungos. Ao avaliar a chave de classificação dos fungos, sempre observe a quem se refere e a data que foi desenvolvida.

Filos e epidemiologia

Como vimos, a classificação dos microrganismos está em constante atualização. Por muito tempo, o reino *Fungi* foi dividido em quatro filos, sendo eles *Zygomycota, Basidiomycota, Ascomycota* e *Deuteromycota* ("fungos imperfeitos"), conforme mostra a Figura 2. Outra classificação, de Hibbett et al. (2007), define os fungos em sete filos:

- *Microsporidia* (parasitas unicelulares endobióticos);
- *Chytridiomycota* (quitrídios);
- *Blastocladiomycota* (fungos saprófitas);
- *Neocallimastigomycota* (vivem no sistema digestivo de mamíferos herbívoros);
- *Glomeromycota* (micorrizas);
- *Ascomycota* (alguns cogumelos, trufas e ferrugens);
- *Basidiomycota* (ferrugens e carvões).

A divisão entre os filos baseia-se em uma série de características em comum que agrupam e reorganizam as classes. Com a evolução dos estudos relacionando a biologia molecular, tornou-se mais fácil identificar a origem das espécies fúngicas e, consequentemente, novas classificações tiveram que ser criadas.

O filo *Chytridiomycota* apresenta talo monocêntrico, policêntrico ou filamentoso e reprodução assexuada por zoósporos. O filo *Neocallimastigomycota* tem talo monocêntrico ou policêntrico, anaeróbico, habita o sistema digestivo de mamíferos herbívoros e encontra-se em ambiente terrestre ou aquático (HIBBETT et al., 2007). O filo *Blastocladiomycota* produz esporos com um único flagelo, está presente em diversos ecossistemas e pode ser saprófito e/ou parasita de pequenos animais e outros fungos; no entanto, sua presença é mais associada a biomas marinhos (JERÔNIMO et al., 2015). O filo *Microsporidia* possui espécies potencialmente patogênicas para o homem e que estão presentes na água, em alimentos e animais. O *Glomeromycota* reúne fungos simbióticos que se associam com raízes de plantas e formam micorrizas arbusculares (ZHANG; LUO; BHATTACHARYA, 2017). O filo *Ascomycota* tem ascósporos na reprodução sexuada e conídios na reprodução assexuada (HIBBETT et al., 2017). O filo *Basidiomycota* apresenta talo filamentoso, basidiósporos na reprodução sexuada e são de habitat terrestre (BRANDT; WARNOCK, 2015).

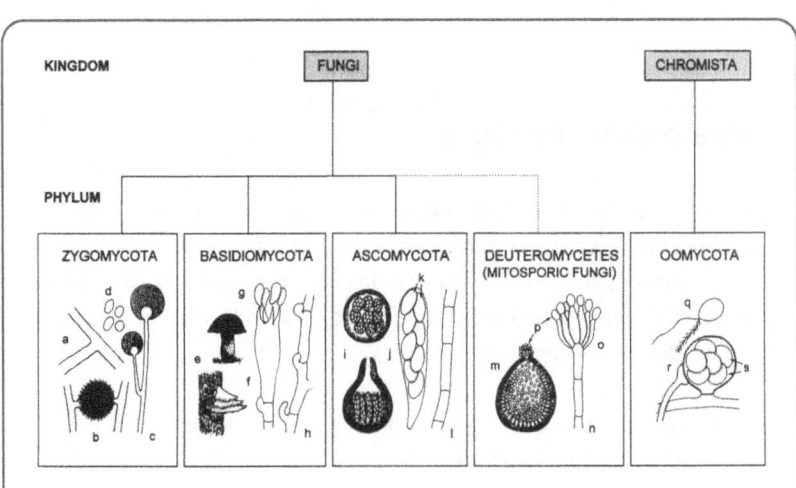

Figura 2. Características diagnósticas dos filos fúngicos de relevância clínica. *Zigomicota*: hifa cenocítica; b, zigósporo; c, esporangióforo; d, esporangiosporos. *Basidiomycota*: e, basidiomata; f, basidio; g, basidiósporos; h, hifas com conexões de braçadeira. *Ascomycota*: i, ascomata; j, ascus; k, ascosporos; l septar hif. *Deuteromicetos*: m, picnidio; n, conidióforo; células conidiogênicas; p, conídios. *Oomycota*: q, zoósporo; r, gametângio; s, oósporos.

Fonte: Guarro, Gené e Stchigel (1999, documento on-line).

A classificação taxonômica não é utilizada de forma prioritária usualmente, uma vez que os principais representantes fúngicos estão bem descritos e são agrupados, como, por exemplo, na micologia médica, conforme a sua manifestação no homem.

Entretanto, alguns filos têm representantes que são mais importantes pela interação com os seres humanos, tendo importância biomédica. O filo *Ascomycota* tem como representantes fungos do gênero *Aspergillus, Penicillium, Candida, Coccidioides*. Saiba que os *Aspergillus* têm importância na micologia médica e de alimentos, pois são oportunistas e capazes de contaminar e causar doenças no homem e produzir aflatoxinas. O *Coccidioides* também tem importância médica, uma vez que se manifesta por lesões cutâneas, evoluindo para lesões pulmonares ou, até, para um quadro de coccidioidomicose disseminada (KIRKLAND; FIERER, 2018). No filo *Basidiomycota*, há fungos como *Cryptococcus, Malassezia, Thichosporon,* fungos oportunistas que requerem cuidados, sobretudo em pacientes internados em hospitais que estejam imunocomprometidos e/ou imunossuprimidos. O *Cryptococcus* é um fungo encapsulado e o principal causador de meningite fúngica; destaca-se pela sua associação com a infecção por HIV, a qual é relacionada a mais de 80% dos casos de criptococose em todo o mundo (SEVERO; GAZZONI; SEVERO, 2009).

Atualmente, aproximadamente 1,4 milhão de espécies vivas de microrganismos, fungos, plantas e animais foram registrados. Os fungos estão entre os eucariotos mais numerosos e ambientalmente abundantes. Há estimativas que indicam a existência de 1,5 até 5,1 milhões de espécies. Muitos desses organismos não são cultiváveis fora de seus nichos ecológicos, e apenas cerca de 1 a 5% das espécies estimadas foram descritas (ZHANG; LUO; BHATTACHARYA, 2017).

Mais de 600 espécies de fungos são relatadas como infectantes para o homem e estão associadas a uma série de doenças, como as micoses, que podem infectar desde a pele até os pulmões, e as micotoxicoses, que são intoxicações pela ingesta de alimentos contaminados. Os fungos presentes em alimentos como milho, amendoim, cevada, café, frutas podem liberar micotoxinas — aflatoxinas, ocratoxnina, patulina —, sendo um risco para o homem.

Devido à função e à distribuição dos fungos na natureza, há um amplo espectro de representantes que são importantes para o meio biomédico — sobretudo, pela diversidade dos profissionais das diversas áreas da micologia: clínica, médica, industrial, vegetal, agrícola (Quadro 1).

Quadro 1. Principais gêneros de fungos conforme área de atuação de profissionais na micologia

	Área			
	Médica	Indústria de alimentos	Pesquisa clínica	Indústria agrícola
Fungos	Trichophyton	Aspergillus	Trichoderma	Amanita
	Coccidioides	Saccharomyces	Penicillium	Trichoderma
	Sporothrix	Penicillium	Claviceps	Fusarium
	Cryptococcus	Agaricus	Tolypocladium	Aspergillus
	Candida	Claviceps	Histoplasma	Penicillium

Saiba mais

Entre 1845–1849, na Irlanda, houve a Grande Fome, que causou a morte de um milhão de pessoas devido à contaminação fúngica nas culturas de batatas, principal fonte de alimento da região. Graças ao avanço científico e à biologia molecular, pesquisadores conseguiram identificar a espécie à qual a contaminação foi associada. O mesmo reino que nos fornece vinho, trufas e queijos especiais manifesta-se na natureza de forma destrutiva. Atualmente, há fungicidas disponíveis no mercado para o controle de contaminações; no entanto, para o seu uso, é necessário conhecer a qual grupo o fungo pertence, o que reforça a importância de reconhecer as principais características que agrupam os fungos, desde filos até gênero, na organização taxonômica.

Identificação dos fungos

Com o avanço dos das pesquisas científicas, identificou-se organismos semelhantes que eram classificados como fungos, mas que não apresentavam as características necessárias para pertencer ao reino. O filo *Oomycota* era considerado fungo por obter seus nutrientes por meio de absorção; suas espécies podem viver, ainda, como parasitas em plantas superiores, aquáticas ou terrestres, por produzir filamentos filamentosos conhecidos como micélios e por compartilhar outras características. No entanto, não têm uma parede celular quitinosa; ela é composta por β-glicose e celulose, descaracterizando-o como um fungo. Em outras classificações, esse grupo estava presente no filo *Deuteromycota* — fungos imperfeitos, o qual também não é mais considerado pertencente ao reino *Fungi*. Há, também, os fungos pertencentes ao domínio/ divisão *Myxomycota*, que representa uma linhagem evolutiva independente e cuja estrutura básica é o plasmódio ou pseudoplasmódio (LACAZ, 2002; FRY; GRÜNWALD, 2010).

Várias classificações já foram propostas e, como a taxonomia é uma ciência passível de transformações, espera-se que mudanças ocorram. É importante destacar que a classificação pode basear-se em diferentes aspectos e, por isso, contestações entre as classificações podem ser observadas. Veja, a seguir, no Quadro 2, um comparativo entre os reinos *Plantae* e *Fungi*.

Quadro 2. Principais diferenças entre os reinos *Plantae* e *Fungi*

Reino *Plantae*	Reino *Fungi*
Parede celular de celulose	Parede celular de quitina
Presença de pigmentos fotossintéticos	Ausência de pigmentos fotossintéticos
Armazenam amido	Armazenam glicogênio

A correta classificação e determinação das características de cada microrganismo é fundamental para o estudo das espécies. Os métodos gerais de identificação dos fungos consistem nas seguintes avaliações:

- anatomia microscópica;
- cultivo e isolamento em meio de cultura (usualmente, ágar Sabouraud);
- perfil macroscópico;
- micromorfologia (por exemplo, forma do micélio);
- atividade bioquímica;
- estrutura antigênica (imunoeletroforese);
- perfil molecular.

Os aspectos bioquímicos, ultraestruturais e moleculares têm sido cada vez mais utilizados para auxiliar na distinção das espécies, sendo os principais fatores que influenciam na ocorrência de algumas alterações taxonômicas. Com a biologia molecular, é possível identificar o DNA (genótipo); enquanto a classificação tradicional estabelece grupos ou táxons de acordo com um critério simples de semelhança global (fenótipo) (LACAZ, 2002).

A seguir, veja o Quadro 3, que compara fungos e bactérias.

Quadro 3. Comparação entre fungos e bactérias

Característica	Fungos	Bactérias
Diâmetro	Aproximadamente 4 µm (*Candida*)	Aproximadamente 1 µm (*Staphylococcus*)
Núcleo	Eucariótico	Procariótico
Citoplasma	Mitocôndria e retículo endoplasmático presentes	Mitocôndria e retículo endoplasmático ausentes
Membrana celular	Esteróis presentes	Esteróis ausentes (exceto em *Mycoplasma*)
Conteúdo da parede celular	Quitina	Peptideoglicano
Esporos	Esporos sexuados e assexuados para reprodução	Endósporos para sobrevivência, não para reprodução
Dimorfismo térmico	Sim (alguns)	Não
Metabolismo	Requerem carbono orgânico; não são anaeróbios obrigatórios	Muitas não requerem carbono orgânico; muitas são anaeróbias obrigatórias

Fonte: Adaptado de Levinson (2016).

Os pesquisadores baseiam-se na avaliação da estrutura morfológica e de reprodução nas fases assexuada e sexuada (leveduras ou fungos filamentosos, presença de hifas ou pseudo-hifas, tipo de micélio vegetativo, tipo de esporos), na respiração (aeróbicos ou anaeróbicos obrigatórios), na função no ecossistema (decompositores, parasitas, simbiontes). Esses critérios diferenciais, muitas vezes, são difíceis de serem determinados. Por isso, o uso da biologia molecular tornou-se tão presente no estudo das espécies fúngicas (TORTORA; FUNKE; CASE, 2018).

Link

Para maiores informações sobre a classificação taxonômica dos fungos, acesse o site da International Commission on the Taxonomy of Fungi.

https://goo.gl/ZisNAc

Exercícios

1. Você e seus amigos estão acampando e avistam uma espécie que parece ser tanto uma planta quanto um fungo. Qual característica pode ser utilizada para diferenciar o fungo do vegetal?
   a) Ser eucarionte.
   b) Ser procarionte.
   c) Ser autotrófico.
   d) Ser heterotrófico.
   e) Ser aeróbico.

2. Leia o texto a seguir e assinale a alternativa correta sobre os fungos. "Os fungos são um grupo grande, diverso e amplamente disseminado de organismos, consistindo de bolores, cogumelos e leveduras. Aproximadamente 100.000 espécies de fungos foram descritas, estimando-se a possibilidade de existirem até 1,5 milhão de espécies" (MADIGAN, 2016, p. 555).
   a) Inicialmente, acreditava-se que os reinos *Animalia* e *Fungi* tivessem uma origem comum.
   b) Podem infectar animais e o homem, mas só causam doenças nos humanos.
   c) São, principalmente, de ambiente terrestre e habitam, preferencialmente, com baixa umidade.
   d) Podem ser simbiônticos entre fungos e algas, fungos e plantas e fungos e fungos.
   e) Um dos aspectos que os difere das plantas é que são saprofíticos.

3. Os fungos são potenciais patógenos do homem — sobretudo, de indivíduos imunocomprometidos e/ou imunossuprimidos. Qual dos gêneros de fungos listados a seguir apresenta como característica ser encapsulado, ser um dos principais agentes de meningite e estar presente em pacientes infectados por HIV?
   a) *Aspergillus*.
   b) *Candida*.
   c) *Malassezia*.
   d) *Coccioides*.
   e) *Cryptococcus*.

4. Até 1969, o antigo sistema de classificação dos seres vivos caracterizava os fungos e as plantas no mesmo reino. Com a divisão em reino *Plantae* e *Fungi*, evidenciou-se a diferença entre esses reinos em relação a qual característica?
a) Fungos apresentam parede celular de celulose.
b) O reino *Plantae* é composto por seres eucariontes.
c) Fungos armazenam glicogênio.
d) A reprodução dos fungos pode ser assexuada ou sexuada.
e) Fungos armazenam amido.

5. Os filos com mais representantes para a micologia de alimentos e médica, respectivamente, são:
a) *Glomeromycota* e *Microsporidia*.
b) *Basidiomycota* e *Zygomycota*.
c) *Glomeromycota* e *Ascomycota*.
d) *Ascomycota* e *Basidiomycota*.
e) *Ascomycota* e *Blastocladiomycota*.

Referências

BICUDO, C. E. M. Taxonomia. *Biota Neotropica*, v. 4, n. 1, p. 1-2, 2004. Disponível em: <http://www.scielo.br/scielo.php?script=sci_arttext&pid=S1676-06032004000100001&lng=en&nrm=iso>. Acesso em: 7 out. 2018.

BRANDT, M. E.; WARNOCK, D. W. Taxonomy and classification of fungi. In: JORGENSEN, J. H. et al. *Manual of Clinical Microbiology*. Washington, DC: ASM Press, 2015. p. 1935-1943.

BROOKS, G. F. et al. *Microbiologia médica*: de Jawetz, Melnick & Adelberg. 26. ed. Porto Alegre: Penso, 2015.

FRY, W. E.; GRÜNWALD, N. J. Introduction to Oomycetes. *The Plant Health Instructor*, 2010. Disponível em: <https://www.apsnet.org/edcenter/intropp/PathogenGroups/Pages/IntroOomycetes.aspx>. Acesso em: 7 out. 2018.

GUARRO, J.; GENÉ, J.; STCHIGEL, A. M. Developments in Fungal Taxonomy. *Clinical Microbiology Reviews*, v. 12, n. 3, p. 454–500, 1999. Disponível em: <https://cmr.asm.org/content/cmr/12/3/454.full.pdf>. Acesso em: 8 fev. 2019.

HIBBETT, D. S. et al. A higher-level phylogenetic classification of the Fungi. *Mycological research*, v. 111, n. 5, p. 509-547, 2007.

JERÔNIMO, G. H. et al. Diversidade de Blastocladiomycota e Chytridiomycota do Parque Estadual da Ilha do Cardos, Cananéia, SP, Brasil. *Hoehnea*, v. 42, p. 135-163, 2015.

KIRKLAND, T. N.; FIERER, J. Coccidioides immitis and posadasii; a review of their biology, genomics, pathogenesis, and host immunity. *Virulence*, v. 9, n. 1, p. 1426-1435, set. 2018. Disponível em: <https://www.ncbi.nlm.nih.gov/pmc/articles/PMC6141143/>. Acesso em: 7 out. 2018.

LACAZ, C. S. et al. *Tratado de micologia médica Lacaz.* 9. ed. São Paulo: Sarvier, 2002.

LEVINSON, W. *Microbiologia médica e imunologia.* 13. ed. Porto Alegre: McGraw-Hill, 2016.

SEVERO, C. B.; GAZZONI, A. F; SEVERO, L. C. Capítulo 3: criptococose pulmonar. *Jornal brasileiro de pneumologia*, v. 35, n. 11, p. 1136-1144, nov. 2009. Disponível em: <http://www.scielo.br/scielo.php?script=sci_arttext&pid=S1806-37132009001100012&lng=en&nrm=iso>. Acesso em: 7 out. 2018.

TORTORA, G. J.; FUNKE, B. R.; CASE, C. L. *Microbiologia.* 12. ed. Porto Alegre: Artmed, 2018.

ZHANG, N.; LUO, J.; BHATTACHARYA, D. Advances in fungal phylogenomics and their impact on fungal systematics. *Advances in Genetics*, v. 100, p. 309-328, 2017. Disponível em: <https://www.sciencedirect.com/science/article/pii/S0065266017300214?via%3Dihub>. Acesso em: 7 out. 2018.

Leituras recomendadas

INSTITUTO DE MICROBIOLOGIA. *O papel dos fungos na indústria.* 2018. Disponível em: <http://www.microbiologia.ufrj.br/portal/index.php/pt/destaques/novidades-sobre-a-micro/659-o-papel-dos-fungos-na-industria>. Acesso em: 7 out. 2018.

INTERNATIONAL COMMISSION ON THE TAXONOMY OF FUNGI (ICTF). 2018. Disponível em: <http://www.fungaltaxonomy.org/>. Acesso em: 5 out. 2018.

HAN, B.; WEISS, L. M. Microsporidia: obligate intracellular pathogens within the fungal kingdom. *Microbiology Spectrum*, v. 5, n. 2, 2017. Disponível em: <https://www.ncbi.nlm.nih.gov/pmc/articles/PMC5613672/>. Acesso em: 7 out. 2018.

MADIGAN, M. T. et al. *Microbiologia de Brock.* 14. ed. Porto Alegre: Artmed, 2016.

MEZZARI, A.; FUENTEFRIA, A. M. *Micologia no laboratório clínico.* Barueri: Manole, 2012.

MOORE, D. *Diversification.* 2016. Disponível em: <http://www.davidmoore.org.uk/Assets/Mostly_Mycology/Jon_Dixon/diversification.htm> Acesso em: 7 out. 2018.

MOORE, D. *Kingdom Fungi.* 2016. Disponível em: <http://www.davidmoore.org.uk/Assets/Mostly_Mycology/Jon_Dixon/kingdom_fungi.htm> Acesso em: 7 out. 2018.

SIDRIM, J. J. C.; ROCHA, M. F. G. *Micologia médica:* à luz de autores contemporâneos. Rio de Janeiro: Guanabara Koogan, 2010.

QUINN, P. J. et al. *Microbiologia veterinária e doenças infecciosas.* Porto Alegre: Artmed, 2012.

Biologia dos fungos

Objetivos de aprendizagem

Ao final deste texto, você deve apresentar os seguintes aprendizados:

- Descrever as características citológicas, morfológicas estruturais vegetativas, reprodutivas (esporos sexuais e assexuais) e patogênicas dos fungos.
- Caracterizar os tipos de reprodução dos fungos.
- Explicar a importância dos fungos para os seres humanos e os fungos de interesse clínico.

Introdução

No momento de realizar o diagnóstico de infecções fúngicas, todas as propriedades relacionadas às espécies de fungos são determinantes para auxiliar o profissional na identificação dos mesmos. Desse modo, o estudo das características citológicas, morfológicas estruturais vegetativas, reprodutivas e patogênicas dos fungos, muitas vezes, é fundamental para o reconhecimento do patógeno.

Neste capítulo, você aprenderá as principais características dos fungos, caracterizando seus tipos de reprodução e explicando a sua importância para os seres humanos e para o interesse clínico.

Características dos fungos

Os fungos fazem parte do reino *Fungi*, são seres eucariontes, apresentam parede celular composta por quitina, são heterotróficos, podendo ser unicelulares ou pluricelulares, apresentam reprodução assexuada e sexuada e são aeróbios ou anaeróbios facultativos. Para distingui-los, são utilizadas informações como as características citológicas, morfológicas estruturais vegetativas, reprodutivas (esporos sexuais e assexuais) e patogênicas.

Características citológicas, morfológicas estruturais vegetativas e patogênicas dos fungos

Em relação à sua estrutura morfológica, os fungos apresentam-se sob duas formas: as leveduras, que se caracterizam por formato esférico a elipsoide e, portanto, são células unicelulares; e os fungos filamentosos, os quais podem ser reconhecidos como bolores (essa nomenclatura é decorrente da formação de colônias filamentosas cujo crescimento se dá na forma de bolor). Essa distinção celular é importante, visto que os fungos filamentosos são multicelulares.

Apesar disso, há fungos que apresentam características morfológicas distintas, conforme a temperatura, e recebem o nome de dimórficos. Esses fungos, em temperatura ambiente, são filamentosos e, nos tecidos, em temperatura corporal, são leveduras. O dimorfismo também pode ser decorrente da concentração de CO_2 presente no meio. Em concentrações inferiores de CO_2, apresenta-se sob a forma de leveduras; em concentrações superiores de CO_2, o desenvolvimento é filamentoso. Essa característica pode ser diferencial na identificação de agentes patogênicos: a espécie fúngica *Mucor indicus* apresenta tal característica e é um agente infeccioso em pacientes imunocomprometidos, podendo manifestar-se em uma patologia denominada mucormicose (LEVINSON, 2016; TORTORA; FUNKE; CASE, 2018).

A estrutura vegetativa trata-se da porção que obtém os nutrientes, de modo que está relacionada ao catabolismo e ao crescimento dos fungos. A característica morfológica da estrutura vegetativa dos fungos filamentosos é a ocorrência de uma rede de filamentosos conhecidos como as hifas (Figura 1), as quais consistem em túbulos cilíndricos ramificados. O crescimento das hifas acarreta a formação do micélio, que é formado por um conjunto de hifas compactadas macroscopicamente, visíveis e que crescem quando as condições ambientais estão favoráveis. As hifas podem, ainda, ser classificadas em hifa septada (septos transversais) ou hifa asseptada (quando não há divisão). As hifas septadas caracterizam-se por apresentar várias unidades celulares uninucleares. As hifas asseptadas, por sua vez, são denominadas cenocíticas e decorrem de divisões celulares repetidas, sem a formação de paredes transversais, septos ou membranas que separem os respectivos núcleos das células-filhas adjacentes — por isso, são multinucleadas (LEVINSON, 2016; MADIGAN et al., 2016; BROOKS et al., 2015; TORTORA; FUNKE; CASE, 2018).

As hifas crescem pelo alongamento de suas extremidades, de modo que qualquer porção da hifa tem essa capacidade. Denomina-se hifa vegetativa a porção que obtém nutriente ao penetrar no meio nutritivo e hifa reprodutiva, a porção responsável pela reprodução, pois, durante o crescimento, há uma projeção fúngica acima da sua área de desenvolvimento (BROOKS et al., 2015; TORTORA; FUNKE; CASE, 2018).

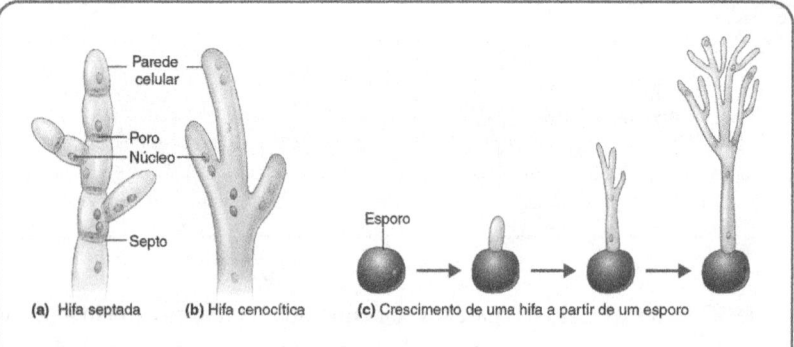

Figura 1. Características das hifas dos fungos. (a) As hifas septadas têm paredes cruzadas, ou septos, que a dividem em unidades semelhantes a células. (b) As hifas cenocíticas não têm septos. (c) As hifas crescem pelo alongamento de suas extremidades.
Fonte: Adaptada de Tortora, Funke e Case (2018).

O crescimento dos fungos depende de condições que sejam favoráveis para o seu desenvolvimento. Para que a estrutura vegetativa e reprodutiva possa desenvolver-se, os fungos requerem temperatura, umidade, quantidade de luz, pH (4–7), concentrações de O_2 e CO_2, macronutrientes (C, Mg, N) e micronutrientes (Zn, F, Cu) ideais. Esse desenvolvimento pode ser facilmente observado quando os fungos filamentosos formam as colônias, pois algumas das zonas que eles apresentam são a zona de crescimento e a zona de frutificação, onde ocorre a reprodução.

Dentre as suas características morfológicas, os fungos apresentam parede celular composta por quitina, a qual lhes dá forma e os protege de variações osmóticas e ambientais. A constituição principal da parede celular é de camadas de carboidratos e cadeias longas de polissacarídeos, as quais podem representar de 80 a 90% da composição da parede, além de glicoproteínas e lipídeos. Outros polímeros podem estar associados, conforme a espécie fúngica estudada, e os componentes da parede celular são importantes no processo de infecção, podendo desencadear a resposta imune do hospedeiro. No entanto, a maioria dos polissacarídeos não consegue ser degradada pelo hospedeiro, sendo identificados por técnicas histológicas e com o uso de corantes (BROOKS et al., 2015).

> **Saiba mais**
>
> Os fungos diferenciam-se das bactérias quanto à estrutura da parede celular. Nas bactérias, a constituição é majoritariamente por camadas de peptidioglicanos; nos fungos, é de quitina. Uma vez que os principais antibióticos têm ação nos peptidioglicanos e ribossomos 70S, esses fármacos não conseguem atuar nas doenças fúngicas. Para isso, um dos antifúngicos mais utilizados é a anfotericina B, capaz de romper a membrana celular.

Devido às variações nas paredes celulares, alguns fungos exibem pigmentação castanha ou negra em função da constituição da parede com melanina, tratando-se, inclusive, de um fator de virulência. Esses fungos são chamados de demáceos. Essa característica é importante no momento de identificação das espécies fúngicas (BROOKS et al., 2015). Quando não apresentam esse pigmento, as hifas são denominadas hialinas.

A patogenicidade dos fungos não é medida por apenas uma característica, mas, sim, por um conjunto de elementos capazes de estimular diferentes respostas no hospedeiro. Os fungos têm habilidade de penetrar nos tecidos e invadir órgãos e fluidos do corpo humano, causando lesão tecidual. Logo, se o fungo provoca algum dano tecidual, ele é considerado um fungo patogênico.

Como vimos, duas características patogênicas são: (1) ser dimórfico, o que garante que o crescimento ocorra de duas formas distintas, e (2) ser demáceo, que está associado à presença de melanina, constituinte que protege o fungo de produtos oxidantes presentes nos tecidos e nas células de defesa. Apesar disso, mesmo os fungos hialinos, que não apresentam características de patogenicidade associada a um pigmento, podem causar micoses em indivíduos imunocomprometidos e/ou imunocompetentes. Nesses casos, as micoses são chamadas de hialo-hifomicoses e manifestam-se de forma superficial, subcutânea ou sistêmica.

Além disso, os fungos são capazes de inibir a produção de citocinas, diminuir a atividade fungicida de macrófagos, aderir e invadir as células e produzir cápsulas. O *Cryptococcus* é um fungo importante na micologia médica e tem como característica uma cápsula espessa, que pode ser identificada microscopicamente com o uso de corante — tinta de nanquim ou da China — em análises de líquidos biológicos (LACAZ et al., 2002).

> **Saiba mais**
>
> Em relação à nutrição, os fungos podem ser parasitas de plantas, de animais e do homem e, além disso, podem ser simbióticos e saprófitos. Essa variação em suas características nutricionais recebe o nome de quimiorganotróficos ou quimio-heterotróficos, o que representa que eles absorvem os nutrientes por meio de secreção de enzimas extracelulares que digerem os materiais orgânicos e os assimilam sob a forma de carbono e energia. Quando os fungos forem decompositores, essa absorção se dá nos animais mortos e materiais vegetais; quando parasitas, os nutrientes são captados das células vivas de plantas e animais. Existem fungos decompositores de madeira, papel, tecido e outros produtos de fontes naturais — e essa é uma característica importante para o meio ecológico.

Características reprodutivas

Os fungos podem ser morfologicamente classificados como filamentosos ou leveduras. Essas últimas apresentam reprodução, majoritariamente, por brotamento. As espécies fúngicas podem reproduzir-se de forma assexuada ou sexuada, sendo que a maioria dos fungos de interesse biomédico se reproduz de forma assexuada. Os esporos são o produto tanto da reprodução assexuada quanto da sexuada e podem ser denominados esporos anamórficos ou telemórficos — anamórficos quando associados à reprodução assexuada e telemórficos, à reprodução sexuada. A dispersão de esporos é uma característica de sobrevivência fundamental entre os fungos, visto que eles são estruturas resistentes às condições adversas e que permanecem em estado de dormência até encontrar condições favoráveis para o seu crescimento e desenvolvimento (LEVINSON, 2016; MADIGAN et al., 2016; BROOKS et al., 2015).

Reprodução dos fungos

A reprodução assexuada pode ocorrer por três formas distintas: (1) crescimento e disseminação de filamentos de hifas; (2) produção assexuada de esporos; ou (3) divisão simples, como o brotamento. A reprodução sexuada, por outro lado, ocorre pela produção de esporos sexuados. Essa reprodução ocorre pela fusão dos núcleos de duas linhagens opostas de cruzamento, de uma mesma espécie fúngica, sendo, portanto, uma forma de reprodução menos comum. Esse tipo de reprodução contribui com a recombinação genética, promovendo a variabilidade necessária para o desenvolvimento genético dos fungos (LEVINSON, 2016; MADIGAN et al., 2016; TORTORA; FUNKE ; CASE, 2018).

No brotamento, a célula parenteral forma um broto (protuberância em sua superfície externa), que se alonga, e o núcleo da célula parenteral divide-se, ficando um núcleo na célula parenteral e outro no broto. A parede celular se reorganiza para que o broto possa desprender-se. Pela observação dos elementos fúngicos em microscopia eletrônica, é possível identificar a cicatriz de brotamento na parede da célula parental (Figura 2). Quando o broto não se separa, há a formação de uma pseudo-hifa, e o conjunto de pseudo-hifas forma um pseudomicélio. Essa característica pode ser uma forma que os fungos utilizam para invadir os tecidos, como é o caso do fungo *Candida albicans*, que faz parte da microbiota humana, em seu processo infeccioso (LEVINSON, 2016; MADIGAN et al., 2016; TORTORA; FUNKE; CASE, 2018; LACAZ et al., 2002).

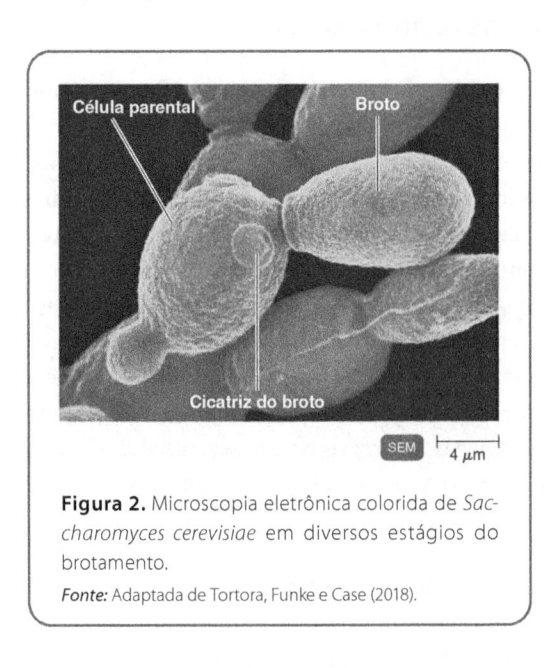

Figura 2. Microscopia eletrônica colorida de *Saccharomyces cerevisiae* em diversos estágios do brotamento.
Fonte: Adaptada de Tortora, Funke e Case (2018).

A produção de esporos difere de acordo com a forma de reprodução. Na reprodução assexuada, é possível obter esporos por mitose seguida de divisão celular, não ocorrendo, portanto, fusão dos núcleos celulares — é o modo mais comum de reprodução entre os fungos patogênicos. Há os conídios, esporos unicelulares ou multicelulares que não estão envolvidos por uma bolsa, e os esporangiósporos, formados no interior de bolsas. Os conídios estão relacionados aos principais fungos importantes para a micologia médica e são formados na porção lateral e em extremidades específicas. Eles podem ser: (1) artrósporos ou artroconídios, (2) clamidósporos ou clamidoconídios, (3) blastósporos ou blastoconídios (Figura 3). Os artrósporos são formados pelos fragmentos de extremidade de hifas e estão presentes na espécie fúngica *Coccidioides immitis*, causadora da coccidioidomicose. Os clamidósporos podem ser produzidos pela *Candida albicans* e caracterizam-se por serem arredondados e com parede celular espessa, o que confere resistência ao calor e à dessecação. Os blastósporos são decorrentes do brotamento presente no gênero *Cryptococcus* e também na *Candida albicans* com as pseudo-hifas. Os esporangiósporos são oriundos da divisão mitótica e da produção de esporos no interior de sacos, os esporângios, observados em gêneros de fungos dimórficos, como *Mucor* e *Rhizopus* (BROOKS et al., 2015).

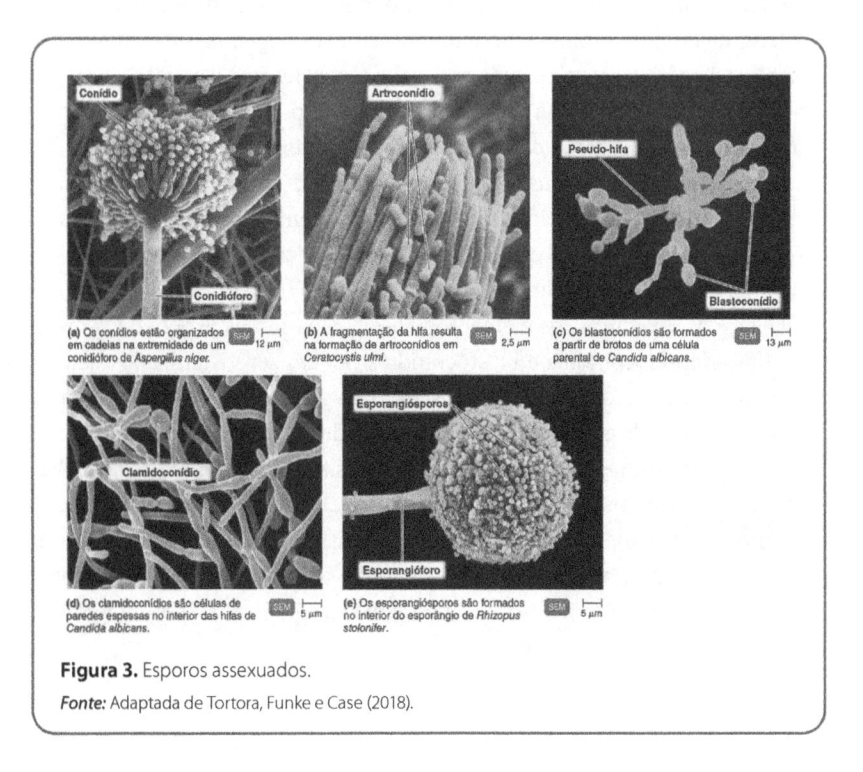

Figura 3. Esporos assexuados.
Fonte: Adaptada de Tortora, Funke e Case (2018).

Os esporos sexuados são os gametângios formados devido à fusão de células haploides, gerando uma célula diploide, que sofre meiose e mitose, formando novos esporos haploides. Quando os esporos são produzidos no interior de sacos, são denominados **ascósporos**. Quando são formados na extremidade claviforme, os basídios, são denominados, então, **basidiósporos**. Essas estruturas são características dos cogumelos, nos quais a estrutura superior consiste no corpo de frutificação, denominado basidiocarpo. Essa característica é comum entre os fungos comestíveis e o *Cryptococcus* sp., fungo de interesse clínico. Quando há a fusão de hifas, nos fungos zigomicetos, temos os **zigósporos**, que se caracterizam como esporos mais simples e por parede celular espessa. Os esporos sexuados costumam ser mais resistentes à desidratação, ao aquecimento, ao congelamento e a alguns agentes químicos, mas, quando comparados com as bactérias, os esporos fúngicos não são tão resistentes ao calor (MADIGAN et al., 2016).

A reprodução sexuada ocorre de forma sequencial à reprodução assexuada e se manifesta em três etapas: (1) plasmogamia, na qual há a união de dois núcleos, de modo que ambos fiquem juntos; (2) cariogamia, na qual ocorre a fusão dos dois núcleos, originando uma célula binucleada; (3) meiose, que reduz o número de cromossomos a haploide e forma os esporos sexuados, que podem apresentar variação genética. Esses esporos, posteriormente, germinam em meio favorável, formando as hifas, que, por sua vez, ramificam-se, formando o micélio (LACAZ et al., 2002). Por apresentar uma fase assexuada durante a reprodução, há um favorecimento na disseminação das espécies fúngicas com a formação dos conídios.

Dentre as leveduras, os elementos observados são os esporos. Os artroconídios, clamidoconídios e blastoconídios podem ser visualizados quando se realiza o exame direto em microscópio ao se utilizar a objetiva de 40x. A identificação desses elementos faz parte da investigação diagnóstica e auxilia os profissionais a reconhecer os agentes fúngicos contaminantes. Para os fungos filamentosos, os elementos que podem ser observados são macroconídios, microconídios, conidióforo e esporangióforo. Os macroconídios são os maiores conídios produzidos pelos fungos, e os microconídios, os menores. O conidióforo consiste na hifa que dá origem aos conídios, e o esporangióforo, na hifa que forma os esporângios.

> **Fique atento**
>
> A forma de reprodução e o tipo de esporos formados são ferramentas importantes na diferenciação dos fungos dentre os filos. A observação das estruturas reprodutivas é realizada em microscópio, sendo apenas os esporos assexuados identificados dessa forma. A microscopia eletrônica e por varredura são recursos importantes para a identificação das espécies fúngicas em caráter de pesquisa.

Importância dos fungos

Apesar da patogenicidade associada aos fungos quando eles causam doenças, há diversas atribuições benéficas desses seres para a rotina diária dos seres humanos. A maioria dos fungos não é maléfica para os seres humanos. Eles podem ser saprófitas, decompondo a matéria orgânica e agindo como catalisadores no processo de decomposição, e, além disso, são utilizados nas indústrias de alimentos, farmacêutica, alimentar e agrícola. Os fungos apresentam um papel benéfico na alimentação, como na produção de queijos, pães e bebidas alcoólicas. Na indústria farmacêutica, é importante salientar o uso do *Penicillium* no desenvolvimento de fármacos e imunossupressores, como a ciclosporina, os quais são amplamente utilizados a serviço da saúde.

> **Link**
>
> Para maiores informações a respeito das doenças fúngicas no homem, leia o artigo do link a seguir.
>
> https://goo.gl/kgHR6e

Fungos de interesse clínico

Muitos fungos são parasitas que podem infectar os seres vivos, provocando doenças. No homem, as doenças fúngicas são denominadas micoses e podem ter tanto caráter tópico quanto sistêmico, sendo capazes de colocar a vida do indivíduo em risco. Desse modo, os fungos de interesse clínico pertencem aos gêneros que possuem a capacidade de desencadear micoses superficiais, cutâneas, subcutâneas e sistêmicas e/ou oportunistas. Normalmente, as infecções instalam-se por meio das vias áreas, visto que os esporos são inalados e direcionam-se para os pulmões. Outro modo é pela barreira epidérmica não íntegra, que permite a entrada dos agentes infectantes (BRASIL, 2013).

Tanto as leveduras quanto os fungos filamentosos podem ser patogênicos, e muitos deles são dimórficos. As micoses são classificadas dessa forma e sua gravidade é gradativamente maior conforme o tipo de infecção. A gravidade da infecção vai depender, também, das condições clínicas do indivíduo. Dentre as espécies fúngicas identificadas, aproximadamente 400 fungos apresentam importância médica e cerca de 50 espécies provocam doenças em humanos. A maioria dos fungos pertence ao filo *Ascomycota* e representa cerca de 85% dos fungos patogênicos humanos (TORTORA; FUNKE; CASE, 2018; BROOKS et al., 2015).

Quadro 1. Principais infecções micóticas que acometem os seres humanos no Brasil

Micoses	
Clássicas	**Oportunistas**
- **Superficiais** Pitiríase versicolor - **Cutâneas** Dermatofitoses - **Subcutâneas** Cromomicose, esporotricose - **Profundas** Paracoccidioidomicose, Histoplasmose	- **Superficiais** Candidíases Dermatomicoses - **Invasivas** Candidemia Criptococose Aspergilose Fusariose Zigomicoses Outras hialohifomicoses Feohifomicoses

Fonte: Adaptado de Brasil (2013).

A identificação das micoses pode ser realizada a partir do diagnóstico laboratorial convencional, que consiste na avaliação do exame microscópico direto referente ao tipo de amostra coletado, no exame histopatológico, na identificação fenotípica e na cultura do espécime, que, apesar dos problemas relacionados ao seu diagnóstico, ainda é considerado o padrão-ouro. Além disso, pode-se realizar testes utilizando análise de DNA para *Coccidioides*, *Histoplasma*, *Blastomyces* e *Cryptococcus* (LEVINSON, 2016).

A presença de fatores de patogenicidade é uma característica significativa no que diz respeito às espécies fúngicas capazes de infectar o homem e desenvolver doenças, como é o caso dos fungos dimórficos responsáveis pelas micoses sistêmicas e que, ao infectar o homem, podem causar doenças como paracoccidioidomicose, blastomicose, histoplasmose e coccidioidomicose. Adicionalmente, os fungos demáceos consistem em fungos de importância clínica nas micoses superficiais, pois causam as feo-hifomicoses, como, por exemplo, o *Piedraia hortai* e o *Hortaea werneckii*. Esses fungos são agentes patogênicos no desenvolvimento de *Piedra* preta e *Tinea* nigra, respectivamente. Os fungos dermatófitos atingem a camada córnea e a porção extracelular dos pelos e unhas e são agentes causadores de micoses cutâneas. Há, ainda, os fungos filamentosos queratinofílicos, que não se encaixam no grupo dos dermatófitos, mas que provocam lesões na pele, no pelo e nas unhas.

As micoses oportunistas apresentam a maior gravidade, visto que os indivíduos infectados estão imunosuprimidos e/ou imunodeprimidos. Esses fungos, em sua maioria, não são virulentos, mas, quando as barreiras naturais de defesa do corpo não estão íntegras, os agentes se instalam e, consequentemente, há o desenvolvimento da doença. Criptococose, candidíase, zigomicose e mucormicose são alguns dos exemplos dessas doenças. O gênero fúngico *Aspergillus* é um fungo presente nesse grupo de micoses oportunistas, e diversas espécies desse gênero já foram associadas a casos de micoses devido à sua presença abundante na natureza. O gênero *Fusarium* é importante entre os oportunistas, sobretudo, por sua prevalência em diversos países nos quais representa o segundo fungo filamentoso infectante mais comum (o primeiro é o *Aspergillus*). A doença que ele provoca recebe o nome de fusariose (BRASIL, 2013).

A *Candida*, anteriormente, era reconhecida como um fungo ambiental e está presente na microbiota natural do organismo humano; no entanto, tornou-se um fungo emergente, de modo que, atualmente, diversas enfermidades estão associadas à infecção fúngica pelas diferentes espécies do gênero. A infecção é a quarta causa mais comum de infecções de corrente sanguínea adquiridas em hospitais. Inclusive, a permanência por tempo superior a 4 dias em unidade de terapia intensiva já representa um fator de risco para um quadro de infecção invasiva (BRASIL, 2013).

Devido à importância desses fungos na micologia médica, é fundamental que a identificação correta das espécies fúngicas seja realizada. Desse modo, os pacientes infectados podem receber o diagnóstico e o tratamento adequado.

Exercícios

1. Segundo Lacaz et al. (2002), no estudo dos fungos de interesse médico, é importante levar em conta elementos como seu ciclo evolutivo, sua estrutura celular, em correlação com a análise morfobiológica das organelas que compõem essas células, além de sua virulência, atividade bioquímica e estrutura antigênica. Com base nisso, assinale a assertiva correta em relação aos fungos.
   a) Devido às características da parede celular dos fungos dismórficos, eles são considerados fungos patogênicos por apresentarem um dos fatores de virulência dos fungos.
   b) Os bolores são fungos unicelulares.
   c) A formação de esporos está associada à reprodução assexuada e sexuada.
   d) A constituição da parede celular dos fungos permite a ação dos principais antibióticos.
   e) Os fungos têm sua estrutura morfológica classificada em leveduras, filamentosos e bolores.

2. Observe a imagem a seguir e assinale a assertiva correta sobre a forma de reprodução.

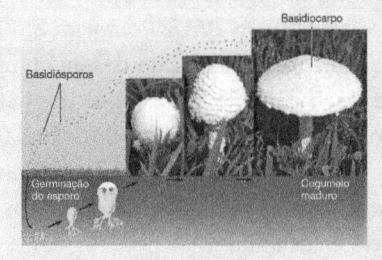

   Fonte: Adaptada de Madigan et al. (2016)

   a) Os basidiósporos fazem parte da reprodução assexuada dos fungos.
   b) Os esporos são armazenados no basidiocarpo.
   c) Na reprodução assexuada, além dos basidiósporos, há os esporangiósporos formados nos conídios.
   d) Os basidiósporos são formados no interior de sacos, os basídios.
   e) Na reprodução sexuada, são encontrados os basidiósporos.

3. Esporos são definidos como propágulas especializadas com valor de sobrevida ampliado, como resistência a condições adversas ou características estruturais que

promovem a dispersão. Sobre os esporos, assinale a alternativa correta.
a) Os esporos estão presentes na reprodução assexuada e sexuada.
b) Esporos anamórficos estão presentes na reprodução sexuada.
c) A reprodução sexuada dos fungos se dá por brotamento ou pela formação de esporos.
d) Os esporos são estruturas frágeis e que requerem condições ambientais favoráveis para o crescimento.
e) Os esporos fúngicos e bacterianos apresentam as mesmas características de resistência.

4. Os fungos parasitas e capazes de infectar os seres vivos apresentam maior interesse biomédico que os demais. Além disso, podem desencadear as micoses superficiais a sistêmicas. Sobre o assunto, assinale a alternativa correta.
a) *Mucor* é um fungo dimórfico, conforme a temperatura, e oportunista.
b) Fungos oportunistas caracterizam-se por infectar indivíduos imunocomprometidos e/ou imunossuprimidos.
c) *Coccidioides* é um fungo causador de micose sistêmica e que se reproduz de forma sexuada.
d) A *Candida* forma pseudo-hifas e não faz parte da microbiota normal.
e) Os fungos dermatófitos causam feo-hifomicoses.

5. As colônias dos fungos são descritas como estruturas vegetativas porque são compostas por células envolvidas no catabolismo e no crescimento fúngico. Sobre o assunto, marque a assertiva correta.
a) Um pseudo-micélio pode ser formado tanto por hifas cenocíticas quanto por pseudo-hifas.
b) A hifa cenocítica, por ser asseptada, apresenta um único núcleo central.
c) Na *Candida*, quando o broto permanece conectado, temos as pseudo-hifas, que podem ser um mecanismo de invasão tecidual.
d) As hifas crescem por reprodução das suas extremidades.
e) Os fungos dismórficos caracterizam-se por apresentar hifas septadas e cenocíticas no mesmo fungo.

Referências

BRASIL. Agência Nacional de Vigilância Sanitária. *Microbiologia Clínica para o Controle de Infecção Relacionada à Assistência à Saúde*: módulo 8, detecção e identificação de fungos de importância médica. Brasília, DF: Anvisa, 2013. Disponível em: <https://www20.anvisa.gov.br/segurancadopaciente/index.php/publicacoes/item/deteccao-e-identificacao-de-fungos-de-importancia-medica>. Acesso em: 20 out. 2018.

BROOKS, G. F. et al. *Microbiologia médica de Jawetz, Melnick e Adelberg (Lange)*. 26. ed. Porto Alegre: Penso, 2015.

LACAZ, C. S. et al. *Tratado de micologia médica*. 9. ed. São Paulo: Sarvier, 2002.

LEVINSON, W. *Microbiologia médica e imunologia*. 13. ed. Porto Alegre: McGraw-Hill, 2016.

MADIGAN, M. T. et al. *Microbiologia de Brock*. 14. ed. Porto Alegre: Artmed, 2016.

TORTORA, G. F.; FUNKE, B. R.; CASE, C. L. *Microbiologia*. 12. ed. Porto Alegre: Artmed, 2018.

Leituras recomendadas

MEZZARI, A.; FUENTEFRIA, A. M. *Micologia no laboratório clínico*. Barueri: Manole, 2012.

SOCIEDADE BRASILEIRA DE MICROBIOLOGIA. *Novas tecnologias aceleram o diagnóstico de infecções fúngicas*. 14 out. 2015. Disponível em: <https://sbmicrobiologia.org.br/novas-tecnologias-aceleram-o-diagnostico-de-infeccoes-fungicas/>. Acesso em: 20 out. 2018.

Diagnóstico laboratorial de fungos filamentosos e dimórficos

Objetivos de aprendizagem

Ao final deste texto, você deve apresentar os seguintes aprendizados:

- Explicar o objetivo do diagnóstico de fungos filamentosos e dimórficos.
- Descrever morfologicamente os fungos filamentosos e dimórficos.
- Diferenciar as metodologias laboratoriais para identificação dos fungos filamentosos e dimórficos.

Introdução

Diversas avaliações devem ser realizadas com o intuito de auxiliar os profissionais biomédicos do setor de micologia no diagnóstico laboratorial das principais infecções fúngicas. Para obter um isolado fúngico que permita o seu reconhecimento e a sua identificação, os biomédicos podem coletar diferentes tipos de amostras.

Neste capítulo, você vai estudar a respeito da identificação de duas espécies fúngicas infectantes: os fungos filamentosos e dimórficos. Para isso, verá qual é o objetivo do diagnóstico dessas espécies, aprenderá a descrevê-las morfologicamente e a diferenciar as metodologias laboratoriais para a sua identificação.

O diagnóstico de fungos filamentosos e dimórficos

Conforme os patógenos e o sítio de infecção, diferentes amostras podem ser coletadas a fim de se obter um isolado fúngico que permita o seu reconhecimento e identificação. O exame direto, a identificação microscópica e macroscópica das colônias constituem etapas importantes na identificação dos principais agentes infectantes nas micoses superficiais, cutâneas, subcutâneas, sistêmicas e oportunistas. A seguir, serão detalhados os diagnósticos de duas espécies fúngicas infectantes: os dimórficos e os filamentosos.

Fungos dimórficos

Os fungos dimórficos são de interesse destacado na micologia médica devido ao seu comportamento, visto que têm um fator de patogenicidade. Esses fungos caracterizam-se por apresentar morfologia distinta conforme a temperatura e a concentração de CO_2 do ambiente no qual estão localizados. Em relação à temperatura, os fungos são filamentosos na temperatura ambiente (±25°C) e se apresentam na forma de leveduras ou outras formas quando em temperatura corporal (±37°C) (Quadro 1). Esses fungos costumam contaminar os seres humanos pela inalação de esporos, promovendo a instalação pulmonar da infecção fúngica; posteriormente, nos pulmões, ocorre a alteração morfológica para leveduras. A identificação dessas alterações permite que o reconhecimento dos patógenos seja realizado mais facilmente.

Os fungos habitam o solo e, por isso, contaminam, principalmente, indivíduos que costumam trabalhar de forma direta com o solo ou que tenham contato com os conídios, os quais podem ser propagados por meio do vento para outros locais, sendo uma forma de disseminação das doenças (TORTORA; FUNKE; CASE, 2018). Os fungos, geralmente, estão associados a determinadas regiões reconhecidas pelo seu potencial risco de infecção.

O dimorfismo consiste em uma característica de patogenicidade e contribui para os fatores de virulência das espécies fúngicas. Por isso, esses fungos costumam estar restritos a determinadas regiões geográficas com condições ambientais favoráveis, como América do Norte (estados a Leste do Rio Mississippi, nos Estados Unidos), Canadá, África e algumas regiões do Brasil.

A identificação dos fungos dimórficos, assim como dos fungos filamentosos, é importante devido ao interesse médico, visto que esses fungos são capazes de desenvolver diversas doenças entre os seres humanos.

Quadro 1. Condição de ocorrência de fungos dimórficos com interesse clínico

Mudança de temperatura (25–37°C)	CO_2
Sporothrix schenckii	Mucor indicus
Blastomyces dermatitidis	
Histoplasma capsulatum	
Paracoccidioides brasiliensis	
Coccidioides immitis	

Fungos dimórficos de interesse clínico

Diversas micoses são causadas por fungos dimórficos. Dentre as micoses subcutâneas, temos a esporotricose, causada pelo *Sporothrix schenckii*, o qual se apresenta na forma filamentosa em vegetais e na forma leveduriforme em tecidos humanos (LEVINSON, 2016). As micoses sistêmicas também têm representantes que estão presentes no solo sob a forma filamentosa e, quando infectam órgãos, como os pulmões, alteram sua forma para leveduriforme. *Coccidioides immitis* alterna a morfologia para aspecto filamentoso e esférulas e infecta o homem e os animais. *Blastomyces dermatitidis*, *Histoplasma capsulatum* e *Paracoccidioides brasiliensis* causam blastomicose, histoplasmose e paracoccidioidomicose, respectivamente, e apresentam-se sob a forma tanto de fungos filamentosos quanto de leveduras. Dentre as micoses oportunistas, o *Penicillium marneffei* pode ser filamentoso, com pigmentos de coloração rósea a 25°C, e levedura à temperatura corporal de 37°C (MADIGAN et al., 2016).

Uma vez que esses fungos passam por cultivo celular, é possível que o cultivo em meios especiais propicie o seu desenvolvimento. Em meios especiais, pode-se obter variantes leveduriformes e, a partir disso, preparar antígenos celulares e metabólitos fúngicos utilizados em provas sorológicas e reações intradérmicas. O dimorfismo pode ser influenciado de formas variadas, conforme a espécie, pela temperatura, pela composição do meio e pela concentração de CO_2.

> **Fique atento**
>
> *Candida albicans* é uma espécie fúngica que pode ser erroneamente classificada como dimórfica. O fungo apresenta pleomorfismo por alternar entre a presença de uma forma filamentosa verdadeira e se apresentar sob a forma de pseudo-hifa. No entanto, essa característica independe da temperatura, de modo que não se pode classificar como um fungo dimórfico.

Fungos filamentosos

Os fungos filamentosos caracterizam-se pela presença de estruturas tubulares que são invariáveis conforme a temperatura. Essas estruturas são ramificadas e pluricelulares, mas não há uma limitação estrutural. A parede celular, apesar de ser septada, possui uma comunicação entre elas, de modo que, no citoplasma, organelas celulares e o núcleo estão distribuídos ao longo dos septos de forma compartilhada. Os fungos filamentosos podem ser septados ou asseptados; se apresentarem septos e esses se mostrarem mais espaçados entre si, a sua visualização microscópica será mais difícil.

A colônia fúngica apresenta quatro zonas concêntricas facilmente identificadas: (1) zona periférica, (2) zona de crescimento, (3) zona de frutificação, (4) zona central (Figura 1).

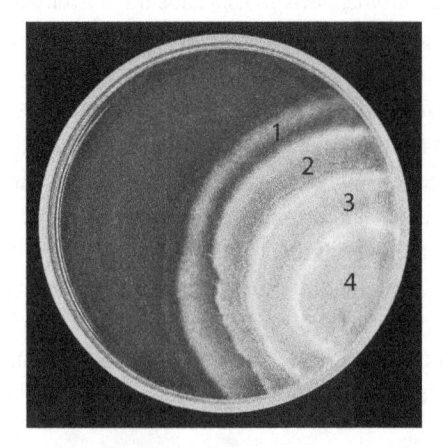

Figura 1. Aspecto macroscópico de uma colônia: 1) zona periférica, 2) zona de crescimento, 3) zona de frutificação, 4) zona central.
Fonte: Adaptada de Kallayanee Naloka/Shutterstock.com.

Aspectos morfológicos dos fungos dimórficos e filamentosos

A principal forma de reconhecimento e diferenciação dos fungos filamentosos para os **fungos dimórficos** é a observação de leveduras em temperatura superior a 30°C, preferencialmente a 37°C. Nessa temperatura, os fungos diminuem a sua capacidade de filamentação. Uma vez que os fungos filamentosos não apresentam a capacidade de alterar a sua morfologia com a mudança de temperatura, é possível distinguir facilmente os dois agentes fúngicos. Para isso, um dos procedimentos, na realizaçao da análise microscópica no exame direto, é o aquecimento da lâmina, pois, assim, é possível observá-los. As colônias, nesse caso, costumam apresentar aspecto cremoso.

A visualização das estruturas microscópicas dos fungos na sua forma filamentosa é caracterizada por: hifa hialina (sem pigmentação) ou demácea (pigmentação castanha ou negra associada à melanina), septada ou cenocítica, forma, disposição e formação dos esporos. Essas características são suficientes, em geral, para a identificação dos fungos na sua forma filamentosa.

Com o objetivo de auxiliar na distinção entre fungos dimórficos e filamentosos, são empregadas provas complementares capazes de orientar o profissional na identificação dos patógenos. A técnica de microcultivo preserva a formação original dos esporos sobre as hifas e mantém a integridade dos elementos que formam os esporos como esporângios.

A técnica de microcultivo em lâmina, para **fungos filamentosos**, consiste em inserir uma lâmina esterilizada que contenha o fungo em uma placa de Petri com ágar Sabouraud ou ágar-batata e manter o meio hidratado com água destilada, observando o crescimento de hifas em temperatura ambiente no período de 7 a 10 dias. Depois desse período, inativa-se a esporulação para que possam ser observadas as estruturas microscópicas (hifas e esporos). O corante lactofenol azul de algodão (*Cotton Blue*) permite a visualização, em lâmina e lamínula, do perfil das hifas e dos esporos formados conforme a espécie fúngica.

> **Saiba mais**
>
> Há um mecanismo desenvolvido pelos microrganismos (bactérias e fungos) de mobilização concomitante de um conjunto celular chamado de *quorum sensing* ou sensor de *sensing*, em que há uma molécula sinalizadora, reconhecida como autoindutor, produzida por cada espécie que regula determinada atividade celular. Na espécie fúngica *Saccharomyces cerevisiae*, os autoindutores regulam a alternação da forma leveduriforme para filamentosa pela produção de álcoois específicos. No gênero *Candida*, o autoindutor controla a concentração de um álcool de cadeia longa (farnesol) e, conforme o aumento na concentração do farnesol, é inibida a transição da levedura que produz brotamento para hifas alongadas (MADIGAN et al., 2016).

Metodologias laboratoriais para identificação dos fungos

A identificação das espécies fúngicas só é possível a partir de uma coleta adequada da amostra infectada. Consequentemente, conforme o tipo de amostra, pode haver variação nos procedimentos realizados. A colheita do material deve ser realizada com orientação de um médico ou de um profissional habilitado para tal. O tempo de processamento ideal após a coleta é de duas horas e, quando não for possível realizar a análise nesse intervalo de tempo, a amostra deve ser armazenada sob refrigeração por um período de até 24 horas, quando aplicável.

As amostras, geralmente, são oriundas de escamas de pele, unhas e pelos, exsudatos, escarro, fragmentos de tecidos obtidos por biópsia, sangue, medula óssea, líquido cerebroespinhal, urina, fezes e outros materiais. As recomendações gerais de colheita e transporte de amostras, conforme o documento expedido pela Agência Nacional de Vigilância Sanitária (ANVISA), são (BRASIL, 2013):

- Coletar a amostra biológica com assepsia e colocá-la em recipiente estéril e vedado, sempre em quantidade suficiente (>2 ml ou 0,5 cm^3) para permitir todos os procedimentos laboratoriais necessários.
- Os *swabs* usados para colheita de material de ouvido, nasofaringe e orofaringe, secreção vaginal e lesões abertas devem ser colocados em tubos contendo salina estéril para o transporte, de modo a evitar a dessecação da amostra.

- Sempre que possível, coletar amostras antes do início da terapia específica e, particularmente, para lesões cutâneas de pele e unhas, orientar o paciente para evitar uso de medicação tópica por 4 a 5 dias antes da colheita de escamas.
- A amostra deve ser identificada com o nome do paciente, o número de registro hospitalar (quando for o caso), o tipo de amostra e a data da colheita.
- A requisição médica que acompanha a amostra deve conter, sempre que possível, as hipóteses diagnósticas que auxiliarão o micologista na escolha da coloração e do meio de cultura mais adequado para o isolamento do agente etiológico.
- Em pacientes imunodeprimidos ou muito debilitados, o estudo de um mesmo tipo de amostra biológica, coletada em 2 ou 3 dias consecutivos, é importante para a interpretação correta de resultados positivos para fungos considerados saprófitas, ou seja, contaminantes do meio ambiente ou mesmo constituintes da microbiota normal do paciente. Nesses pacientes, os fungos saprófitas podem tornar-se oportunistas e se comportar como patógenos.
- Os materiais ditos contaminados, tais como urina, fezes, pus, secreções de feridas ou do trato respiratório, devem ser enviados, sob gelo, ao laboratório o mais rápido possível (< 2 h).
- Liquor e líquidos cavitários devem ser mantidos em temperatura ambiente e encaminhados com urgência ao laboratório para processamento imediato.
- Sangue e material de punção de medula óssea são os únicos materiais biológicos que devem ser semeados diretamente, em frascos contendo meio de cultura líquido ou bifásico (líquido sobre sólido), de modo a evitar coagulação e consequente diminuição da sensibilidade do exame.

As orientações em relação ao processamento das amostras, conforme a ANVISA, variam de acordo com o tipo de amostras. Para isso, é necessário que se tenha volume de amostra suficiente e que a coleta e o transporte tenham sido realizados em condições ideais. A fase pré-analítica, nesse caso, é fundamental para que a visualização do agente infectante seja realizada (BRASIL, 2013).

- **Pelos, cabelos, escamas de unha e pele** devem ser aliquotados para exame microscópico e cultura, pois, para o exame, são clarificados com solução aquosa de KOH a 20% e, para cultura, não podem sofrer nenhum tratamento prévio, sendo, por isso, inoculados diretamente na superfície do meio de cultura.

- **Líquor, secreções e fluídos corporais** (líquido pleural, ascítico, sinovial, pericárdico, aspirado transtraqueal, lavado gástrico e broncoalveolar [BAL]) devem ser concentrados por centrifugação (1.500 a 2.000 rpm por 10 minutos). Os materiais coletados com *swabs* devem ser eluidos em solução salina e também devem ser centrifugados. O sedimento obtido é o material adequado para o exame microscópico e semeadura em meios de cultura.
- Para **urina**, é recomendável que uma alíquota (alça calibrada) seja semeada, por esgotamento, sobre o meio de cultura distribuído em placa de Petri, para exame quantitativo, pela contagem de unidades formadoras de colônias (UFC). A outra alíquota deve ser centrifugada (1.500 a 2.000 rpm por 10 minutos) e o sedimento será utilizado para exame microscópico e nova semeadura em tubo (cultura qualitativa).
- **Escarro** pode ser digerido com enzima (v/v) N-acetil-L-cisteina (250 mg de enzima dissolvidas em 1 L de solução-tampão citrato ou solução fisiológica), que fluidifica e facilita a manipulação da amostra e a formação de sedimento após centrifugação. Porém, não foi comprovado que esse tratamento melhore a recuperação de fungos da amostra, sendo, portanto, opcional. Pode-se utilizar, como alternativa, para digestão da amostra, solução de KOH 20%. A porção purulenta da amostra é preferível e porções liquefeitas não são adequadas para isolamento do agente. A porção da amostra tratada com KOH, porém, só pode ser usada para exame microscópico, pois a potassa (KOH) destrói, após algumas horas, as estruturas do fungo, inviabilizando seu isolamento em meio de cultura. Nesse caso, outra porção da amostra deve ser centrifugada e o sedimento, então, usado para cultura.
- **Tecidos** obtidos por biópsia requerem fragmentação, com o auxílio de um bisturi estéril ou maceração (gânglio) com pistilo em almofariz; pode ser feito dentro de uma placa de Petri estéril. Esse procedimento visa aumentar a área de superfície e expor o microrganismo ligado ao tecido ao maior contato com o meio de cultura.
- **Sangue e aspirado de medula óssea** não necessitam de preparação. O exame microscópico tem baixa sensibilidade e, portanto, a cultura é importante para a identificação do agente. Para cultura, as amostras são semeadas imediatamente, após a colheita, em frascos contendo meio de cultura. O meio pode ser bifásico (15 mL de ágar inclinado sob 50 mL de caldo), composto de infusão de cérebro-coração (meio BHI) ou Sabouraud. Meios contendo saponina para lise e posterior centrifugação da amostra são indicados. Na prática, frascos para hemocultura bacteriológica (simples ou automatizada) proporcionam isolamento

adequado de fungos, desde que respeitados os períodos necessários ao seu desenvolvimento. Para fungos dimórficos, de crescimento lento (> 15 d), muitos autores consideram o método de lise-centrifugação o mais sensível. O sangue e a medula óssea não devem ser coletados em seringas contendo EDTA, pois essa substância se combina com elementos da parede dos fungos, diminuindo a sensibilidade do exame. Um dos procedimentos recomendados é a inoculação de 5 a 6 mL da amostra no frasco com meio bifásico, sendo uma parte para 10 partes do meio líquido, que deve ser, então, incubado em temperatura de 30°C.

Identificação microscópica dos fungos

A identificação das espécies fúngicas requer uma série de etapas para o diagnóstico clínico. A primeira etapa consiste na realização do exame direto, que revelará se há presença de fungos no material coletado. A identificação ocorre a partir de uma avaliação microscópia, que se realiza com a colheita de uma porção da colônia que é analisada entre lâmina e lamínula com uma gota de KOH 20%. Para uma visualização melhor das estruturas fúngicas, a lâmina pode ser levemente aquecida sob um bico de Bunsen ou pode-se aguardar entre 5 a 10 minutos antes da análise em microscópio. O microscópio é ajustado para observação na objetiva de 10x ou de 40x.

Os corantes que podem ser utilizados conforme a orientação de investigação fúngica são lactofenol azul, tinta de nanquim ou da China, nigrosina, *calcofluor white* (calcofluorado branco) e coloração panótica. A tinta de nanquim é utilizada preferencialmente em amostras de líquor, urina, secreções ou exsudatos para identificação de espécies de *Cryptococcus*. No caso do uso do calcofluorado branco, é necessário utilizar microscopia de fluorescência com o uso de excitação ultravioleta, a qual permite a visualização de leveduras, pseudo-hifas e hifas com coloração em verde e outros elementos celulares que possam estar presentes na cor laranja. A coloração panótica é comumente utilizada em análises hematológicas, como giemsa e Wright, e pode ser utilizada na identificação de *Histoplasma capsulatum*, uma vez que destaca o fungo.

Além disso, algumas características específicas das espécies fúngicas permitem que elas sejam identificadas no exame direto, pois é nesse momento que se observa a presença das estruturas reprodutivas e vegetativas dos fungos. Conforme o tipo de fungo, o exame direto já consegue identificar o patógeno, como é o caso de infecções causadas por *Malassezia* sp., *Cryptococcus* sp. e *Paracoccidioides brasililiensis*.

Malassezia é uma levedura lipofílica e, por isso, pode ser identificada pelo exame microscópico direto em raspados de pele infectada. O *Cryptococcus* também é uma levedura que tem como principal característica ser encapsulada, de modo que pode ser observada no exame direto e com o recurso da tinta de nanquim em amostras de liquor. O *Paracoccidioides brasililiensis* caracteriza-se, na microscopia, por apresentar aspecto leveduriforme esférico birrefrigente, com 10 a 30 µm de diâmetro, de parede grossa e com múltiplos brotamentos, unidos por hastes estreitas às células-mãe. Os fungos podem ser identificados a partir de amostras como escarro, raspados de lesões cutâneas e de mucosas, aspirado ganglionar e material obtido por fibrobroncoscopia (BROOKS et al., 2015; WANKE; AIDÊ, 2009).

Essa avaliação é importante para se realizar a diferenciação entre fungos que são filamentosos e aqueles que são dimórficos e estão em sua fase filamentosa. No entanto, devido às semelhanças que podem ser observadas entre as duas apresentações de fungos, outras metodologias devem ser empregadas para a diferenciação.

Fique atento

A identificação dos fungos de interesse biomédico baseia-se nas características da biologia dos fungos, que apresentam duas formas morfológicas: leveduriforme e/ou filamentosa. As leveduras são unicelulares, de esféricas a ovais e podem formar pseudo-hifas. Os fungos filamentosos apresentam-se sob a forma de hifas, que podem ser septadas ou cenocíticas ou pseudo-hifas. Os esporos produzidos pelas hifas costumam ser os conídios oriundos da reprodução assexuada dos fungos. O conhecimento desses conceitos básicos auxilia o profissional na investigação das espécies fúngicas. Na avaliação da microscopia, analisa-se forma, cor, presença de septo das hifas, forma dos esporos; na avaliação macroscópica das colônias, observa-se cor, aspecto, textura e outras características presentes conforme as espécies fúngicas. Quando investigamos as leveduras, devido ao fato de que sua morfologia não apresenta variações significativas, a distinção entre elas baseia-se em características fisiológicas.

Identificação macroscópica dos fungos

Cabe ao profissional estar atento, após a realização do exame direto ou microscópico (com coloração), a quais meios de cultura irá semear o isolado. Desse modo, é fundamental que a espécie fúngica esteja isolada, ou seja, que ela seja uma colônia pura. Para isso, aplicam-se técnicas de semeadura em superfície (de esgotamento do inóculo) e de crescimento (na superfície do meio de cultura) até técnicas de diluições sucessivas. O meio para o isolamento não deve ser seletivo, a fim de permitir o crescimento dos fungos patogênicos e de crescimento rápido, visto que os fungos podem ser tanto contaminantes do meio ambiente quanto agentes infectantes de caráter oportunista. O meio convencional escolhido para o cultivo das espécies fúngicas é o ágar Sabouraud dextrose, que costuma estar associado ao uso de antibióticos (clorafenicol) para inibir o crescimento bacteriano. No entanto, conforme a investigação de interesse, outros meios podem ser escolhidos.

A escolha do meio de cultivo é orientada pelos achados no exame direto, pelo tipo de amostra coletado e pela suspeita clínica. O meio celular de cultivo pode interferir no aparecimento dos elementos de interesse, sendo necessário utilizar outros meios de cultura que orientem o diagnóstico. O ágar Sabouraud pode ser utilizado de forma mais seletiva, com a combinação de cicloeximida para fungos oportunistas (SIDRIM; ROCHA, 2003). Para fungos dimórficos mais dispendiosos, que requerem mais de 15 dias para o seu crescimento, é indicado o uso de meios enriquecidos, como o ágar infusão de cérebro-coração, para que o crescimento seja mais rápido. As amostras devem ser semeadas em 2 tubos e incubadas em temperatura de 30°C.

Fique atento

Nem sempre um resultado positivo após o cultivo em meio celular é um indicativo de infecção fúngica. Nesses casos, sempre se deve considerar a condição e a manifestação clínica dos pacientes. O resultado do isolamento da espécie fúngica deve ser valorizado quando:
- qualquer amostra biológica mostrou resultado positivo ao exame microscópico;
- o paciente for portador de micose cutânea;
- o material biológico consistir de fluidos corporais que, normalmente, são estéreis;
- o material biológico for algum tecido obtido por biópsia ou peças operatórias;
- o material biológico for urina, obtida por sondagem ou cistoscopia, independentemente da contagem de colônias;
- o paciente for imunodeprimido;
- o paciente estiver em uso de antibióticos por longo tempo, internado em unidade de terapia intensiva ou estiver submetido a ventilação, cateterismo ou a outra manipulação;
- o paciente realizar procedimento de hemodiálise ou estiver debilitado e apresentar algum sintoma ou sinal de doença infecciosa, independentemente do tipo de amostra clínica.

Com o crescimento das colônias, a identificação macroscópica é realizada e baseia-se nas seguintes propriedades: (1) tamanho da colônia, (2) bordas, (3) textura, (4) relevo e (5) pigmentação. O tamanho atribui-se à capacidade de crescimento do fungo. O tamanho da colônia é um aspecto que depende, principalmente, da qualidade do substrato e do isolado. Atualmente, os laboratórios dão preferência para o uso de tubos em vez de placas de cultivo, com o intuito de preservar os isolados e diminuir a contaminação. Pelas bordas, pode-se observar diferenças em relação à colônia. Conforme coloração, projeções irregulares e desenhos morfológicos, pode-se realizar associação com determinado patógeno. A textura é um aspecto bastante importante para a identificação, uma vez que, a partir desse indicador, as colônias são classificadas em: algodonosas, furfuráceas, penugentas, arenosas, veludosas ou glabrosas (Quadro 2).

Quadro 2. Descrição dos aspectos apresentados pelas colônias fúngicas

Colônia	Aspecto
Algodonosas	Semelhante ao algodão
Furfuráceas	Semelhante a um punhado de substância farinácea espalhada em uma superfície
Penugentas	Na superfície do meio, ficam evidentes estruturas que lembram pequenos fragmentos de penugem de aves
Arenosas	Semelhante à areia da praia
Veludosas	Semelhante ao tecido veludoso (aveludado)
Glabrosas	Aspecto visual de cera ou manteiga, semelhante às colônias bacterianas

O relevo também pode ser classificado de diferentes formas, como: (1) colônias cerebriformes (presença de circunvoluções e semelhantes ao aspecto observado nos cérebros); (2) colônias rugosas (variação das colônias cerebriformes, mas com pregas não tão evidentes, localizadas a partir do centro da colônia); (3) colônias apiculadas (presença de saliência na parte central da colônia, semelhante a um cume); (4) colônias crateriformes (apresentam aspecto de cratera devido ao aprofundamento no meio da colônia).

Veja, na Figura 2, o aspecto de colônias fúngicas quanto à sua textura.

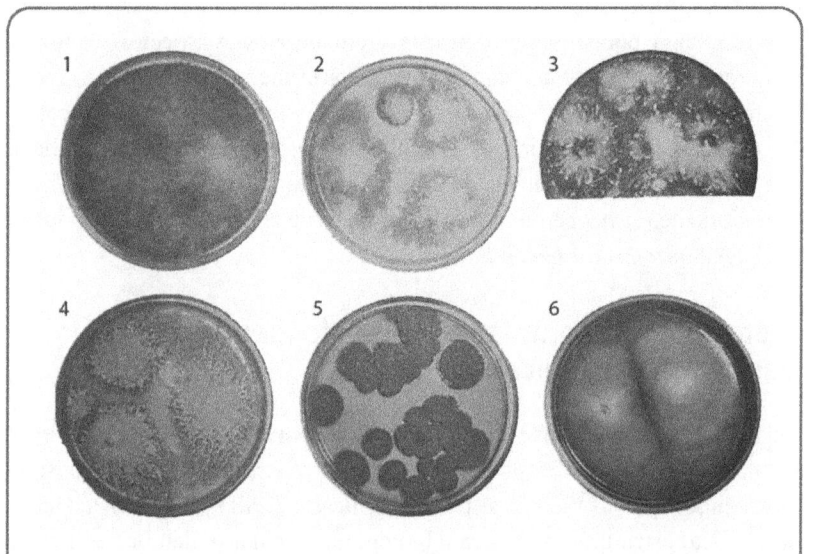

Figura 2. Aspecto das colônias fúngicas quanto à textura: 1. colônias algodonosas; 2. colônias furfuráceas; 3. colônias arenosas; 4. colônias penugentas; 5. colônias veludosas; 5. colônias glabrosas.
Fonte: Adaptada de Sidrim e Rocha (2003).

Em relação à pigmentação, é fundamental considerar o local no qual a pigmentação está presente, visto que pode ser na superfície da colônia ou no reverso. Desse modo, é preciso avaliar se o pigmento encontra-se apenas na superfície ou no reverso da colônia, se está em ambos os locais e se o pigmento é capaz de difundir-se. As colônias variam em relação à cor; usualmente, a coloração varia de branca a creme, acinzentada ou rósea. Além disso, a coloração da colônia não é um aspecto que se mantém uniforme, de modo que as tonalidades podem variar conforme o meio de cultivo.

O fungo *Sporothrix schenckii* pode ser identificado a partir da macroscopia da colônia pela formação de bordas que se tornam escura gradativamente, de acordo com o envelhecimento da colônia, pela ação da enzima tirosinase. No *Blastomyces dermatitidis*, as colônias são enrugadas, de consistência macia e com coloração de branca a marrom. *Histoplasma capsulatum* apresenta colônia de coloração branco-cotonosa e aspecto filamentoso, que, posteriormente, torna-se acastanhada e granulosa. A colônia do fungo *Paracoccidioides brasiliensis* tem cor creme, aspecto enrugado e cerebriforme (MADIGAN et al., 2016, MEZZARI; FUENTEFRIA, 2012). *Coccidioides immitis* apresenta colônia algodonosa, com micélios aéreos variando de brancos a acastanhados.

Essas características são uma forma de auxiliar na identificação das espécies fúngicas e podem ser encontradas alterações nesses aspectos. Os fungos são organismos que se adaptam ao meio, conforme a necessidade, e, consequentemente, mudanças nas suas propriedades fenotípicas podem ocorrer. No caso dos fungos dimórficos, o tempo de crescimento também auxilia na sua identificação. São fungos de crescimento lento (>15 dias) *Histoplasma capsulatum* e *Paracoccidioides brasiliensis*, e de crescimento moderado (8 a 14 dias), *Sporothrix schenckii*.

Metodologias complementares de identificação das espécies fúngicas

Quando o fungo não consegue ser identificado por exame direto e/ou cultura, técnicas complementares podem ser realizadas para auxiliar o diagnóstico. Desse modo, provas biológicas para identificar o perfil nutricional, avaliação sorológica, estrutura antigênica e biologia molecular podem ser utilizadas como recursos para o resultado diagnóstico.

O perfil nutricional é uma avaliação complementar, pois os fungos filamentosos possuem características nutricionais especiais em relação aos dimórficos. Essas características auxiliam, sobretudo, na identificação dos fungos dermatófitos, que infectam estruturas queratinizadas superficiais (pele, pelos e unhas). Nesse caso, o grupo de fungos dermatófitos representados pelos gêneros *Trichophyton*, *Epidermophyton* e *Microsporum* cresce em meios especiais enriquecidos devido às exigências nutricionais.

Os fungos podem ser analisados quanto aos dados sorológicos por meio da quantificação de anticorpos circulantes. A análise pode ser útil no monitoramento do paciente durante e após determinado tratamento antifúngico. Diversos testes podem ser realizados, tais como teste de imunodifusão radial, aglutinação de partículas de látex, fixação de complemento, imunofluorescência indireta, enzimaimunoensaio e imunoeletroforese.

A estrutura antigênica das espécies fúngicas, cuja produção de metabólitos ativos age como antígenos que podem ser específicos, ou não, às espécies, pode ser útil. Nos fungos patogênicos, essa estrutura costuma ser complexa, de modo que análises químicas, físicas, imunológicas ou bioquímicas podem ser realizadas. A eletroforese e suas variações são as técnicas mais recomendadas para auxiliar na identificação fúngica. Os fungos dimórficos *Paracoc-*

cidioides brasiliensis, *Histoplasma capsulatum* e *Blastomyces dermatitidis* compartilham 25 imunógenos, mas o *Paracoccidioides brasiliensis* apresenta um antígeno específico (E2), que permite a diferenciação entre as espécies fúngicas (LACAZ et al., 2002).

A biologia molecular é indispensável para a determinação de resultados rápidos, precisos e exatos aos agentes patológicos. Desse modo, empregam-se as técnicas moleculares para a determinação dos principais fungos responsáveis por causar micoses cutâneas, subcutâneas e sistêmicas e as que são de caráter oportunista. Com esse recurso, são obtidos resultados com alta sensibilidade e especificidade. Para os fungos filamentosos que dependem da identificação das propriedades fenotípicas estruturais, as quais se baseiam nas estruturas reprodutivas assexuadas ou sexuadas apresentadas pelas espécies em diferentes meios de cultura, a biologia molecular promove um resultado diagnóstico mais fácil.

Exemplo

Você é o profissional responsável pelo setor de micologia de um laboratório e, ao descrever o laudo da avaliação microscópica da colônia em investigação, apontou o seguinte resultado:
- Cultura em ágar Mycosel de lesão nodular no braço direito, com 10 dias de incubação em temperatura ambiente. Colônia filamentosa, de brilho nacarado.
- Frente: cor escura nas bordas.
- Reverso: pigmento escuro na borda.
- Espécie fúngica identificada: *Sporothrix schenckii*.

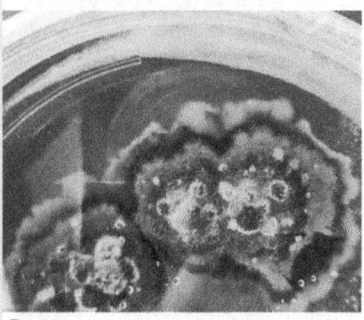

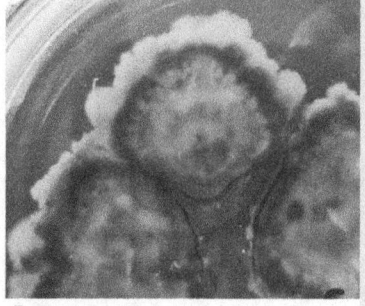

Frente | Reverso

Fonte das imagens: Adaptada de Oliveira (2013).

Exercícios

1. Os fungos dimórficos caracterizam-se por apresentar duas morfologias distintas: sob a forma tanto de leveduras quanto de fungos filamentosos conforme, principalmente, as condições de temperatura. Dentre as espécies fúngicas a seguir, qual é confundida como fungo dimórfico por sua capacidade de pleomorfismo?
   a) *Blastomyces dermatitidis*.
   b) *Candida albicans*.
   c) *Paracoccidioides brasiliensis*.
   d) *Histoplasma capsulatum*.
   e) *Mucor indicus*.

2. A avaliação macroscópica das colônias faz parte das etapas de diagnóstico da espécie fúngica. Observando a imagem de uma colônia a seguir, quais critérios fazem parte da sua avaliação?

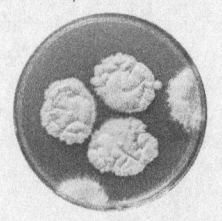

   Fonte: Adaptada de Suchat Micro/Shutterstock.com
   a) Tamanho da colônia, presença de hifas e bordas.
   b) Relevo, pigmentação e consistência.
   c) Bordas, consistência e pigmentação.
   d) Textura, pigmentação e tamanho da colônia.
   e) Presença de dimorfismo, tamanho da colônia e relevo.

3. Leia a frase a seguir:
   "O tipo e a qualidade da amostra biológica submetida ao laboratório de micologia são fatores importantes no sucesso do isolamento e da identificação do verdadeiro agente etiológico de infecções fúngicas" (LEVY, 2004, p. 361).
   Desse modo, selecione a alternativa correta no que diz respeito à coleta de amostras biológicas para a investigação fúngica.
   a) Amostras de sangue devem ser coletadas em frascos de EDTA para melhor preservação das estruturas vegetativas.
   b) Amostras de liquor devem ser imediatamente refrigeradas após a sua coleta.
   c) Deve-se priorizar a expectoração pós-refeições na coleta de escarro, após gargarejo com água limpa ou fervida.
   d) Tecidos obtidos por biópsia devem ser colocados em recipiente estéril com salina.
   e) Amostras de pelos, unhas e pele são aliquotadas em solução KOH a 20% para posterior exame microscópico e inoculação em meio de cultura.

4. Os fungos dimórficos são bastante estudados devido ao seu interesse clínico na manifestação de doenças sistêmicas. Sobre eles, marque a assertiva correta.
   a) O dimorfismo não é considerado uma característica de patogenicidade.
   b) O dimorfismo depende da temperatura e da concentração de O_2 no meio.
   c) Os fungos dimórficos são leveduriformes a 25°C e filamentosos a 37°C.

d) Criptococose, blastomicose e paracoccidioidomicose são algumas das doenças provocadas.
e) Para a verificação do dimorfismo, os fungos devem ser cultivados à temperatura ambiente e a 37°C.

5. Na investigação diagnóstica, a diferenciação entre fungos dimórficos e filamentosos é fundamental para auxiliar o profissional na identificação do patógeno. Sendo assim, sem considerar as particularidades de cada espécie, qual das características a seguir é importante na diferenciação entre os grupos?
a) Análise dos resultados sorológicos.
b) Análise do perfil molecular.
c) Avaliação das colônias.
d) Exame direto microscópico.
e) Avaliação do perfil nutricional.

Referências

BRASIL. Agência Nacional de Vigilância Sanitária. *Microbiologia Clínica para o Controle de Infecção Relacionada à Assistência à Saúde*: módulo 8, detecção e identificação de fungos de importância médica. Brasília, DF: Anvisa, 2013. Disponível em: <https://www20.anvisa.gov.br/segurancadopaciente/index.php/publicacoes/item/deteccao-e-identificacao-de-fungos-de-importancia-medica>. Acesso em: 20 out. 2018.

BROOKS, G. F. et al. *Microbiologia médica de Jawetz, Melnick e Adelberg (Lange)*. 26. ed. Porto Alegre: Penso, 2015.

LACAZ, C. S. et al. *Tratado de micologia médica*. 9. ed. São Paulo: Sarvier, 2002.

LEVINSON, W. *Microbiologia médica e imunologia*. 13. ed. Porto Alegre: McGraw-Hill, 2016.

MADIGAN, M. T. et al. *Microbiologia de Brock*. 14. ed. Porto Alegre: Artmed, 2016.

MEZZARI, A.; FUENTEFRIA, A. M. *Micologia no laboratório clínico*. Barueri: Manole, 2012.

SIDRIM, J. J. C.; ROCHA, M. F. G. *Micologia médica*: à luz de autores contemporâneos. Rio de Janeiro: Guanabara Koogan, 2003.

TORTORA, G. F.; FUNKE, B. R.; CASE, C. L. *Microbiologia*. 12. ed. Porto Alegre: Artmed, 2018.

WANKE, B.; AIDÊ, M. A. Capítulo 6: Paracoccidioidomicose. *Jornal Brasileiro de Pneumologia*, v. 35, n. 12, 2009. Disponível em: <http://jornaldepneumologia.com.br/detalhe_artigo.asp?id=416>. Acesso em: 22 out. 2018.

Leituras recomendadas

LEVY, C. E. *Manual de Microbiologia Clínica para o Controle de Infecção em Serviços de Saúde*: edição comemorativa para o IX Congresso Brasileiro de Controle de Infecção e Epidemiologia Hospitalar. Brasília, DF: Anvisa, 2004. Disponível em: <http://bvsms.saude.gov.br/bvs/publicacoes/manual_microbiologia_completo.pdf>. Acesso em: 22 out. 2018.

OLIVEIRA, J. C. *Atlas de Micologia Médica*: colônias. 2013. Disponível em: <https://controllab.com/pdf/atlas_micologia_colonias.pdf>. Acesso em: 22 out. 2018.

Diagnóstico laboratorial de leveduras

Objetivos de aprendizagem

Ao final deste texto, você deve apresentar os seguintes aprendizados:

- Distinguir as leveduras de importância médica.
- Explicar quais são os procedimentos para coleta dos principais materiais biológicos utilizados na investigação laboratorial.
- Reconhecer os métodos laboratoriais de diagnóstico de leveduras.

Introdução

As infecções por leveduras podem ser de diferentes gravidades — desde baixa até gravíssima — e, por isso, podem ser superficiais ou oportunistas. Por isso, você, como profissional, deve estar atento a como se deve realizar o diagnóstico laboratorial das principais infecções fúngicas causadas pelas leveduras, a fim de liberar um resultado correto e representativo da condição clínica do paciente. Para tal, é importante que a coleta da amostra seja correspondente ao sítio de infecção e que se tenha atenção às recomendações que devem ser tomadas para a coleta dos diferentes tipos de material clínico a partir do qual pode ser realizada a investigação das leveduras.

Portanto, neste capítulo, você vai aprender sobre as principais leveduras de interesse para a micologia médica, quais são as principais características associadas à sua identificação e quais manifestações clínicas elas podem provocar nos seres humanos. Além disso, estudará a respeito das metodologias que podem ser utilizadas para o diagnóstico das leveduras e sobre como esse conhecimento pode orientar o profissional no momento do resultado.

Leveduras de interesse clínico

As leveduras de interesse para a micologia clínica estão associadas ao seu grau de patogenicidade para os seres humanos. Além disso, há um aumento na incidência de infecções oportunistas por leveduras em contextos de agressividade dos tratamentos quimioterápicos, aumento no número de transplantes de órgãos, portadores do vírus da imunodeficiência humana (HIV) e outras doenças crônicas (MACEDO et al., 2009). As principais leveduras são do gênero *Candida*, *Cryptococcus*, *Trichosporon*, *Rhodotorula*, *Geothichum* e *Malassezia*.

O gênero **Candida** faz parte da microbiota normal e, consequentemente, representa fungos oportunistas. Quando infectante, pode causar desde candidíase, vaginite, esofagite e assaduras até infecções disseminadas, como endocardite e infecções na corrente sanguínea (candidemia). A identificação da levedura ocorre pela visualização de pseudo-hifas. As colônias são semelhantes às formadas por bactérias, com aspecto cremoso, branco e opaco. Pela prova do tubo germinativo, o qual é formado em soro a 37°C, é possível distinguir *Candida albicans* das demais espécies. Além disso, observa-se a presença de clamidósporos, os quais, geralmente, são formados por *C. albicans*, mas não por outras espécies de *Candida*. Testes sorológicos raramente são úteis. Como teste confirmatório da infecção, pode-se realizar teste imunológico para determinar se a resposta imune está normal (LEVINSON, 2016).

O gênero **Cryptococcus** se caracteriza pela presença de uma cápsula polissacarídica; está presente no solo e está associado às fezes de pombos. A contaminação ocorre pela inalação do fungo, que, ao infectar o homem, causa a doença denominada criptococose, que é oportunista e tem grau de gravidade é alto. O gênero apresenta 19 espécies de interesse, dentre as quais a principal espécie patogênica é o *C. neoformans*, que é o agente principal no desenvolvimento de meningite fúngica e infecta o líquor. O *C. gatti* também é potencial contaminante e se dissemina pelo sistema nervoso central, apesar de não ser tão frequente.

Exame complementar ao exame direto microscópico (em que a cápsula do fungo é evidenciada pelo uso da tinta da China ou nanquim) e à cultura é o teste sorológico pela análise antigênica. A identificação do antígeno capsular pode ser realizada em amostras de líquido cerebrospinal, urina e soro. O teste de aglutinação do látex em lâmina e testes imunoenzimáticos para o antígeno criptocócico apresenta resultado positivo em 90% dos pacientes com meningite criptocócica (MADIGAN et al., 2016).

O gênero **Trichosporon** infecta o homem e manifesta-se causando a *piedra* branca, que é uma micose superficial que acomete, principalmente, os fios de cabelo. No entanto, pode ser um fungo emergente, provocando infecção sistêmica. No exame direto, a levedura apresenta hifas, pseudo-hifas, blastoconídios e artroconídios. As colônias podem ser brancas ou amareladas, com uma textura suave, cremosa, cerebriforme, pulverulenta ou úmida. Em relação aos testes fisiológicos, eles assimilam vários carboidratos e outras fontes de carbono, mas não possuem capacidade de fermentação. Uma das principais características do gênero *Trichosporon* spp. é sua capacidade de hidrolizar a ureia (MONTOYA; GONZÁLEZ, 2014).

O fungo está presente, sobretudo, em regiões de clima tropical e temperado. A doença provoca a formação de nódulos amarelados, irregulares e de consistência mole, que aderem à cutícula dos pelos. Esses nódulos podem ser vistos na análise microscópica do pelo com o uso de KOH 10–40%. Apenas os pelos pubianos perianais, axilas, bigode e barba são acometidos, e o fungo não se espalha para a pele.

Outra levedura de interesse clínico é a **Rhodotorula**, que infecta, principalmente, pele, unhas e conjuntiva. Pelo exame direto com o uso de tinta de nanquim, podem ser visualizadas células esféricas alongadas, com brotamento simples e encapsuladas, que podem ser confundidas com *C. neoformans*. Para o meio de cultivo, utiliza-se o ágar Sabouraud dextrose com clorafenicol e sem ciclo-heximidina, incubado de 48 a 72 horas em temperatura entre 32 a 35°C, que auxilia no diagnóstico diferencial do fungo. Provas de assimilação de carboidratos e redução de nitrogênio são avaliações complementares.

O gênero **Geothichum** apresenta uma espécie de interesse, o *Geotrichum candidum*, que é extremamente comum e tem distribuição mundial. Pode ser encontrado isolado no solo, ar, água, leite, tecidos vegetais e do trato digestivo em humanos e outros mamíferos. O envolvimento pulmonar é a forma mais frequentemente relatada da doença em humanos e animais, mas infecções brônquicas, orais, vaginais, cutâneas e alimentares também foram notadas. A identificação se dá pela observação de hifas hialinas, septadas e ramificadas, que se dividem em cadeias de artroconídios subglobosos a cilíndricos, hialinos, lisos, unicelulares. As colônias são de rápido crescimento, planas, de coloração branca até creme, aspecto seco e com relevo leveduriforme na parte central da colônia, sem pigmento reverso. Testes fisiológicos podem ser realizados para auxiliar no diagnóstico.

O gênero **Malassezia** está presente nas micoses cutâneas, como a pitiríase versicolor. A manifestação clínica se dá por manchas de pele mais claras ou mais escuras do que a pele ao redor, geralmente no tronco e nos ombros. No exame direto microscópico, observa-se a presença de hifas curtas de parede grossa, septadas, ligeiramente curvadas e irregulares, e elementos leveduriformes arredondados, ovais, isolados ou agrupados em cachos. São os fungos mais comumente encontrados na pele, fazendo parte, inclusive, da microbiota cutânea normal. As principais espécies são *Malassezia globosa*, *Malassezia restricta* e *Malassezia furfur*. A *M. furfur* caracteriza-se por ser uma levedura lipofílica, de modo que, para o seu crescimento, é necessária a presença de lipídios. O diagnóstico pode ser confirmado por exame microscópico direto de raspados da pele infectada, no qual se observa a presença de hifas curtas não ramificadas e células esféricas (MADIGAN et al., 2016).

Procedimentos para coleta dos principais materiais biológicos utilizados na investigação laboratorial

Para que os agentes fúngicos sejam identificados, é necessário que o tipo de amostra seja compatível com o sítio da infecção. Além disso, a coleta do material biológico inclui a coleta propriamente dita, o transporte e o processamento, que devem ser realizados corretamente. Todos esses cuidados fazem parte da fase pré-analítica, de modo que os seguintes aspectos devem ser considerados:

- experiência do profissional que vai realizar o exame;
- comunicação entre os clínicos, vigilância e laboratório para o direcionamento do tipo de amostra e da quantidade a ser coletada;
- cuidados com a coleta, uso de frascos e meios utilizados para transporte e armazenamento das amostras;
- identificação correta das amostras, incluindo a identificação do paciente, data de coleta, presunção de diagnóstico (para auxiliar no direcionamento das análises laboratoriais) e tempo de resposta ao clínico pelo laboratório.

Os procedimentos para coleta dos principais materiais biológicos são bastante variados, visto que se modificam conforme o material clínico que for ser utilizado (Quadro 1). Neste capítulo, veremos alguns deles. Para todas as amostras, o requisito básico é realizar uma assepsia correta e rigorosa, pois, assim, garante-se que não ocorra contaminação da amostra.

Quadro 1. Procedimentos para coleta de amostras

Escarro	Recolher, de preferência, a primeira expectoração da manhã, após gargarejo com água limpa ou fervida, em frasco de boca larga, esterilizado. Não deve conter saliva.
Sangue e aspirado de medula óssea	Fazer antissepsia rigorosa no local da punção e coletar cerca de 5 a 6 mL de sangue venoso, que deverá ser injetado diretamente em frasco contendo meio de cultura. A última gota de material deve ser distendida em uma lâmina de microscopia para coloração de Giemsa.
Liquor	Fazer antissepsia rigorosa no local da punção. Coletar 2 mL ou mais para exame microscópico e cultura para fungos. Os tubos, na rotina hospitalar, devem ser usados na seguinte sequência: 1° exame bioquímico, 2° exame de celularidade, 3° microbiológico. Reduz-se, assim, a possibilidade de isolamento de contaminantes da pele. Entretanto, a coleta da amostra em tubos específicos para cada um desses exames aumenta a sensibilidade do exame micológico e, por isso, deve ser recomendada.
Tecido obtido por biópsia, necropsia e peças operatórias	Colher assepticamente, utilizando instrumentos estéreis, e colocar o material em recipiente estéril, com salina. Não adicionar nenhum líquido fixador.
Urina	A amostra biológica mais apropriada para o diagnóstico de micose do trato urinário é obtida por sondagem ou citoscopia. Quando não for possível, fazer a higiene do local e coletar urina de jato médio. Colher 3 a 5 mL de urina em frasco estéril. Urina de 24 horas não têm valor para diagnóstico micológico.
Secreção vaginal	Com auxílio de espéculo, coletar material da lesão ou do fundo de saco vaginal com *swab* estéril. Mergulhar o *swab* umedecido em salina estéril e enviar o tubo ao laboratório.
Líquidos corporais (pleural, ascítico, pericárdico e sinovial)	Fazer assepsia rigorosa no local da punção. Coletar cerca de 5 a 10 mL de líquido em tubo de ensaio estéril.

(Continua)

(Continuação)

Quadro 1. Procedimentos para coleta de amostras

Pele e pelos	Se possível, descontaminar a pele com álcool 70% antes da coleta. Raspar, com lâmina de bisturi, as escamas cutâneas da borda das lesões. Pode-se utilizar, também, uma lâmina de microscopia. Colocar o material entre duas lâminas limpas, de preferência esterilizadas, vedando-se as bordas das lâminas com fita adesiva para evitar perda do material. Os pelos cortados devem ser retirados com pinça estéril e acondicionados entre lâminas ou em potes, de preferência esterilizados.
Unhas	Fazer limpeza prévia das unhas, escovando com água e sabão. Cortar com tesoura e desprezar a parte descolada da unha e, com lâmina de bisturi, raspar as áreas mais profundas e pulverulentas. Colocar esse material entre lâminas e vedá-las com fita adesiva.

Fonte: Adaptado de Brasil (2013).

Além dos materiais citados, podemos analisar aspirado gástrico, aspirado traqueal, secreção obtida por broncoscopia, fezes, secreção de conduto auditivo externo, material de micose ocular, lesão de nariz e seios paranasais, mucosa oral e orofarinfe, pus e material de abcesso (BRASIL, 2013). Conforme o tipo de amostra, espera-se encontrar agentes fúngicos distintos:

- Unhas, escamas de pele: *Candida* spp., *Malassezia* sp.
- Liquor: *Cryptococcus* sp.
- Secreção vaginal: *Candida* sp.
- Secreções (trato respiratório, nasal, oral, naso-faringe): *Cryptococcus* sp., *Candida* sp., *Geothichum*.
- Tecidos, pus e aspirados (subcutâneo, ganglionar, cerebral, pulmonar, mucosa): *Cryptococcus* sp., *Candida* sp.
- Pelos: *Trichosporon*.
- Unhas: *Rhodotorula*.

Identificação laboratorial das leveduras

A principal forma de identificação das espécies fúngicas é por meio do exame microscópico direto e/ou cultivo. Quando não é possível fazer a distinção durante essas etapas, exames complementares são realizados. Alguns desses procedimentos já foram citados para as principais leveduras de interesse clínico, visto que são provas diferenciais e confirmatórias na identificação de certos agentes fúngicos. Independentemente disso, para a identificação da espécie do isolado fúngico, são necessários alguns procedimentos; para isso, há testes bioquímicos, biológicos, fisiológicas, sorológicos e moleculares.

Esses testes, juntos a outros, podem ser utilizados para a determinação taxonômica das espécies fúngicas (LACAZ et al., 2002). Desse modo, realiza-se:

- utilização de fontes de C e de N;
- exigências nutricionais para o cultivo (adição suplementar de nutrientes);
- crescimento a temperaturas elevadas;
- desenvolvimento em meios especiais, com alto teor de carboidratos e/ou cloreto de sódio;
- formação de metabólitos;
- suscetibilidade das leveduras a determinados antibióticos;
- zimograma.

A primeira etapa é o exame direto, na microscopia, e os elementos que poderão ser observados são: cápsula, ascos, blastoconídeos, clamidoconídios, artroconídios, hifas e pseudo-hifas. A análise macroscópica ocorre pela observação do crescimento em meio de cultura. As leveduras se desenvolvem em temperaturas de 25 a 37°C e são, usualmente, semeadas em ágar Sabouraud dextrose e ágar infusão de cérebro-coração, o qual é indicado para a obtenção da fase leveduriforme dos fungos. Para fungos dismórficos entre as temperaturas de 35 e 37°C, pode-se utilizar ágar Sabouraud chocolate. As colônias caracterizam-se por serem glabras, com coloração branca ou bege, com textura cremosa e superfície lisa (MEZZARRI; FUENTEFRIA, 2012).

No exame microscópico direto, utiliza-se corantes especiais, como a tinta de nanquim ou da China, capaz de identificar as leveduras encapsuladas do *Cryptococcus* e do *Rhodotorula*. Para o exame, adiciona-se uma gota do corante junto à amostra entre lâmina e lamínula e observa-se em microscópio na objetiva de 10 e 40x.

Não é possível distinguir, de forma geral, as espécies fúngicas pelas características das colônias. No entanto, alguns gêneros, como *Rhodotorula*, *Cryptococcus* e *Trichosporon*, possuem um aspecto diferenciado, que pode auxiliar no reconhecimento das espécies. *Rhodoturula* pode apresentar colônia de pigmentação alaranjada, avermelhada; *Cryptococcus*, pela presença da cápsula polissacarídea, apresenta um aspecto de colônia mucoide; *Trichosporon*, colônia de aspecto seco e superfície rugosa.

Para garantir que o resultado está correto, é necessário assegurar-se de que o crescimento da levedura em meio de cultivo que não foi contaminado, pois muitos dos microrganismos apontados como infectantes podem fazer parte da microbiota normal. Isso pode ocorrer no caso de cultivo de urina, escarro, lavado brônquico, pele, vagina e outros locais (SIDRIM; ROCHA, 2003). No entanto, em líquidos corporais considerados estéreis, como líquor, sangue, biópsia pleural e hepática, a presença de um agente fúngico já está associada a um quadro infeccioso, a menos que tenha ocorrido contaminação das amostras (SIDRIM; ROCHA, 2003).

O exame direto microscópico é a primeira etapa realizada na investigação diagnóstica e, a partir dele, já é possível observar a presença de estruturas vegetativas e reprodutivas. Análise sorológica, perfil molecular, avaliação das colônias e perfil nutricional são etapas que podem, ou não, ser realizadas posteriormente.

De forma complementar, é avaliado o perfil nutricional por meio de provas bioquímicas conforme a apropriação das leveduras em utilizar carboidratos e compostos nitrogenados como fonte de carbono e de nitrogênio. Esse conhecimento é importante, também, para a identificação de fungos dermatófitos, como *Microsporum* ou *Thichophyton*. No caso, o teste denominado auxonograma consiste na avaliação quanto à assimilação de carbono e nitrogênio; o zimograma, por sua vez, é em relação à fermentação dos açúcares.

O auxonograma pode basear-se tanto na habilidade que as leveduras apresentam de crescer aerobicamente na presença de determinado carboidrato utilizado como fonte de energia quanto na habilidade que as leveduras têm de crescer aerobicamente na presença de um composto nitrogenado utilizado como fonte única de nitrogênio. O meio de cultivo é destituído de qualquer fonte de carbono ou nitrogênio, visto que determinadas espécies fúngicas são incapazes de crescer sem a fonte de certos nutrientes (MEZZARI; FUENTE-FRIA, 2012; BRASIL, 2013).

A técnica se dá em meio ágar, no qual são aliquotados os carboidratos (ou utiliza-se papel filtro impregnado com carboidratos) ou nitrogenados. O resultado positivo se dá a partir da observação do halo de crescimento da levedura conforme o carboidrato avaliado. As fontes de carbono que podem ser utilizadas são dextrose, maltose, sacarose, galactose, lactose, trealose, xilose, manitol, enquanto as fontes nitrogenadas utilizam peptona (controle positivo) e nitrato de potássio (BRASIL, 2013).

O auxonograma de carboidratos pode ser feito de forma automatizada, com a realização da inoculação em poços nos quais há substratos diferentes para produzir o perfil bioquímico. A variabilidade pode alterar-se conforme o representante, mas é possível realizar a observação de diferentes propriedades de assimilação de carboidratos; o resultado é liberado entre 24 a 72 horas (MEZZARI; FUENTEFRIA, 2012).

O zimograma baseia-se na habilidade da levedura em crescer anerobicamente na presença de um determinado açúcar fornecido como fonte de energia. O resultado é obtido pela observação de gás e alteração no pH. O teste é realizado em tubo de ensaio, no qual o fungo é inoculado e que contém maltose, sacarose, galactose, lactose e trealose. Os tubos são incubados a 25–30°C entre 24 a 48 horas, e o acompanhamento pode ser realizado a cada 5 dias até completar 28 dias.

A prova da urease é um teste bioquímico que tem como princípio verificar a capacidade do fungo em hidrolisar a urease, tornando o meio alcalino. Para verificar a alteração, utiliza-se um indicador de pH. No teste, aplica-se uma porção da colônia para o ágar *Christensen* ureia e incuba-se entre 25 a 30°C por 5 dias. Após esse período, caso haja a ação do fungo e o indicador de pH seja o vermelho de bromofenol, o meio irá alterar da coloração original amarela para rósea, indicando a ação do agente fúngico.

Esse teste pode ser utilizado para distinguir duas espécies do mesmo gênero, como é o caso do *Thichophyton mentagrophytes* do *Thichophyon rubrum*. O *T. mentagrophytes* é urease-positivo e o *T. rubrum*, urease-negativo. Além disso, a análise pode auxiliar no reconhecimento dos gêneros *Cryptococcus*, *Trichosporon* e *Rhodotorula*, que são positivos de *Candida*, e para *Geotrichum*, negativos (MEZZARI; FUENTEFRIA, 2012).

Dentre as provas fisiológicas, cita-se a prova do tubo germinativo, que auxilia o diagnóstico de algumas espécies do gênero *Candida*. A *Candida albicans* (Figura 1) apresenta, em sua maioria (entre 85–90%), produção de tubo germinativo quando exposta a condições ideais. O tubo germinativo trata-se de uma projeção alongada que emerge da levedura ao entrar em contato com o soro humano a 37°C, durante 2 a 3 horas.

O procedimento é realizado a partir da suspensão da colônia de interesse isolada em 0,5 a 1 mL de soro estéril humano, coelho, cavalo, carneiro. A suspensão é incubada a 37°C durante 2 a 3 horas. Após esse período, retira-se uma gota da suspensão e analisa-se entre lâmina e lamínula no microscópio. Na análise microscópica, é possível observar o desenvolvimento, pela levedura, de tubos germinativos. Deve-se tomar o cuidado de não confundi-los com pseudo-hifas, que podem estar presentes. O tubo germinativo tem morfologia asseptada, com lados paralelos, sem constrição no ponto de inserção da estrutura da parede celular onde ocorre a projeção (MEZZARI; FUENTEFRIA, 2012; BRASIL, 2013).

> **Fique atento**
>
> Na prova do tubo germinativo, resultados falso-negativos podem ser obtidos em pacientes com neoplasia em tratamento de quimioterapia ou em pacientes em tratamento antifúngico, quando utiliza-se uma alíquota muito grande do isolado ou quando o soro utilizado na prova tiver sido submetido à refrigeração por tempo prolongado. Resultados falso positivos podem ocorrer quando o tempo de incubação for superior a 3 horas, visto que outras espécies de *Candida* e de outros gêneros podem formar tubo germinativo nesse período.

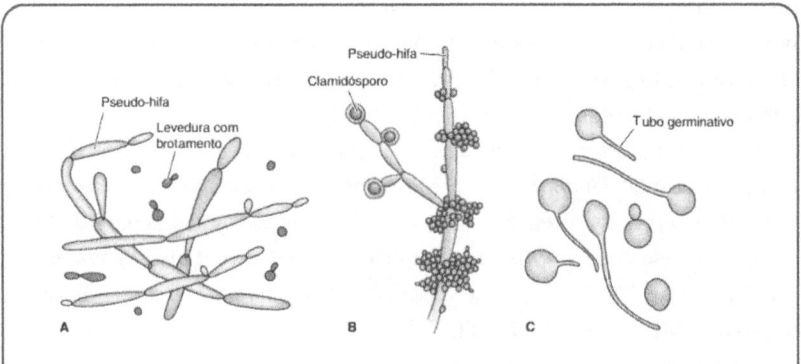

Figura 1. *Candida albicans.* a) Leveduras em brotamento e pseudo-hifas em tecidos ou exsudatos. b) Pseudo-hifa e clamidósporos em cultura a 20°C. c) Tubos germinativos a 37°C.
Fonte: Adaptada de Levinson (2016).

Outro teste que pode ser utilizado para identificar *Candida*, e que faz parte dos testes fisiológicos, é o cultivo em lâmina para prova de filamentação e produção de clamidósporo, denominado prova de microcultivo. O princípio da análise baseia-se em que a incubação das leveduras em baixa tensão de oxigênio estimula a produção de conídios e filamentação, de modo que, conforme as estruturas formadas, é possível distinguir as espécies fúngicas. A presença de hifas hialinas, septadas e ramificadas se constata no gênero *Candida*, enquanto a formação de clamidósporos está associada a, aproximadamente, 90% das espécies de *Candida abicans*. Outros resultados podem ser obtidos, como, por exemplo, no caso de se constatar blastoconídios sem hifas ou pseudo-hifas, o que é indicativo de *Cryptococcus, Candida glabrata, Rhodhotorula* ou *Saccharomyces*. Presença de artroconídios, blastoconídios e hifas indicam espécies de *Thichosporon,* e de hifas e artroconídios, *Geothichum candidum*.

Veja, na Figura 2, a micromorfologia das principais leveduras patogênicas humanas em ágar fubá.

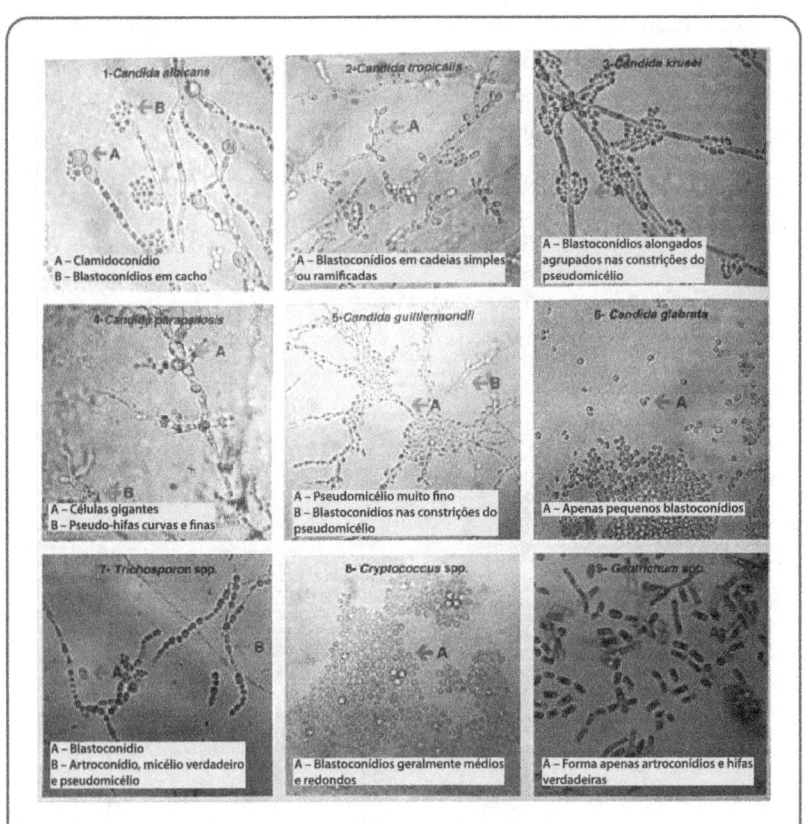

Figura 2. Micromorfologia das principais leveduras patogênicas humanas em ágar fubá – Tween 80. 1. *Candida albicans*; 2. *C. tropicalis*; 3. *C. krusei*; 4. *C. parapsilosis*; 5. *C. guilliermondii*; 6. *C. glabrata*; 7. *Thichosporon* spp.; 8. *Cryptococcus* spp.; 9. *Geotrichum* spp.
Fonte: Adaptada de Sidrim e Rocha (2003).

Como realizar a orientação diagnóstica das leveduras

Sabendo quais testes podem ser executados, assim como o princípio e os resultados que podem ser obtidos, é possível seguir um esquema que auxilia na identificação das principais leveduras de interesse médico. Uma vez que a *Candida* é uma levedura patogênica bastante comum, pode-se iniciar a investigação diagnóstica pela prova do tubo germinativo, cujo resultado já apontará a presença de *Candida albicans*, se for o caso. A presença de hifas no exame direto microscópico pode indicar a presença de *Thichosporon* sp., *Geotrichum* sp. e *Candida* sp. — conforme os demais elementos presentes, faz-se a diferenciação entre os gêneros. Na presença somente de blastoconídios e prova da urease positiva, conforme a coloração da colônia, é possível associar a presença de *Rhodotorula* sp. Caso a prova da urease tenha resultado negativo, provas complementares devem ser realizadas, como auxanograma e zimograma. Na Figura 3, veja um esquema simplificado dos resultados das provas bioquímicas e os resultados esperados.

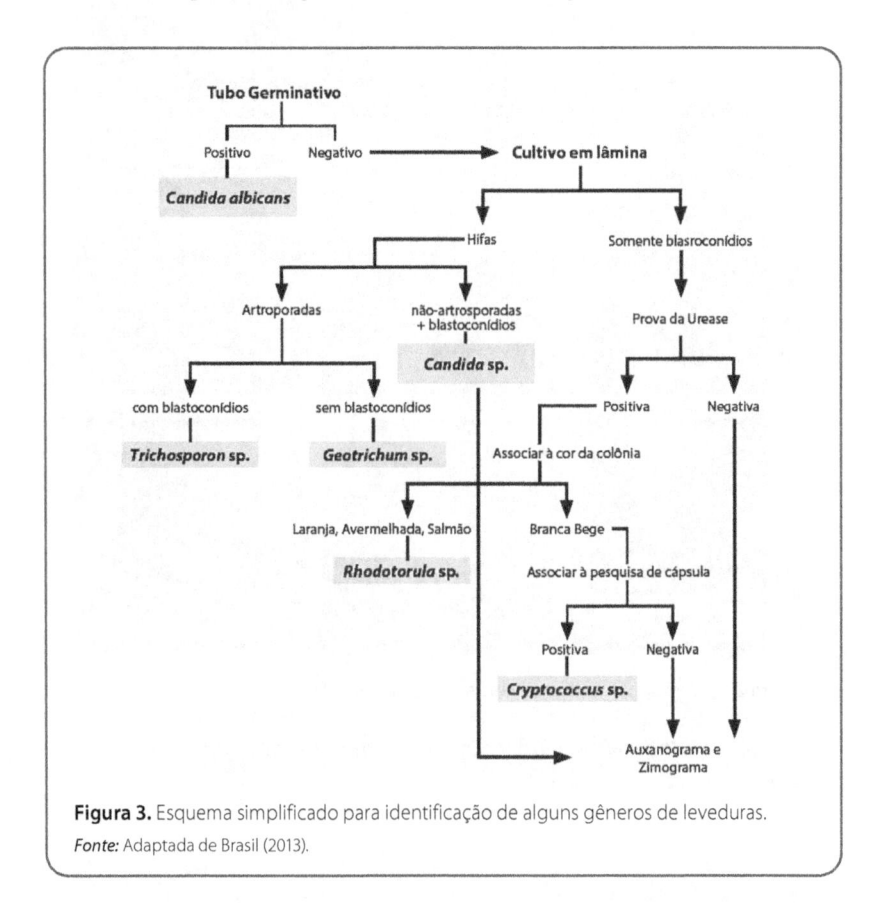

Figura 3. Esquema simplificado para identificação de alguns gêneros de leveduras.
Fonte: Adaptada de Brasil (2013).

O auxonograma e o zimograma são testes que permitem identificar o perfil dos agentes fúngicos e, quando as provas anteriores forem inconclusivas, podem auxiliar na investigação diagnóstica. Na Figura 4, pode-se ver um esquema simplificado dos resultados das provas bioquímicas e os resultados esperados conforme o patógeno.

Levedura	Tg	Cultivo em lâmina		Ur	Assimilação									Fermentação					
		Hifa	Ar		Sa	Ma	La	Ce	Tr	Ra	X	I	NO₂	Gl	Sa	Ma	La	Ra	Tr
C. albicans	+	+	-	-	+	+	-	-	+	-	+	-	-	+	-	+	-	-	V
C. tropicalis	-	+	-	-	+	+	-	V	+	+	+	-	-	+	V	+	-	-	+
C. parapsilosis	-	+	-	-	+	+	-	V	+	+	+	-	-	+	-	+	-	-	V
C. krusei	-	+	-	-	+	-	-	-	-	-	-	-	-	+	-	-	-	-	-
C. guilliermondii	-	+	-	-	+	+	-	+	+	+	+	+	-	+	-	-	-	+	V
C. glabrata	-	-	-	-	+	+	-	-	+	-	-	-	-	+	-	-	-	-	+
C. neoformans	-	-	-	+	+	+	-	V	+	V	+	+	-	-	-	-	-	-	-
Geotrichum	-	+	+	-	-	-	-	-	-	-	+	-	-	V	-	-	-	-	-
Trichosporon	-	+	+	V	+	+	+	+	V	V	+	-	-	-	-	-	-	-	-
Rhodotorula sp.	-	-	-	+	+	V	-	V	+	+	+	-	-	-	-	-	-	+	-
Saccharomyces	-	-	-	-	+	+	-	-	V	-	-	-	-	+	+	+	-	-	V

Tg = tubo germinativo, Ar = artrósporo, UR = urease, Sa = sacarose, Ma = matose, La = lactose, Ce = celubiose, T = trealose, Ra = rafinose, X = xifose, I = inositol, NO₂ = nitrato, Gl = glicose, + = pos, – = neg, V= variável

Figura 4. Identificação das principais leveduras de interesse médico.
Fonte: Adaptada de Brasil (2013).

Testes complementares

Os testes sorológicos podem ser realizados para o reconhecimento tanto de anticorpos quanto de antígenos e conforme interesse e investigação de cada fungo. No líquor infectado cujo agente fúngico possa ser o *Cryptococcus*, o antígeno capsular promove a elevação da titulação e pode ser detectado pelo teste de aglutinação com partículas de látex. Esse teste é chamado de teste do antígeno criptocócico, "crag" na sua forma abreviada. A diferenciação entre *C. neoformans* e *C. gattii* necessita de meios especializados, como meio canavanina-glicina-azul de bromotimol, que, na maioria das vezes, não se encontra disponível; portanto, muitas infecções por *C. gattii* podem não ser reconhecidas (LEVINSON, 2016; GOMES et al., 2010).

Já na candidíase sistêmica, por exemplo, não há indicadores sorológicos que permitem o diagnóstico seguro para a infecção. A detecção de antígenos como manana, que é um polissacarídeo predominante na parede celular dos fungos da espécie *Candida albicans,* não é empregado devido à baixa sensibilidade especificada associada ao teste.

Os exames de biologia molecular estão cada vez ganhando mais espaço nas análises laboratoriais, mas não são todos os laboratórios com suporte para o desenvolvimento desse tipo de análise. No entanto, há diversas técnicas que podem ser desenvolvidas e aplicadas para a identificação fúngica. As principais leveduras identificadas com essa metodologia são *Cryptococcus* e as espécies de *Candida* (MEZZARI; FUENTEFRIA, 2012).

Outro recurso que é amplamente utilizado e tem um custo mais baixo são os meios de cultura cromogênicos, que surgiram partir da década de 1990 e servem como uma ferramenta que auxilia na triagem de leveduras patogênicas. O princípio do método é realizar a diferenciação das colônias conforme a cor produzida, de modo a facilitar a detecção de culturas mistas. Esse recurso permite, também, que o resultado seja obtido de modo mais rápido e pode ser utilizado em situações de emergência nas quais o tratamento deve ser imediato (GIOLO; SVIDZINSKI, 2010).

Link

Para saber mais sobre o ágar cromogênico, acesse os links referentes a duas empresas que desenvolvem o produto para a diferenciação das espécies de *Candida* sp.

https://goo.gl/eYHEGi

https://goo.gl/J4GRSn

Exercícios

1. A Candidíase é uma infecção bastante comum entre a população e seu agente fúngico patológico é a *Candida albicans*. Na rotina laboratorial, é possível identificar facilmente a espécie fúngica a partir de qual avaliação?
   a) Prova da urease.
   b) Pesquisa de cápsula.
   c) Prova do tubo germinativo.
   d) Auxanograma.
   e) Zimograma.

2. Considerando-se que o material clínico deve estar relacionado com o sitio da infecção fúngica e que a coleta da amostra deve estar em volume e em condições adequados para o processamento e posterior investigação fúngica, em um paciente infectado com *piedra* branca, cujo agente fúngico é o *Trichosporon*, deve colher-se que tipo de amostra?
   a) Unhas.
   b) Pelo.
   c) Liquor.
   d) Sangue.
   e) Urina.

3. As colônias leveduriformes costumam apresentar as mesmas características, não sendo possível, usualmente, fazer distinção entre elas. No entanto, podem apresentar aspectos diferentes, que permitem a sua identificação. Considerando o aspecto da colônia fúngica citado, relacione-o com o gênero correto:
   Colônia de aspecto mucoide.
   Colônia de coloração alaranjada.
   Colônia de aspecto seco e superfície rugosa.
   Assinale a alternativa que compreenda os gêneros de fungos leveduriformes de interesse médico com tais características, respectivamente.
   a) *Cryptococcus, Rhodotorula e Geotrichum*.
   b) *Trichosporon, Rhodotorula e Geotrichum*.
   c) *Candida, Thichosporon e Cryptococcus*.
   d) *Cryptococcus , Rhodotorula e Trichosporon*.
   e) *Candida, Rhodotorula e Trichosporon*.

4. O exame direto microscópico é muito importante no direcionamento da suspeita do agente fúngico infectante. Conforme as estruturas vegetativas e reprodutivas observadas, a microscopia pode identificar a qual gênero o fungo pertence. Dentre as leveduras de interesse para a micologia médica, um deles caracteriza-se por apresentar hifas curtas, de parede grossa, septada, ligeiramente curvada e irregular. Desse modo, marque a assertiva que corresponde ao gênero fúngico que pode apresentar tal característica.
a) *Malassezia*.
b) *Cryptococcus*.
c) *Candida*.
d) *Rhodotorula*.
e) *Trichosporon*.

5. O auxanograma e o zimograma são testes fundamentais para discriminar o gênero e as espécies das leveduras. Sabendo da importância desses testes, relacione o princípio do auxanograma e do zimograma, respectivamente.
a) Assimilação de proteínas e fermentação de carboidratos.
b) Fermentação de fontes nitrogenadas e assimilação de fontes nitrogenadas.
c) Assimilação de carboidratos e fontes nitrogenadas e fermentação de carboidratos.
d) Fermentação de carboidratos e assimilação de carboidratos.
e) Assimilação de carboidratos e fontes nitrogenadas e fermentação de fontes nitrogenadas.

Referências

BRASIL. Agência Nacional de Vigilância Sanitária. *Microbiologia Clínica para o Controle de Infecção Relacionada à Assistência à Saúde*: módulo 8, detecção e identificação de fungos de importância médica. Brasília, DF: Anvisa, 2013. Disponível em: <https://www20.anvisa.gov.br/segurancadopaciente/index.php/publicacoes/item/deteccao--e-identificacao-de-fungos-de-importancia-medica>. Acesso em: 20 out. 2018.

GIOLO, M. P.; SVIDZINSKI, T. I. E. Fisiopatogenia, epidemiologia e diagnóstico laboratorial da candidemia. *Jornal Brasileiro de Patologia e Medicina Laboratorial*, Rio de Janeiro, v. 46, n. 3, p. 225-234, jun. 2010. Disponível em: <http://www.scielo.br/scielo.php?script=sci_arttext&pid=S1676-24442010000300009&lng=en&nrm=iso>. Acesso em: 29 out. 2018.

GOMES, F. S. et al. Quimiotipagem e caracterização fenotípica de Cryptococcus isolados em Belém, Estado do Pará, Brasil. *Revista Pan-Amazônica de Saúde*, Ananindeua, v. 1, n. 4, p. 43-49, dez. 2010. Disponível em: <http://scielo.iec.gov.br/scielo.php?script=sci_arttext&pid=S2176-62232010000400007&lng=pt&nrm=iso>. Acesso em: 29 out. 2018.

LACAZ, C. S. et al. *Tratado de micologia médica*. 9. ed. São Paulo: Sarvier, 2002.

LEVINSON, W. *Microbiologia médica e imunologia*. 13. ed. Porto Alegre: McGraw-Hill, 2016.

MACEDO, D. P. C. et al. Infecções oportunistas por leveduras e perfil enzimático dos agentes etiológicos. *Revista da Sociedade Brasileira de Medicina Tropical*, Uberaba, v. 42, n. 2, p. 188-191, abr. 2009. Disponível em: <http://www.scielo.br/scielo.php?script=sci_arttext&pid=S0037-86822009000200019&lng=en&nrm=iso>. Acesso em: 29 out. 2018.

MADIGAN, M. T. et al. *Microbiologia de Brock*. 14. ed. Porto Alegre: Artmed, 2016.

MEZZARI, A.; FUENTEFRIA, A. M. *Micologia no laboratório clínico*. Barueri: Manole, 2012.

MONTOYA, A. M.; GONZÁLEZ, G. M. Trichosporon spp.: an emerging fungal pathogen. *Medicina universitaria*, v. 16, n. 62, p. 37-43, Jan. 2014. Disponível em: <http://www.elsevier.es/en-revista-medicina-universitaria-304-articulo-trichosporon-spp-an--emerging-fungal-X1665579614283703>. Acesso em: 29 out. 2018.

SIDRIM, J. J. C.; ROCHA, M. F. G. *Micologia médica à luz de autores contemporâneos*. Rio de Janeiro: Guanabara Koogan, 2003.

Leituras recomendadas

BROOKS, G. F. et al. *Microbiologia médica de Jawetz, Melnick e Adelberg (Lange)*. 26. ed. Porto Alegre: Penso, 2015.

TORTORA, G. F.; FUNKE, B. R.; CASE, C. L. *Microbiologia*. 12. ed. Porto Alegre: Artmed, 2018.

UNIDADE 4

Micoses superficiais, cutâneas e subcutâneas

Objetivos de aprendizagem

Ao final deste texto, você deve apresentar os seguintes aprendizados:

- Identificar as micoses superficiais, cutâneas e subcutâneas de importância médica, reconhecendo suas características clínicas e patogênese.
- Descrever a epidemiologia das diferentes micoses superficiais, cutâneas e subcutâneas.
- Interpretar o diagnóstico laboratorial das micoses superficiais, cutâneas e subcutâneas.

Introdução

As micoses, junto às respostas imunes inapropriadas e à produção de toxinas, consistem nas principais formas que as espécies fúngicas utilizam para causar doenças. As micoses caracterizam-se como infecções fúngicas que variam em gravidade: podem ser desde infecções facilmente tratáveis até doenças sérias, que podem colocar a vida do indivíduo em risco. Elas podem ser superficiais, quando infectam as camadas mais superficiais do extrato córneo, cutâneas, quando invadem o extrato córneo, e subcutâneas, quando invadem as camadas subcutâneas da pele. As micoses superficiais, cutâneas e subcutâneas apresentam diferentes agentes etiológicos e são mais fáceis de tratar que as demais (sistêmicas e oportunistas).

O conhecimento dessas micoses, as espécies fúngicas e o diagnóstico laboratorial são importantes, visto que são bastante comuns entre a população e apresentam grande interesse para a micologia clínica.

Neste capítulo, portanto, você vai aprender a identificar essas micoses de importância médica, reconhecendo suas características clínicas e patogênese, descrevendo sua epidemiologia e interpretando o seu diagnóstico laboratorial.

Micoses superficiais, cutâneas e subcutâneas

As micoses são as manifestações clínicas, sob a forma de doenças, das infecções fúngicas. Elas são classificadas conforme o local e a forma de infecção, de modo que encontramos micoses superficiais, cutâneas, subcutâneas, sistêmicas e oportunistas. As **micoses superficiais** caracterizam-se por infectar as camadas mais superficiais do extrato córneo; nas **micoses cutâneas**, os fungos invadem o extrato córneo; e, nas **micoses subcutâneas**, o fungo infecta os tecidos subcutâneos, como o tecido conjuntivo, sobretudo através de um trauma.

As micoses superficiais podem acometer os pelos, a pele, as unhas e dobras periungueais, o conduto auditivo externo, as mucosas e as zonas cutâneo-mucosas, infectando, portanto, as camadas mais superficiais. Entretanto, é possível que algumas espécies sejam capazes de provocar lesões mais profundas ou, inclusive, de produzir metabólitos que atuam distantes do sítio primário da micose. Uma vez que não são doenças que exigem notificação compulsória, não há dados epidemiológicos precisos a respeito da infecção.

As micoses superficiais estão muito associadas ao nome *tinea* (verme), pois, no passado, esse termo era utilizado em referência às lesões fúngicas do couro cabeludo, das unhas e da pele glabra (pele que não tem pelos) provocadas pelos fungos dermatófitos. Uma vez que não se sabia com clareza a respeito da classificação taxonômica dos microrganismos, muitas lesões cutâneas foram associadas aos fungos, de modo que o termo se tornou abrangente na Dermatologia. Assim, em 1910, Sabouraud publicou *Les Teignes* (micoses superficiais, em francês), um grande marco para a micologia clínica.

Essas micoses são causadas por fungos heterogêneos, visto que as espécies podem ser antropofílicas, geofílicas ou zoofílicas, de modo que espécies já foram isoladas do solo, da água, do pelo de roedores silvestres e de diversos outros animais. Os fungos são leveduriformes hialinos e demáceos. No entanto, devido à sua característica, podem ser denominados fungos dermatófitos. Pelo seu caráter tópico, as micoses superficiais são facilmente tratadas e classificadas em micoses de grau leve, mas podem ser micoses recorrentes.

Uma característica em comum das micoses superficiais e que auxilia no diagnóstico clínico é a visualização de fluorescência a partir do uso da lâmpada de Wood. O recurso auxilia na coleta do material clínico e na identificação das lesões cutâneas, uma vez que é possível diferenciar determinados agentes devido ao fato de apresentarem, ou não, fluorescência. O diagnóstico laboratorial usual é realizado por meio do exame direto microscópio, a partir da análise do material clínico entre lâmina e lamínula com KOH (10–40%), e posterior avaliação das colônias macroscopicamente e, após ser inoculado em meio de cultivo, microscopicamente. Testes complementares podem ser exigidos conforme o gênero e a espécie fúngica.

Micoses superficiais

As micoses superficiais reúnem um conjunto de doenças como: candidíases, onicomicoses, otomicoses, *Piedra* branca, *Piedra* preta, pitiríase versicolor e *Tinea nigra*. A candidíase tem como agente as leveduras do gênero *Candida*, principalmente *Candida albicans*, uma vez que faz parte da microbiota normal dos seres humanos. Uma das manifestações da doença se dá em áreas intertriginosas, ou seja, em regiões nas quais duas áreas de pele podem tocar-se, como, por exemplo, dobras submamárias, axilares, espaços interdigitais. O que predispõe a sua ocorrência é o contato constante com água, de modo que se formam lesões na forma de erupções prurídicas agudas ou crônicas. Para o diagnóstico, coleta-se o material clínico da pele e se realiza a investigação laboratorial para *Candida*.

As otomicoses são facilmente diagnosticadas com avaliação clínica do depósito branco purulento de aderência de membranas penugentas na membrana do tímpano ou da pele do conduto auditivo externo. Pode observar-se a presença de pequenos pontos, os quais constituem ninhos de fungos. É normal ocorrer recidivas e comprometimento da capacidade auditiva nesses casos. Os fungos mais encontrados são dos gêneros *Aspergillus*, *Penicillium*, *Mucor*, *Rhizopus* e *Candida*.

As *Piedras* branca e preta apresentam agentes etiológicos e distribuição geográfica distinta, mas ambas afetam a porção extrafolicular dos pelos e são fungos demáceos (feo-hifomicoses).

A *Piedra* branca é causada pelo gênero *Trichosporon* spp., cujas espécies são *T. ovoides*, *T. inkin*, *T. asahii*, *T. asteroides*, *T. cutaneum* e *T. mucoides*. A micose *Piedra* branca caracteriza-se por apresentar nódulos castanho-claros firmes e irregulares localizados nos pelos pubianos, perianais, no escroto, nos axilares, na barba e no bigode. No couro cabeludo, esse tipo de micose não costuma manifestar-se. Trata-se de uma levedura nodular presente de forma disseminada na natureza, estando no solo, na água, em animais e no homem, podendo habitar o trato digestório. Está presente, principalmente, em regiões de clima tropical e temperado, como Europa e Estados Unidos — no Brasil, tem maior prevalência na região Norte.

Para o diagnóstico laboratorial, deve-se realizar o exame direto microscópico, no qual será visível o nódulo castanho-claro, artroconídeos e blastoconídeos (Figura 1).

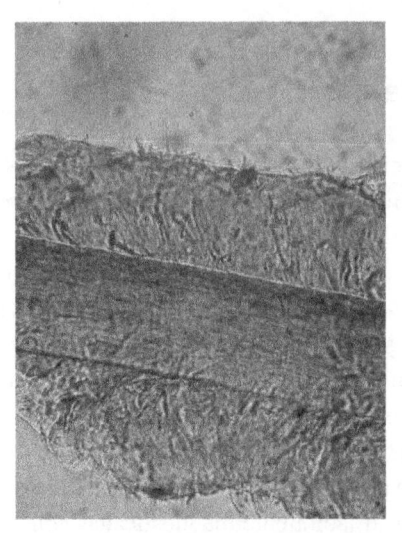

Figura 1. Cabelo com *Piedra* branca e nódulo devido ao crescimento de *Trichosporon*. Ampliada 200 vezes.
Fonte: Adaptada de Brooks et al. (2015).

As colônias crescem em 7 dias e apresentam-se cremosas, leveduriformes, branco-amareladas com superfície lisa e, com o passar do tempo, adquirem aspecto rugoso e cerebriforme (Figura 2). Para a identificação correta das espécies, testes complementares, como assimilação de carboidratos (auxanograma) e sensibilidade à cicloeximida, podem ser realizados. O tratamento é realizado topicamente, com antifúngico, e os pelos infectados são removidos.

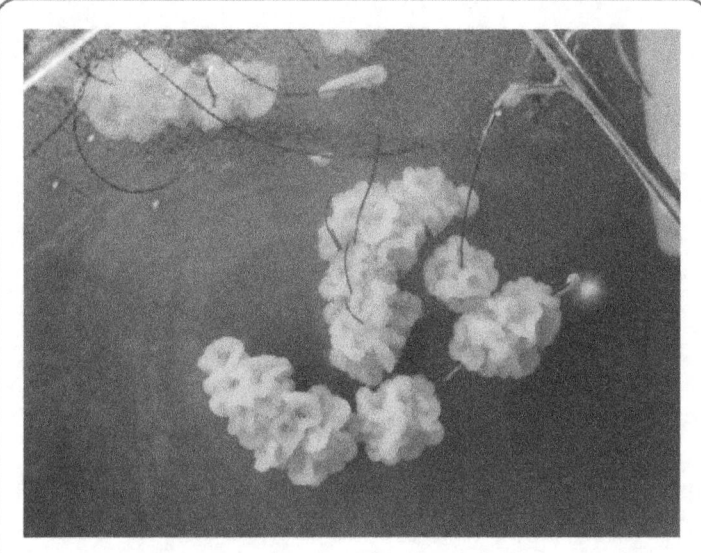

Figura 2. Colônia leveduriforme pregueada. *Trichosporon* sp.
Fonte: Adaptada de Oliveira (2013).

A *Piedra* preta tem como agente *Piedraia hortae*, que infecta, principalmente, os pelos do couro cabeludo. Manifesta-se com nódulos escuros ou esbranquiçados, endurecidos, que permanecem fortemente aderidos aos cabelos. Está presente em regiões de clima tropical e subtropical, sendo comum no Brasil e estando presente no solo de florestas úmidas e nas margens dos rios. Distribui-se igualmente na população conforme gênero e faixa etária.

O diagnóstico laboratorial no exame direto microscópico mostra os nódulos escuros aderidos ao pelo e, em seu interior, hifas de paredes escuras, com septos espessos e presença de ascósporos fusiformes e encurvados (Figura 3). As colônias crescem em 21 dias, entre 25 a 30°C, e são de coloração preta ou cinza-esverdeada e textura glabrosa ou veludosa (Figura 4). Há um centro apiculado cerebriforme e cada colônia apresenta cerca de 1 cm de diâmetro. Em microscopia, as colônias mostram hifas septadas acastanhadas, espessas e clamidoconídeos. O tratamento é realizado topicamente, com antifúngico, e os pelos infectados são removidos.

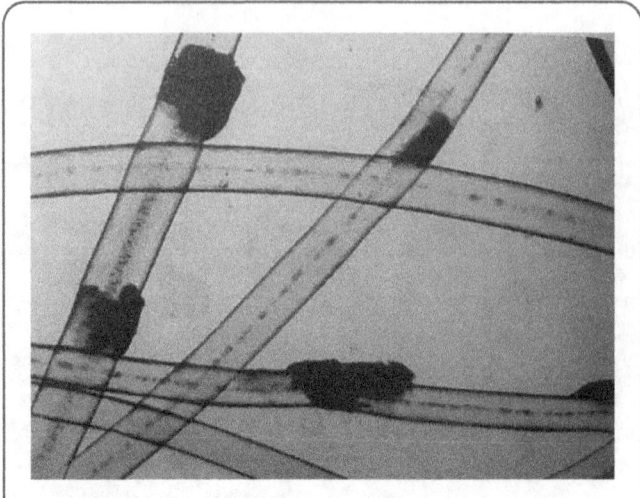

Figura 3. Achado microscópico de *Piedra* preta em cabelo (100X).
Fonte: Adaptada de Sidrim e Rocha (2010).

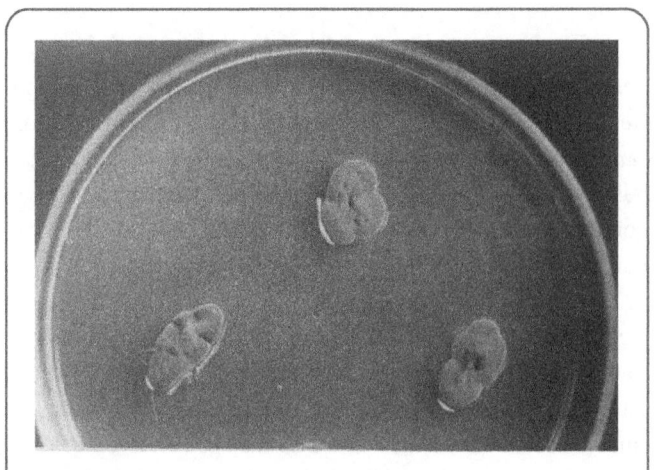

Figura 4. Aspecto macroscópico do verso de colônias de *Piedraia hortae* em ágar Sabouraud.
Fonte: Adaptada de Sidrim e Rocha (2010).

A pítiriase versicolor é uma micose causada pela levedura do gênero *Malassezia*, a qual apresenta sete espécies de interesse para a micologia clínica: *M. globosa, M. restricta, M. furfur, M. sympodialis, M. slooffiae, M. obtusa* e *M. pachydermatis*. A micose caracteriza-se pelo aparecimento de manchas de coloração variável, que acometem pescoço, tronco e abdômen, sendo encontradas em regiões com maior quantidade de glândulas sebáceas (dermatite seborreica). Apesar de estar distribuída mundialmente, prevalece em regiões de clima tropical e subtropical, estando em mais de 50% das áreas tropicais. Está presente em ambos os sexos e na faixa dos 20 aos 40 anos.

O diagnóstico clínico se dá a partir da observação das manchas hipocrômicas, hipercrômicas ou eritematosas, que podem ser visualizadas com a lâmpada de Wood. Na avaliação laboratorial, o diagnóstico pode ser confirmado no exame direto microscópico, com a visualização de hifas curtas, de parede espessa, septada e levemente curvada e irregular e leveduras arredondadas ou ovais, isoladas. O fungo é lipofílico, por isso, o meio de cultura deve ser enriquecido com óleos naturais e mantido entre 35–37°C. As colônias formadas são de textura cremosa, cor creme a marrom-clara, superfície lisa ou levemente rugosa e aspecto seco.

As espécies do gênero *Malassezia* podem ser discriminadas com provas bioquímicas (catalase, urease, esculina, auxograma) e teste sorológico para identificar o perfil dos anticorpos, no qual o título é referente à gravidade da doença. O tratamento é realizado com uso tópico de sulfeto de selênio, cetoconazol ou solução de hipossulfito de sódio; para tratamento sistêmico, itraconazol, cetoconazol ou fluconazol.

A *Tinea nigra* é causada pelo agente *Hortaea werneckii*, um fungo demáceo que acomete, principalmente, a palma das mãos, mas pode estar presente na planta dos pés e no couro cabeludo. Trata-se de uma feo-hifomicose, pois é causada por um fungo demáceo. Caracteriza-se por lesões em máculas no formato de moedas, acinzentadas ou acastanhadas, pouco descamativas e com bordas bem delimitadas, as quais são hiperpigmentadas. É um fungo pleomórfico, o que confere patogenicidade e o caracteriza como oportunista. O fungo encontra-se em regiões costeiras com alta concentração de sal, como mar e areia da praia, colonizando peixes e frutos do mar. Por isso, pessoas com hiperidrose estão mais suscetíveis a adquirir a infecção. É prevalente em regiões tropicais e subtropicais, estando presente na América do Sul, na América Central, na África e na Venezuela. No Brasil, a maioria dos casos foi registrada na Bahia (LACAZ et al., 2002). É comum em mulheres e jovens com cerca de 20 anos (MEZZARI; FUENTEFRIA, 2012).

O exame microscópico mostra hifas acastanhadas, septadas, lisas e ramificadas. As colônias formadas crescem entre 25 e 30°C, apresentando coloração enegrecida e aspecto cremoso, leveduriforme e, posteriormente, torna-se filamentoso. Na microscopia, as colônias apresentam leveduras em brotamento, conídios com paredes celulares melanizadas e crescem mais rápido em ágar fubá (Figura 5). A lesão é facilmente tratável com antimicóticos e, algumas vezes, desaparece com o raspado da coleta para diagnóstico.

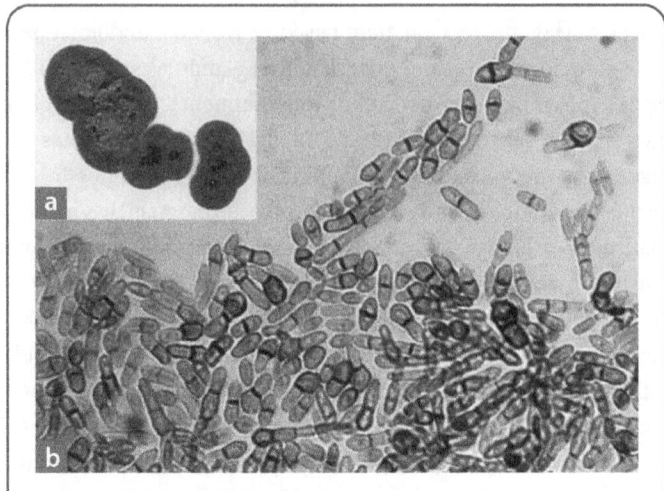

Figura 5. (a) Colônia e (b) conídios de *Hortaea werneckii*.
Fonte: Adaptada de Mycology Online (2016).

Micoses cutâneas

Nas micoses cutâneas, os fungos invadem as camadas do extrato córneo. Nesse grupo, encontram-se as dermatofitoses, que consistem em um grupo de micoses provocadas por fungos dermatófitos, os quais são queratinofílicos, ou seja, infectam apenas estruturas queratinizadas, como pele, pelos e unhas, de modo que podem infectar homens e, inclusive, animais (LEVINSON, 2016). Nesse grupo, há três gêneros importantes: *Epidermophyton*, *Microsporum* e *Trichophyton*.

Fique atento

As dermatofitoses estão entre as infecções mais prevalentes no mundo e estima-se que aproximadamente 10% a 15% da população humana total pode ser infectada em algum momento da sua vida. Há três gêneros associados às dermatofitoses (*Epidermophyton*, *Microsporum* e *Trichophyton*) e, juntos, eles correspondem a, aproximadamente, 40 espécies de interesse clínico. O *Epidermophyton* possui apenas uma espécie (*Epidermophyton flocossum*) de interesse clínico (BROOKS et al., 2015).

Os dermatófitos são considerados geofílicos, zoofílicos ou antropofílicos, não se restringindo a apenas um habitat (Quadro 1). Os geofílicos localizam-se em locais ricos em resíduos de queratina humana ou animal, de modo que, no solo, estão próximo a pelos, penas, escamas. Os zoofílicos são fungos que se adaptaram às espécies que mantêm contato direto com o solo, como caninos, equinos, bovinos, felinos, suínos. Os antropofílicos são os fungos que ascenderam na escala filogenética e passaram a infectar o homem. Os fungos geofílicos e zoofílicos, eventualmente, infectam o homem, enquanto os antropofílicos, ocasionalmente, infectam animais (BROOKS et al., 2015; MEZZARI; FUENTEFRIA, 2012).

Fique atento

O reconhecimento do habitat da espécie fúngica é importante, visto que quanto mais distante filogeneticamente o agente fúngico está do hospedeiro humano, maior será a resposta inflamatória desencadeada. Desse modo, fungos zoofílicos terão uma resposta inflamatória maior do que a dos fungos antropofílicos ao infectarem o homem. No entanto, os antropofílicos têm mais tendência à cronicidade (SIDRIM; ROCHA, 2010).

Quadro 1. Distribuição das espécies de dermatófitos quanto à ecologia

Antropofílicos	Zoofílicos	Geofílicos
Epidermothyton floccosum, Trichophyton mentagrophytes var. interdigitale, Trichophyton rubrum, Trichophyton tonsurans, Trichophyton concentricum, Trichophyton schoenleini	Trichophyton mentagrophytes var. mentagrophytes, Microsporum canis, Trichophyton verrucosum	Microsporum gypseum

Fonte: Adaptado de Sidrim e Rocha (2010).

Uma vez que infectam diferentes partes do corpo e tanto homens quanto animais, a composição da queratina pode variar conforme a região e a espécie animal. Por exemplo, a queratina presente no cabelo é rica em cisteína, enquanto a queratina presente na pele é rica em metionina. Essa variabilidade na composição de queratina pode explicar por que a mesma espécie fúngica pode manifestar-se de formas diferentes quando infectante e por que determinadas espécies apresentam maior predileção por determinado sítio de infecção (MEZZARI; FUENTEFRIA, 2012).

O exame microscópico direto caracteriza-se pela presença de hifas hialinas, septadas e ramificadas ou com artroconídios. Sua identificação por meio da observação das colônias é difícil, uma vez que não se consegue distinguir entre as diferentes espécies. A diferenciação ocorre com base na observação do exame direto microscópico das colônias, as quais podem ter alguma particularidade, e pelas provas de perfil nutricional. Além disso, emprega-se biologia molecular para auxiliar na identificação das espécies de cada gênero.

Os fungos dermatófitos provocam doenças devido à inoculação de artroconídios ou fragmentos de hifas sobre a pele, na qual se depositam e provocam lesões cutâneas que se dissipam pelo extrato córneo da epiderme. Esse processo é favorecido pela presença de lesões cutâneas ou escoriação preexistente. O crescimento associado aos fungos é descrito como dicotômico, circular e centrífugo, o qual se manifesta como uma lesão cutânea pruriginosa, eritematosa, escamosa, com bordas nítidas e vesiculosas. Conforme as características das lesões, é possível associá-las à determinada infecção fúngica. As lesões podem ser vesículas, pápulas, descamação e podem causar reações alérgicas de sensibilidade cutânea à distância do sítio primário, as quais se denominam "ide" ou "id", em referência a mícide ou dermatofítide. As lesões "id" são decorrentes da resposta do antígeno fúngico circulante e não possuem hifas.

Os pelos, quando infectados, são decorrentes da evolução da lesão presente na pele, de modo que os fungos, devido ao seu crescimento de forma centrípeta (de fora para dentro), ao encontrarem o orifício piloso, invadem a camada córnea da epiderme. A invasão progride até as regiões mais profundas do pelo quando não se encontra mais queratina presente. A forma como ocorre a invasão no folículo piloso determina o tipo de parasitismo. *Endotrix* ocorre quando as espécies fúngicas invadem o interior do pelo e substituem a estrutura central por artroconídios; com isso, o pelo acaba quebrando-se. *Ectotrix* ocorre quando cadeias fúngicas depositam-se ao redor do pelo, formando pequenos artroconídios ou cadeias de artroconídios grandes.

O que determina a infecção são três fatores que devem ser avaliados: a espécie do fungo dermatófito infectante, o sítio infectado e a condição clínica e imunológica do indivíduo hospedeiro.

Os dermatófitos provocam doenças denominadas *tinea* ou "tinhas", as quais se caracterizam por apresentar lesões com bordas circulares, com sinais de inflamação, com pápulas e vesículas circundadas por uma zona de pele clara. Normalmente, as lesões são pruriginosas (LEVINSON, 2016). Essa nomenclatura pode ser seguida de uma palavra em latim, associando a localização do corpo em que a lesão está presente. Conforme a região do corpo, diferentes nomenclaturas são empregadas para as infecções: *Tinea pedis*,

Tinea manum, Tinea corporis, Tinea capitis, Tinea unguium, Tinea cruris, Tinea barbae, Tinea imbricata. Quando presentes nos pés e nas mãos, são denominadas *Tinea pedis* (chamada, popularmente, de pé de atleta) e *Tinea manum*, respectivamente. Essas infecções causam descamação e coceira na pele e são facilmente transmitidas por esporos presentes em pisos de banheiros e vestiários e artigos de vestuário contaminados que sejam compartilhados, como toalhas ou roupas de cama, ou por meio de contato interpessoal próximo. Além disso, é bastante comum no verão (LEVINSON, 2016).

A *Tinea corporis* infecta a pele glabra e pode ter qualquer um dos fungos dermatófitos como agente. A *Tinea capitis* acomete o couro cabeludo e provoca lesões tonsurantes supurativas ou fávicas. A lesão tonsurante caracteriza-se por uma ou várias placas de alopécia e está associada, principalmente, aos gêneros *Microsporum* (*M. canis*) e *Trichophyton* (*T. tonsurans*) com parasitismo *endotrix* ou *ectotrix*. A lesão supurativa apresenta placa escamosa, que evolui para inflamação com edema e secreção purulenta. A principal espécie causadora é o *T. mentagrophytes* com parasitismo *ectotrix*. A lesão fávica provoca alopecia definitiva e está associada ao *T. shoenleinii*.

A *Tinea unguium* acomete as unhas, sobretudo as dos pés, o agente mais frequente é o *T. rubrum* e caracteriza as onicomicoses subungueal distal e proximal. A *Tinea cruris* infecta a região inguinal, o períneo e a dobra perianal com manchas avermelhadas. Os agentes associados são *T. rubrum* e *Epidermophyton floccosum*. A *Tinea barbae* provoca reações inflamatórias semelhantes à foliculite bacteriana. As espécies fúngicas mais frequentes são *T. mentagrophytes* e *T. verrucosum*. A *Tinea imbricata* caracteriza-se por lesões escamosas em círculos concêntricos e é causada pelo *T. concentricum*.

Saiba mais

Entre as *Tineas*, está a *Tinea auris*, que acomete principalmente crianças, raramente infectando adultos. Atinge a orelha externa e, eventualmente, o conduto auditivo. São placas ligeiramente eritematodescamativas. A espécie fúngica mais comum é o *Microsporum canis* (RIVITTI, 2014).

Para facilitar a sua compreensão sobre as micoses cutâneas, abordaremos, a seguir, as principais espécies fúngicas de cada um dos três gêneros das dermatofitoses.

Epidermophyton

O gênero *Epidermophyton* apresenta apenas uma espécie de interesse na área da micologia clínica: o *Epidermothyton floccosum*, o qual está associado à *Tinea cruris*, à *Tinea corporis* e à onicomicose (MACEDO et al., 2005). Caracteriza-se pela presença de macroconídios em forma de raquete, com 2 a 5 septos e agrupados em cachos. É um fungo antropofílico e sua colônia cresce entre 7–10 dias, com pigmentação amarelo-esverdeada e textura algodonosa baixa, com relevo umbilicado, evoluindo para pulverulenta na região intermediária. Apresenta pleomorfismo precoce e, com o tempo, surgem clamidoconídios.

Microsporum

Há diversas espécies de *Microsporum* associadas a processos infecciosos tanto no homem quanto em animais. As espécies mais frequentemente isoladas são *M. canis* e *M. gypseum*; no entanto, há, ainda, *M. audouinii*, *M. cookei*, *M. distortum*, *M. fulvum*, *M. nanum* e *M. persicolor*.

O *M. canis* é um dermatófito zoofílico que infecta o homem por meio do contato com animais domésticos infectados. Provoca lesões no couro cabeludo, cuja observação pode ser realizada por meio da lâmpada de Wood. As lesões provocam alopecia, sobretudo em crianças. A colônia é de crescimento rápido (6–10 dias) e forma colônias cotonosas brancas, micelio aéreo abundante e reverso amarelo-ouro (Figura 6); como características microscópicas, apresenta macroconídios em forma de fuso espiculado (fusiformes) e com numerosas septações (Figura 7) (COSTA et al., 1994).

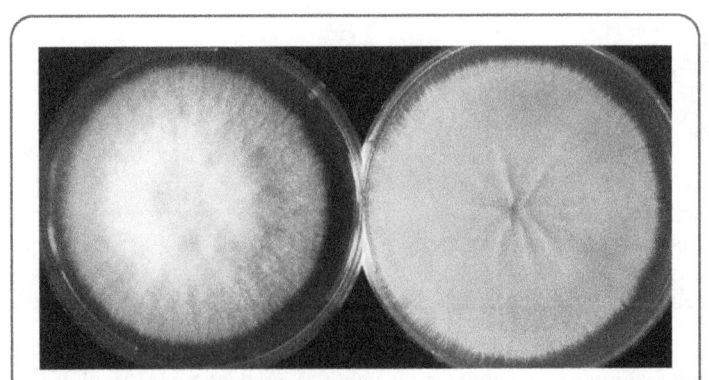

Figura 6. Colônia de *Microsporum canis*.
Fonte: Adaptada de Mycology Online (2016).

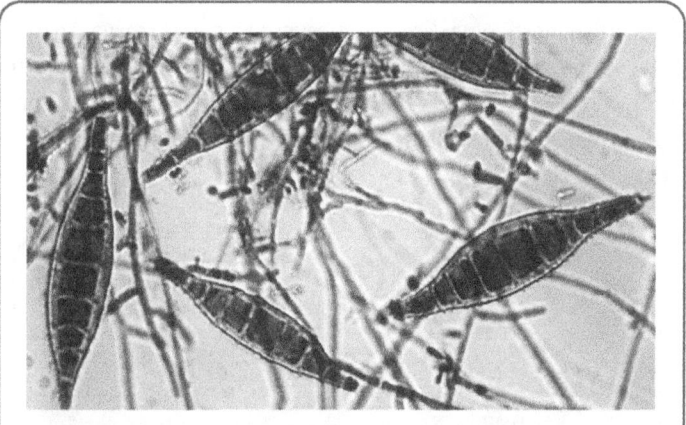

Figura 7. Macroconídios de *Microsporum canis* tipicamente fusiforme, com 5–15 células, verrucosa, de paredes espessas e, muitas vezes, com um botão terminal.
Fonte: Adaptada de Mycology Online (2016).

M. gypseum é um fungo geofílico e abundante no solo, infecta a pele principalmente nos membros superiores, na região cérvico-facial, toráxica, lombar e, raramente, nos cabelos. As lesões são circulares, com borda eritematosa, às vezes, com a parte central seca e descamativa e grau variável de inflamação (COSTA et al., 1994). Difere do *M. canis*, pois não se observa sob a lâmpada de Wood. As colônias têm crescimento rápido, superfície plana, bordas irregulares e são pulverulentas, dando o aspecto de areia da praia, com variação na coloração de amarelo-acastanhada (Figura 8).

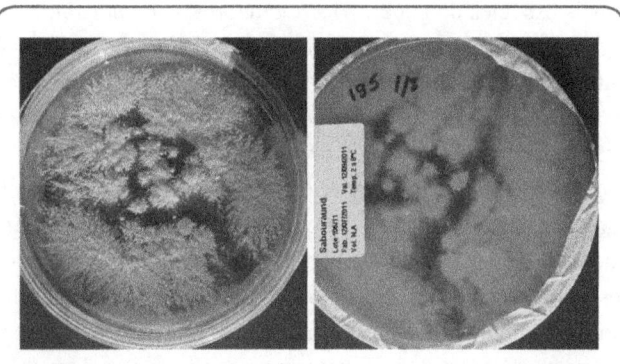

Figura 8. Colônia filamentosa pulverulenta ou, para alguns, granulosa, cor com aparência similar à mistura de canela com açúcar, reverso variando de incolor a castanho de *Microsporum gypseum*.
Fonte: Adaptada de Oliveira (2013).

Devido à sua morfologia característica, conforme a observação da colônia, já pode ter valor diagnóstico; no entanto, pode demonstrar pleomorfismo. Em microscópio, observa-se a presença de macroconídios simétricos, com septos de paredes finas, extremidades arredondadas e superfície rugosa (Figura 9) (SIDRIM; ROCHA, 2010).

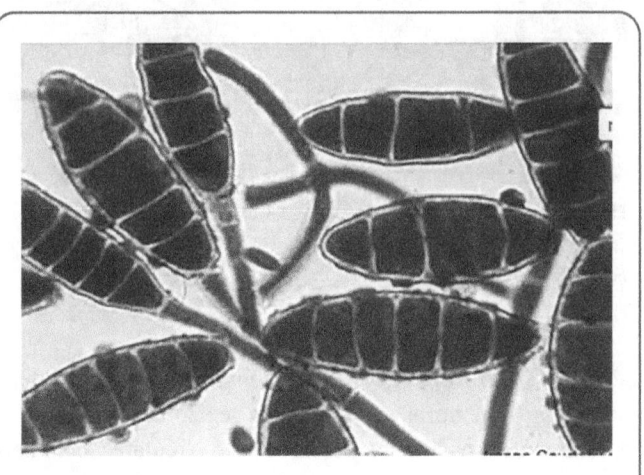

Figura 9. Colônia de *Microsporum gypseum*.
Fonte: Adaptada de Mycology Online (2016).

Trichophyton

As principais espécies do gênero *Trichophyton* são *T. rubrum*, *T. tonsurans*, *T. mentagrophytes*, *T. verrucosum, T. concentricum* e *T. schoenleinii*. Os dermatófitos são zoofílicos e antropofílicos e infectam a pele, os cabelos e as unhas. A identificação das espécies fúngicas requer testes complementares, como perfuração do pelo, prova da urease e perfil nutricional.

Trichophyton rubrum é uma espécie antropofílica responsável pela maioria das dermatofitoses, com características como refratariedade ao tratamento e maior adaptação ao hospedeiro humano. As colônias apresentam textura algodonosa e presença de pregas radiais com uma saliência no centro; podem apresentar, inicialmente, coloração branca e evoluir para vermelha (o mesmo se vê no reverso da colônia). Na microscopia, observa-se a presença de microconídios regulares e piriformes (gota de lágrima) e poucos macroconídios. Como teste complementar, observa-se a produção de pigmento em ágar fubá e ágar batata e provas sorológicas identificando a presença de anticorpos.

Trichophyton tonsurans é um fungo antropofílico que acomete, principalmente, o couro cabeludo (*endotrix*), mas há registros de casos em pele glabra e onicomicoses. Está localizado na África do Norte e na América do Sul. No Brasil, tem caráter endêmico na região Amazônica, no Recife, no Rio de Janeiro e no Rio Grande do Sul. As colônias apresentam aspecto bastante variável, mas apresentam coloração que varia de branco a bege. No reverso, há variação de castanho-avermelhado e o pigmento pode difundir-se no meio de cultura. A microscopia apresenta microconídios numerosos, dilatados e com aspecto arredondado em forma de balão, dispostos lateralmente em hifas irregulares, lembrando, desse modo, uma centopeia. Quando presentes, os macroconídios apresentam morfologia irregular. Como testes complementares, não produzem pigmento em ágar fubá e podem apresentar urease positiva após 30 dias (LACAZ et al., 2002; MEZZARI; FUENTEFRIA, 2012; SIDRIM; ROCHA, 2010).

Trichophyton mentagropytes apresenta duas variantes: *Trichophyton mentagrophytes var. mentagrophytes* e *Trichophyton mentagrophytes var. interdigitale*. A variante *mentagrophytes* é zoofílica e a variante *interdigitale*, antropofílica. A distinção entre as variantes pode ser observada por meio da colônia da *mentagrophytes*, que apresenta textura furfurácea ou pulvurelenta devido à presença abundante de microconídios, sem relevo acentuado e com círculos concêntricos. O reverso da colônia apresenta relevo amarelo-acastanhado a marrom-esverdeado. Além disso, pode apresentar pleomorfismo. A variante *interdigitale* apresenta colônias planas, de coloração branca a creme, e superfície pulverulenta a cotonosa. Seu reverso é pouco pigmentado e varia de amarelo a marrom.

Em microscópio, na variante *mentagrophytes*, observa-se numerosos microconídios em cachos, hialinos de parede fina e arredondados. Como teste complementar, é urease positivo em cerca de 3 dias. A variante *interdigitale* apresenta numerosos microconídios subglobosos e piriformes, eventuais hifas em espiral e clamidoconídios. A prova da urease é positiva em até 5 dias.

Trichophyton verrucosum é uma espécie zoofílica que infecta, sobretudo, bovinos. As lesões provocadas pelo fungo são inflamatórias e localizam-se no couro cabeludo, na pele glabra, na barba e no bigode. O parasitismo é *endotrix* e as lesões não podem ser observadas por meio da lâmpada de Wood. As colônias possuem crescimento lento, em até 25 dias, mas podem acelerá-lo em temperatura de 37°C e em meio enriquecido com tiamina e inositol. Mostram-se com uma textura entre glabrosa a veludosa, com relevo rugoso ou cerebriforme, com pigmentação de branco a amarelo e sem pigmento no verso. A microscopia apresenta microconídios alongados e raros macroconídios.

Trichophyton concentricum é antropofílico, prevalente na região Norte do Brasil e comumente encontrado entre os índios da região Amazônica. É o agente da doença *Tinea imbricata* e infecta somente a pele. As colônias têm crescimento lento e pregas profundas, textura glabrosa, relevo cerebriforme e pigmento marrom ou vermelho coral. O reverso da colônia apresenta coloração que varia de creme a marrom. Na microscopia, são observadas hifas hialinas ramificadas e septadas e hifas em formato irregular, semelhante a um candelabro.

Trichophyton schoenleini é uma espécie fúngica antropofílica que já teve importância clínica, mas, atualmente, raramente manifesta-se em países industrializados. Causa infecções na pele glabra, onicomicoses e lesões no couro cabeludo que podem acarretar alopecia definitiva. É um fungo de crescimento lento, cujas colônias têm superfície lisa, muitas dobras e aspecto de cera. A coloração varia de bege a castanho-escuro e o reverso apresenta a mesma tonalidade. No microscópio, são observadas hifas semelhantes às do *Trichophyton concentricum*.

Micoses subcutâneas

As micoses subcutâneas caracterizam-se por infectar as camadas mais profundas do extrato córneo, uma vez que, nas lesões, os agentes fúngicos inoculam-se. A infecção ocorre, principalmente, por traumas. Ao contrário das micoses superficiais, elas podem permanecer isoladas ou espalhar-se para os tecidos adjacentes por via linfática ou hematológica. Quando isso ocorre, passam a ser micoses sistêmicas. Os fungos estão presentes no solo e em vegetais em decomposição, caracterizando-se, portanto, como fungos saprófitas. Esse tipo de micose acomete, sobretudo, floristas, jardineiros, fazendeiros, horticultores, feirantes, uma vez que essas pessoas estão mais em contato com os agentes fúngicos. As micoses subcutâneas são: esporotricose, cromomicose, lobomicose.

Esporotricose

Sporothrix schenckii é a espécie fúngica causadora da esporotricose. Esse fungo é saprófita e já foi isolado de diferentes materiais, como palha, folhas e moscas vivas. O *Sporothrix schenckii* já foi descrito em indivíduos que se infectam com picadas de insetos e animais, mas a infecção se dá, normalmente, por meio da inoculação do fungo por trauma simples. Atualmente, é prevalente na América Central e na América do Sul. Dentre as micoses subcutâneas, é a mais comum no México, no Brasil, na África do Sul, na Índia, no Japão e nos Estados Unidos. No Brasil, é frequentemente encontrada no estado do Rio Grande do Sul, e qualquer indivíduo pode ser infectado (MEZZARI; FUENTEFRIA, 2012; SIDRIM; ROCHA, 2010).

Forma-se uma lesão ulcerada indolor e com um nódulo linfático que pode permanecer no ponto de inoculação do agente fúngico ou seguir ao longo dos vasos linfáticos. Quando os nódulos se abrem, liberam uma secreção com aspecto de gomo, o que confere o nome popular de micoses gomosas. A infecção pode ser cutânea, sendo linfática, localizada ou disseminada, ou ser extracutânea, quando afeta os pulmões, as articulações e as meninges. No entanto, raramente a infecção se dissemina para ossos, órgãos internos ou tem a infecção pulmonar como seu sítio primário. Pacientes com HIV (condição de imunocomprometimento) podem apresentar esporotricose disseminada.

O fungo é dimórfico, de modo que está na natureza em temperatura ambiente sob forma filamentosa e, quando infecta o homem (37°C), apresenta-se sob a forma de leveduras. O aspecto microscópico do exame direto demonstra a presença de células arredondadas, ovais (em "forma de charuto") e, normalmente, não tem valor diagnóstico, pois, raramente, consegue-se observar a presença do fungo. O crescimento da colônia é rápido (3–5 dias) e, em temperatura ambiente, tem coloração que varia de branca a creme e torna-se negra com o passar do tempo devido à síntese de melanina. A 37°C, em meio de cultura ágar cérebro e coração, tem colônia leveduriforme, com consistência mole, coloração branca a creme e superfície irregular. O meio pode ser enriquecido com tiamina e biotina e pode-se restringir a concentração de CO_2 para favorecer a transformação da forma filamentosa para leveduriforme. Na microscopia da colônia filamentosa, são observados conídios ovalados distribuídos em forma de "margaridas" e implantados em conidióforos (Figura 10).

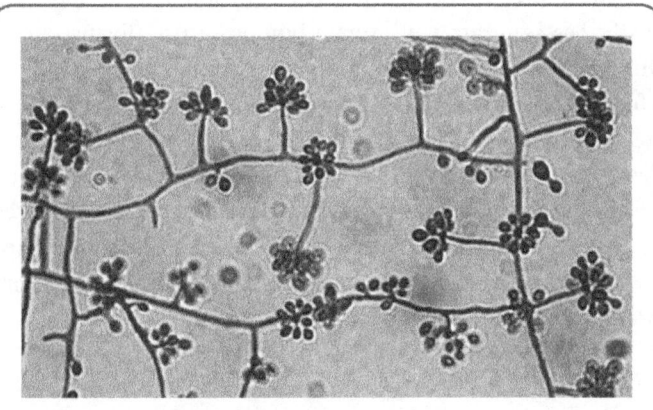

Figura 10. Conidióforos e conídios de *Sporothrix schenckii* a 25°C.
Fonte: Adaptada de Mycology Online (2016).

Pode-se realizar o teste cutâneo com esporotriquina, em que se inocula o antígeno para injeção intradérmica preparado a partir do filtrado de culturas da fase filamentosa ou leveduriforme da espécie fúngica. Após 48 horas, é feita a leitura, para analisar se houve reação intradérmica. Apesar de não ter alta sensibilidade e especificidade, é muito utilizado para auxiliar no diagnóstico. Testes sorológicos podem ser aplicados para a determinação de fração antigênica espécie-específica pelo ligante do peptídeo--rhamnomanana da parede celular fúngica (SIDRIM; ROCHA, 2010). Para o tratamento, usualmente, é utilizado o iodeto de potássio. Quando a esporotricose é extracutânea ou cutânea disseminada, administra-se itraconazol e anfotericina B.

Cromomicose

Fonsecaea pedrosoi, Fonsecaea compacta, Phialophora verrucosa, Cladosporium carrionii e *Rhinocladiella aquaspersa* são as espécies fúngicas mais frequentes. No Brasil, o principal agente é o *Fonsecaea pedrosoi*. Eles estão presentes no solo, mas são mais prevalentes em regiões de clima tropical e subtropical; no Brasil, os estados do Rio Grande do Sul, São Paulo, Rio de Janeiro, Minas Gerais e estados da região Amazônica são áreas endêmicas. Os homens são mais infectados, sobretudo na faixa dos 30 aos 50 anos. A infecção caracteriza-se por lesões iniciais, que podem estar localizadas em qualquer local da pele, como pápulas, verrucosas ou ulcerações de caráter crônico, e que evoluem de meses a anos. Adquirem aspecto eritemato-escamosas, papulares e granulomatosas nodulares; além disso, as lesões sangram e eliminam líquido seroso, formando crostas e contraindo o formato de couve-flor.

São fungos demáceos que apresentam células fúngicas globosas e ovais, parede espessa e coloração acastanhada, com septação ou não septação interna (corpos fumagoides, corpos escleróticos ou talo moriforme acastanhado) (Figura 11). O meio de cultura é ágar Sabouraud com cloranfenicol e/ou cicloeximida. A colônia é escura e filamentosa, de crescimento lento, não sendo possível diferenciar as espécies por meio da comparação entre elas. A identificação pode ser auxiliada pela observação das estruturas reprodutivas: os conídios.

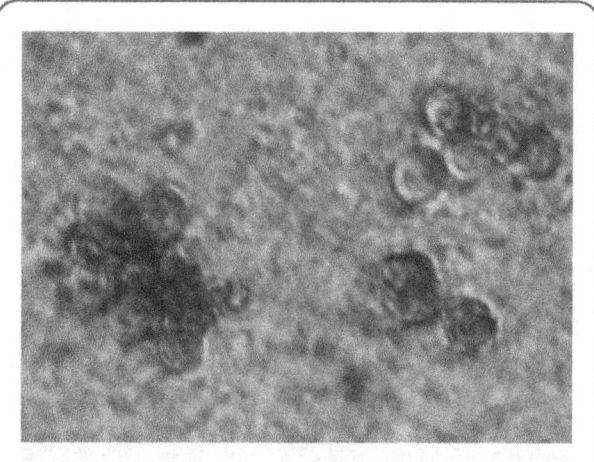

Figura 11. Cromomicose. Células escleróticas (4 a 12 μm de diâmetro) melaninizadas diagnósticas estão evidentes nesta biópsia cutânea corada com HE. Ampliada 400 vezes.
Fonte: Adaptada de Sidrim e Rocha (2010).

No gênero *Phialophora*, há a presença de estruturas em forma de jarro (fiálides) ao longo das hifas e que originam os conídios. No gênero *Rhinocladiella*, os conidióforos gerados ao longo das hifas formam conídios ovais, localizados na extremidade superior dos condióforos. No gênero *Cladosporium*, são observados conidióforos que formam as cadeias de conídios e se ramificam por brotamento. As cinco espécies produzem colônias filamentosas, com coloração de verde-oliva a preta e de crescimento lento. O tratamento é feito conforme orientação médica e, quando a lesão não é disseminada, pode ser retirada cirurgicamente, sendo possível a ocorrência de recidivas.

Lobomicose

Lacazia loboi é o agente fúngico responsável pela lobomicose ou doença de Jorge Lobo, a qual foi descrita, pela primeira vez, em 1931, no Recife. Apesar disso, no Brasil, essa doença acomete, principalmente, a região Amazônica. O fungo ainda não conseguiu ser isolado, de modo que se consegue realizar apenas o exame direto da espécie fúngica e são observados corpos leveduriformes com parede dupla e espessa agrupados em cadeia (Figura 12).

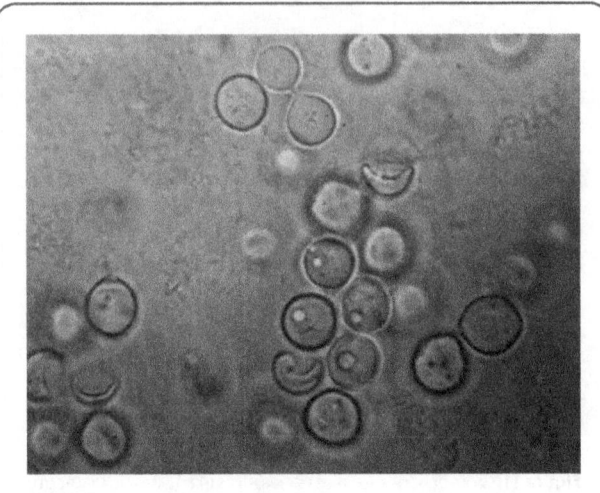

Figura 12. Micológico direto: células leveduriformes globosas isoladas e em gemulação (KOH-DMSO-400x).
Fonte: Adaptada de Brito e Quaresma (2007).

A infecção caracteriza-se por formar nódulos queloidianos, semelhantes a verrugas, com consistência rígida, lisa e brilhante, de coloração escura, com pequenas escamas e crostas na pele. Está localizada, comumente, nos pavilhões auriculares e membros superiores, visto que os trabalhadores costumam carregar palha e madeira nos ombros. Mesmo em micoses crônicas, as lesões são limitadas a determinados sítios, raramente ocorrendo disseminação cutânea. O tratamento é realizado por meio de procedimentos cirúrgicos e recidivas são comuns. Os antimicóticos têm pouca eficácia na lobomicose.

Saiba mais

Em muitos livros, a rinosporidiose é listada entre as micoses subcutâneas; no entanto, estudos taxonômicos realizados demonstraram que o *Rhinosporidium seeberi*, agente etiológico da rinosporidiose, não é um fungo. O ex-fungo seria o primeiro patógeno humano conhecido de um novo clado de cianobactéria procariota do gênero *Microcystis* na árvore filogenética (FREDRICKS et al., 2000; JANARDHANAN et al., 2016).

Exercícios

1. As micoses cutâneas podem manifestar-se na forma de *tineas*, nome utilizado em referência às lesões fúngicas do couro cabeludo, das unhas e da pele glabra provocadas pelos fungos dermatófitos. O termo, inclusive, foi título do livro, considerado marco na micologia médica, *Les teignes*. A partir disso, associe o local de infecção com o nome da *tinea* correspondente.
   1. Unhas.
   2. Região inguinal.
   3. Pele.
   4. Mãos.

   Assinale a alternativa que corresponde à sequência correta.
   a) *Tinea cruris, Tinea imbricata, Tinea unguium* e *Tinea manuum*.
   b) *Tinea imbricata, Tinea cruris, Tinea corporis* e *Tinea unguium*.
   c) *Tinea unguium, Tinea cruris, Tinea imbricata* e *Tinea manuum*.
   d) *Tinea manum, Tinea unguium, Tinea imbricata* e *Tinea nigra*.
   e) *Tinea manuum, Tinea corporis, Tinea cruris* e *Tinea unguium*.

2. A *Piedra* branca e a *Piedra* preta são micoses superficiais que acometem os seres humanos. Apesar dos nomes semelhantes, elas infectam locais diferentes no corpo: a *Piedra* branca, os pelos pubianos, perianais, o escroto, axilares, a barba e o bigode; a *Piedra* preta, os cabelos. Além disso, apresentam agentes etiológicos diferentes. Considerando essa informação, assinale a assertiva que apresenta as espécies fúngicas associadas à *Piedra* branca e à *Piedra* preta respectivamente.
   a) *Trichosporon* sp. e *Piedraia hortae*.
   b) *Trichosporon* sp. e *Tinea capitis*.
   c) *Tinea corporis* e *Tinea capitis*.
   d) *Piedraia hortae* e *Trichosporon* sp.
   e) *Piedraia hortae* e *Hortaea werneckii*.

3. Nas micoses superficiais, cutâneas e subcutâneas, diversos agentes fúngicos podem ser descritos com manifestações diversas. Considerando as informações gerais sobre o assunto, leia as informações a seguir e assinale a alternativa correta.
   a) Fungos antropofílicos, devido à proximidade com o homem, causam maior reação inflamatória que os geofílicos.
   b) Fungos dermatófitos são queratinofílicos, ou seja, infectam estruturas queratinizadas, como pele, pelos, unhas e mucosas.
   c) Fungos demáceos causam feo-hifomicoses, como *Tinea nigra*.
   d) As micoses cutâneas podem ser formadas por fungos dimórficos.
   e) Os mesmos fungos que infectam os seres humanos não infectam os animais.

4. Dentre os gêneros que causam micoses cutâneas, há o *Trichophyton*, que apresenta várias espécies

associadas às infecções fúngicas. Considerando a espécie fúngica antropofílica, que é mais prevalente do gênero e tem a colônia (verso e reverso) representada na imagem a seguir, assinale a alternativa que corresponde às características dessa espécie.

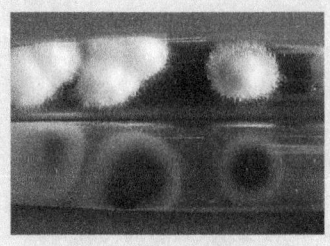

Fonte: Adaptada de Oliveira (2013, documento on-line).

a) *Trichophyton mentagropytes.*
b) *Trichophyton concentricum.*
c) *Trichophyton tonsurans.*
d) *Trichophyton rubrum.*
e) *Trichophyton schoenleini.*

5. O gênero *Microsporum* é um dos presentes nas micoses cutâneas e apresenta duas espécies principais: *M. canis* e *M. gypseum*. Sobre essas espécies, assinale a alternativa correta.

a) *M. canis* é um fungo geofílico e *M. gypseum*, zoofílico.
b) *M. gypseum* pode ser analisado pela lâmpada de Wood.
c) Não é possível distinguir as espécies pelo exame direto microscópico.
d) Quando positivo para *M. gypseum*, as características da colônia já representam diagnóstico micológico.
e) *M. gypseum* causa, principalmente, lesões no couro cabeludo.

Referências

BRITO, A. C.; QUARESMA, J. A. S. Lacaziose (doença de Jorge Lobo): revisão e atualização. *Anais Brasileiros de Dermatologia*, v. 82, n. 5, p. 461-74, 2007. Disponível em: <http://www.scielo.br/pdf/abd/v82n5/a10v82n05.pdf/>. Acesso em: 1 nov. 2018.

BROOKS, G. F. et al. *Microbiologia médica de Jawetz, Melnick & Adelberg*. 26. ed. Porto Alegre: Penso, 2015.

COSTA, E. O. et al. Surtos interespecíficos de dermatomicoses por Microsporum canis e Microsporum gypseum. *Revista de Saúde Pública*, São Paulo, v. 28, n. 5, p. 337-340, out. 1994. Disponível em: <http://www.scielo.br/scielo.php?script=sci_arttext&pid=S0034-89101994000500005&lng=en&nrm=iso>. Acesso em: 1 nov. 2018.

LACAZ, C. S. et al. *Tratado de micologia médica Lacaz*. 9. ed. São Paulo: Sarvier, 2002.

LEVINSON, W. *Microbiologia médica e imunologia*. 13. ed. Porto Alegre: McGraw-Hill, 2016.

MACEDO, D. P. C. et al. Pathogenic aspects of Epidermophyton floccosum langeron et milochevitch as possible aethiological agent of Tinea capits. *Brazilian Journal Microbiology*, v. 36, n. 1, p. 36-37, mar. 2005. Disponível em: <http://www.scielo.br/scielo.php?script=sci_arttext&pid=S1517-83822005000100007&lng=en&nrm=iso>. Acesso em: 1 nov. 2018.

MEZZARI, A.; FUENTEFRIA, A. M. *Micologia no laboratório clínico*. Barueri: Manole, 2012.

MYCOLOGY ONLINE. *Hortaea werneckii*. 2016. Disponível em: <https://mycology.adelaide.edu.au/descriptions/hyphomycetes/hortaea/>. Acesso em: 1 nov. 2018.

MYCOLOGY ONLINE. *Microsporum*. 2016. Disponível em: <https://mycology.adelaide.edu.au/descriptions/dermatophytes/microsporum/>. Acesso em: 1 nov. 2018.

MYCOLOGY ONLINE. *Microsporum gypseum*. 2016. Disponível em: <http://micologiaclinicauf.wixsite.com/micoclinicaufcspa/microsporumgypseum/>. Acesso em: 1 nov. 2018.

MYCOLOGY ONLINE. *Sporothrix schenckii complex*. 2016. Disponível em: <https://mycology.adelaide.edu.au/descriptions/hyphomycetes/sporothrix//>. Acesso em: 1 nov. 2018.

OLIVEIRA, J. C. *Atlas de Micologia Médica*: colônias. 2013. Disponível em: <https://controllab.com/pdf/atlas_micologia_colonias.pdf>. Acesso em: 1 nov. 2018.

SIDRIM, J. J. C.; ROCHA, M. F. G. *Micologia médica*: à luz de autores contemporâneos. Rio de Janeiro: Guanabara Koogan, 2010.

Leituras recomendadas

FREDRICKS, D. N. et al. Rhinosporidium seeberi: a human pathogen from a novel group of aquatic protistan parasites. *Emerging Infectious Diseases*, v. 6, n. 3, p. 273, 2000. Disponível em: <https://wwwnc.cdc.gov/eid/article/6/3/00-0307_article>. Acesso em: 1 nov. 2018.

JANARDHANAN, J. et al. Elusive treatment for human rhinosporidiosis. *International Journal of Infectious Diseases*, v. 48, p. 3-4, abr. 2016. Disponível em: <https://www.ijidonline.com/article/S1201-9712(16)31026-8/fulltext>. Acesso em: 1 nov. 2018.

RIVITTI, E. A. *Manual de dermatologia clínica de Sampaio e Rivitti*. Porto Alegre: Artes Médicas, 2014.

Micoses sistêmicas

Objetivos de aprendizagem

Ao final deste texto, você deve apresentar os seguintes aprendizados:

- Identificar as principais micoses sistêmicas, reconhecendo suas características clínicas e patogênese.
- Descrever a epidemiologia das diferentes micoses sistêmicas.
- Interpretar o diagnóstico laboratorial das micoses sistêmicas.

Introdução

As micoses sistêmicas são causadas por espécies fúngicas que invadem sistemas e órgãos do indivíduo. Elas são representadas pela paracoccidioidomicose, pela blastomicose, pela histoplasmose e pela coccidioidomicose. A paracoccidioidomicose e a coccidioidomicose apresentam maior importância para o Brasil devido ao maior número de casos associados. No entanto, as quatro são de interesse para a micologia médica, visto que, ao invadir os sistemas e/ou órgãos, podem disseminar-se pelo organismo e levar o indivíduo a óbito.

Desse modo, neste capítulo, você vai aprender a reconhecer as principais micoses sistêmicas, as espécies fúngicas associadas, dados epidemiológicos das regiões endêmicas, as manifestações clínicas e como realizar o diagnóstico laboratorial, identificando as principais características de cada agente.

Micoses sistêmicas

As micoses sistêmicas caracterizam-se por fungos que invadem os sistemas ou órgãos do indivíduo. Tais fungos são mais invasivos e, por isso, apresentam mais fatores de virulência e patogenicidade, de modo que as espécies fúngicas associadas são dimórficas. As infecções podem ser locais ou podem evoluir para um quadro mais grave. Uma característica importante desses fungos é que eles podem permanecer por anos em estado de latência; logo, o individuo pode ser portador do vírus sem apresentar qualquer manifestação clínica.

A prevalência, assim como das demais infecções, é maior em climas tropicais e regiões de clima quente e úmido. Várias espécies fúngicas podem causar micoses sistêmicas, desde que apresentem a característica de invadir o organismo humano; algumas delas, como a criptococose, a candidíase e a aspergilose são micoses oportunistas e são classificadas dessa forma porque se aproveitam do comprometimento do sistema imunológico do indivíduo para instalar-se no organismo.

No entanto, quando tratamos de micoses sistêmicas, em especial, referimo-nos aos fungos sistêmicos, que também são chamados de fungos endêmicos, pois são endêmicos (localizados) de certas áreas geográficas. Desse modo, há quatro micoses consideradas sistêmicas: paracoccidioidomicose, blastomicose, histoplasmose e coccidioidomicose. Confira, a seguir, a descrição dessas micoses, sua epidemiologia e seu diagnóstico laboratorial.

Paracoccidioidomicose

A paracoccidioidomicose tem como principal agente etiológico o *Paracoccidiodes brasiliensis* e foi descrita, pela primeira vez, no Brasil, em 1908. Outra espécie descrita foi o *Paracoccidiodes lutzii*, a qual foi isolada na região Centro-Oeste do Brasil e na região Amazônica próxima ao Equador e se difere em termos de patologia e de resposta ao tratamento em comparação com o *Paracoccidiodes brasiliensis* (ARANTES et al., 2015; SHIKANAI-YASUDA et al., 2018).

O fungo é saprófita, de modo que está presente no solo e nos vegetais e infecta, principalmente, trabalhadores rurais — por isso, está mais associado aos homens do que às mulheres. No entanto, outro motivo pode estar relacionado à liberação de estrogênio, que age como um efeito protetor, uma vez que se liga aos receptores da célula fúngica e diminui ou retarda a conversão dos conídios em leveduras (LACAZ et al., 2002). Logo, a paracoccidioidomicose é uma doença de importância ocupacional. As condições ideais de crescimento associam-se ao clima temperado ou quente, com índices pluviométricos anuais entre 500 e 3.500 mm, em solos ácidos próximos à região do Cerrado.

Trata-se da micose respiratória mais frequente na América do Sul, na América Central e no México, sendo limitada ao continente americano. No Brasil, as regiões Centro, Sudeste e Sul apresentam mais casos da doença. Os estados mais afetados são São Paulo, Minas Gerais, Rio de Janeiro, Goiás e Rio Grande do Sul. Estima-se que cerca de 10 milhões de pessoas podem ter sido infectadas (SAN-BLAS; NIÑO-VEGA; ITURRIAGA, 2002), e a paracoccidioidomicose é a 8ª causa mais comum de morte por infecções crônicas recorrentes e doenças parasitárias no Brasil (TABORDA et al., 2008).

O fungo infecta por meio da inalação dos conídios, de modo que o sítio primário dos fungos é nos pulmões. Pode infectar, também, animais domésticos e silvestres, sendo o tatu-galinha um reservatório do *P. brasiliensis* (ARANTES et al., 2015) (Figura 1). Normalmente, mantém-se em estado de dormência no organismo humano, e essa fase pode prolongar-se por anos. Além disso, pode manter-se isolada nos pulmões ou espalhar-se para outros órgãos, fato que dependerá do tipo de infecção e das condições clínicas do hospedeiro. Poucos casos da doença foram associados a pacientes com HIV e neoplasias e, raramente, a transplantes de órgãos e ao uso de imunobiológicos (ARANTES et al., 2015). Ao se disseminar, normalmente, afeta a pele, o tecido mucocutâneo, os linfonodos, o baço, o fígado, as glândulas suprarrenais e outras regiões (BROOKS et al., 2015). A gravidade de manifestação da doença pode estar relacionada à quantidade fúngica inalada.

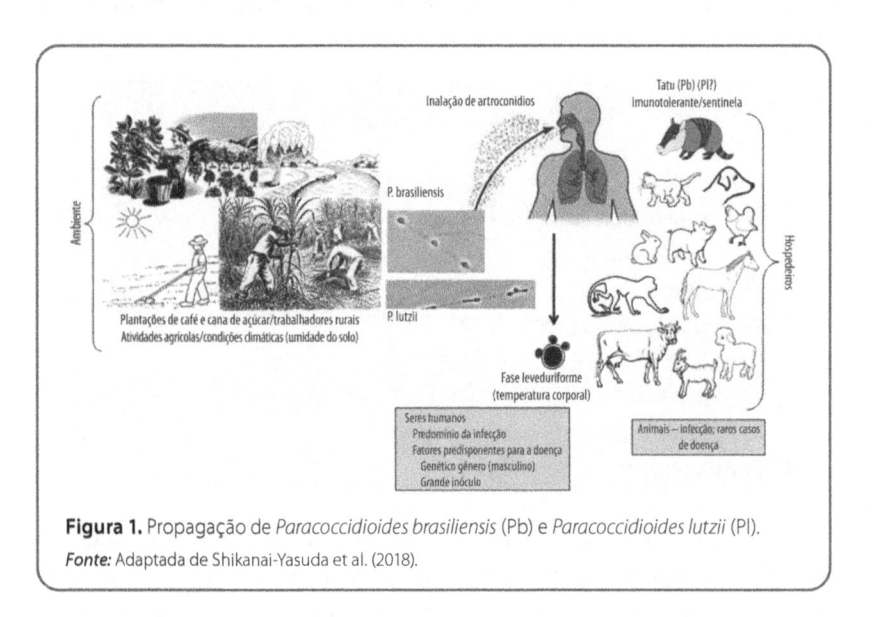

Figura 1. Propagação de *Paracoccidioides brasiliensis* (Pb) e *Paracoccidioides lutzii* (Pl).
Fonte: Adaptada de Shikanai-Yasuda et al. (2018).

A infecção, normalmente, é assintomática, pois o sistema imune é ativado e consegue destruir o invasor. No entanto, frequentemente, ocorre um processo inflamatório granulomatoso, que se manifesta com sintomas como pneumonia, febre, sudorese, tosse e falta de ar, pois atinge os pulmões. O acometimento dos órgãos ocorre de 60 a 90% nos pulmões e linfonodos, aproximadamente 50% na mucosa ororrespiratória e adrenais, 20 a 30% no encéfalo, no fígado, no baço e na pele e, em menores percentuais, no intestino, nos rins, no coração e em órgãos urogenitais. Quando o fungo dissemina-se, o que pode ocorrer, inclusive, na ausência de sintomas associados, há a formação de úlceras vermelhas na pele e nas mucosas, sobretudo na boca e no nariz (SIDRIM; ROCHA, 2004).

O processo envolvido no controle da infecção da forma disseminada, ou não, depende dos linfócitos T. Indivíduos infectados podem não desenvolver a doença pelo padrão tipo T-helper [Th] tipo 1 da resposta imune, que sintetiza a TCD8+, resultando na formação de granulomas compactos e no controle da replicação do fungo. Assim, eventualmente, formas quiescentes podem persistir no interior de granulomas. Logo, indivíduos que se infectam e evoluem para o desenvolvimento da doença apresentam resposta imunológica deficiente pelo Th-1, o qual está associado, também, à gravidade da doença (ARANTES et al., 2015).

A forma clínica da paracoccidioidomicose definida no International Colloquium on Paracoccidioidomycosis (1986) é classificada como (MARQUES, 2013):

- Infecção
- Doença:
  - Forma aguda/subaguda (juvenil):
    - moderada
    - grave
  - Forma crônica (adulto):
    - leve;
    - moderada; e
    - grave
- Forma residual ou sequelas

A infecção ocorre pelo contato de um indivíduo hígido com o fungo infectante e caracteriza-se pela presença de reação intradérmica positiva ao antígeno específico (que pode ser utilizada como teste diagnóstico) e achado de fungos latentes em necropsia.

A doença juvenil, em sua forma aguda e subaguda, manifesta-se em crianças e adolescentes e corresponde de 5 a 25% dos casos. Os estados do Maranhão, Minas Gerais, Pará, Goiás e São Paulo são os mais prevalentes. Nessa forma, a infecção é de rápida evolução; quando aguda, dissemina-se em poucas semanas e, na sua versão subaguda, evolui em alguns meses (SIDRIM; ROCHA, 2004; ARANTES et al., 2015) (Figura 2).

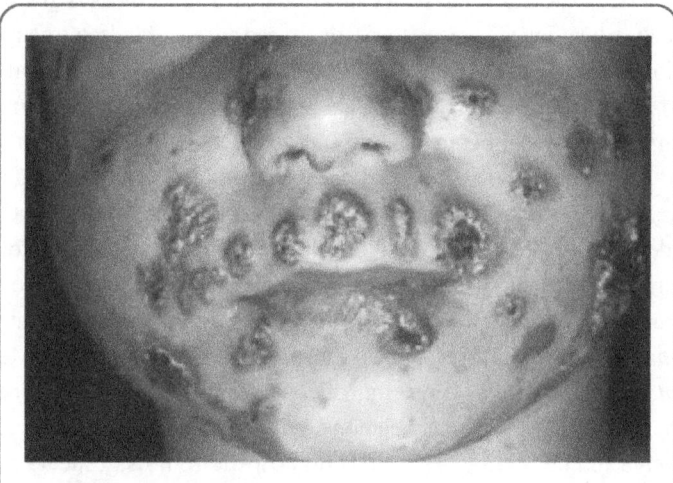

Figura 2. Lesões de paracoccidiomicose no rosto.
Fonte: Adaptada de Madigan et al. (2016).

A forma crônica em adultos é responsável pela maior ocorrência dos casos e representa de 74 a 96% dos mesmos. A idade média é de 30 a 60 anos e com predomínio no sexo masculino, por questões já citadas anteriormente. Nessa forma, a doença é assintomática e instala-se no organismo lentamente. Muitos trabalhadores só descobrem a doença ao realizarem os exames ocupacionais ou *check-up*, podendo apresentar comprometimento pulmonar em 90% dos indivíduos. A gravidade é decorrente do conjunto de 3 ou mais dos seguintes critérios:

- perda ponderal maior que 10% do peso habitual;
- intenso comprometimento pulmonar;
- acometimento de outros órgãos, tais como glândulas adrenais, sistema nervoso central e ossos;

- presença de linfonodos acometidos em múltiplas cadeias, superficiais ou profundas, do tipo tumoral (>2,0cm de diâmetro, sem supuração) ou do tipo supurativo;
- títulos elevados de anticorpos.

Consequentemente, os casos leves estão relacionados a uma perda ponderal abaixo de 5% do peso habitual e envolvimento de um único órgão ou comprometimento restrito de órgãos ou tecidos sem disfunção. Os casos graves estão associados a insuficiência respiratória, disfunção adrenal, síndrome neurológica ou abdome agudo (ARANTES et al., 2015), enquanto a forma residual ocorre devido às consequências promovidas pelas cicatrizes, que podem alterar anatômica e funcionalmente os vários órgãos afetados pela doença.

Um dos fatores de virulência estudados que pode estar associado ao fungo é o possível papel do α–1,3–glucano como determinante dimórfico. O polissacarídeo está presente na parede celular quando o fungo está na forma de levedura, mas desaparece quando o fungo alterna para filamentoso, pois é substituído por um β–1,3–glucano, presente quase que exclusivamente nesse morfotipo. O α–1,3–glucano também está presente na camada mais externa do *Histoplasma capsulatum*, fungo dimórfico que também é causa de micose sistêmica. Esse polissacarídeo tem demonstrado um bloqueio no reconhecimento do sistema imune inato pelas células do hospedeiro nessa espécie fúngica. Por isso, associa-se a sua presença como fator de virulência fúngica, e seu surgimento, como um potencial alvo antifúngico (ARANTES et al., 2015).

A paracoccidiomicose pode manifestar-se com outras infecções, como tuberculose, hanseníase, leishmaniose, doença de Chagas, histoplasmose, criptococose, cromomicose e sífilis. Devido à condição clínica do indivíduo, há uma capacidade reduzida na defesa imunológica do organismo. Há uma alta incidência de neoplasias, sobretudo, carcinomas da boca, laringe, faringe e pulmões, junto a paracoccidiomicose. Acredita-se que as lesões causadas pela doença, com o desenvolvimento de uma inflamação crônica e fibrosante, favoreçam a ocorrência de um processo neoplásico.

O material de colheita para a análise costuma ser escarro ou fluidos e fragmentos de tecidos das lesões, os quais podem ser analisados entre lâmina e lamínula e KOH 10–40%. No entanto, pode-se requisitar processamento prévio do material antes da sua análise. O padrão-ouro para o diagnóstico é o achado de elementos fúngicos no material clínico analisado.

Esse fungo é dimórfico conforme a temperatura: filamentoso à temperatura ambiente (25–30°C) e leveduriforme nos tecidos (35–37°C). À temperatura ambiente e em meio Sabouraud, cresce lentamente e produz colônia branca ou creme, com pregas e dobras elevadas (pipoca estourada). O micélio é curto e a colônia é bem aderida ao meio (Figura 3). O exame microscópico mostra hifas septadas com artrósporos e clamidósporos.

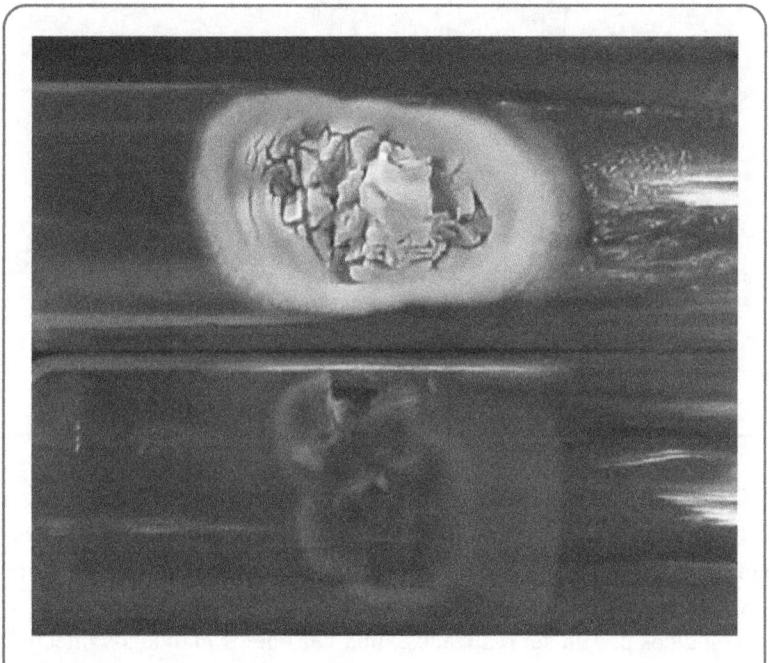

Figura 3. Colônia filamentosa pregueada branca com rachadura na superfície (lembrando pipoca estourada) e reverso castanho.
Fonte: Adaptada de Oliveira (2013).

Na fase leveduriforme, o fungo, quando cultivado em ágar infusão cérebro-coração ou ágar sangue com glicose e cisteína, entre 35 a 37°C, produz colônia de coloração creme com aspecto enrugado e cerebriforme. Microscopicamente, apresenta levedura arredondada ou ovalada de parede espessa, isolada ou agrupada. Podem apresentar um único ou multibrotamentos (blastoconídios), o qual é caracterizado como "roda de leme de navio" ou "Mickey Mouse" (Figura 4).

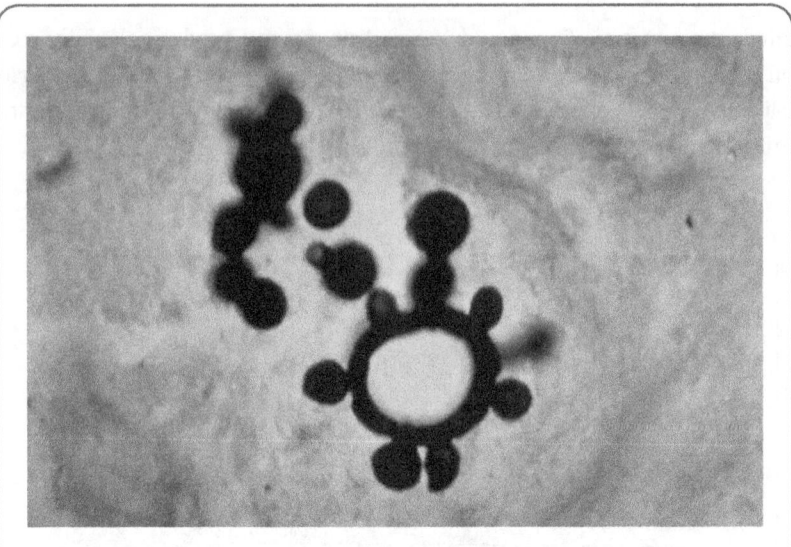

Figura 4. Paracoccidioides — leveduras com múltiplos brotos que se assemelham a um timão de navio. Coloração de metenamina de prata.
Fonte: Adaptada de Levinson (2016).

Como testes complementares, cita-se a reação intradérmica de hipersensibilidade com a paracoccidioidina — alérgeno específico —, que pode ser realizada em regiões endêmicas da doença. Provas bioquímicas apresentam baixo valor como recurso a ser utilizado na identificação fúngica. Testes imunológicos podem ser realizados, uma vez que os indivíduos infectados produzem anticorpos específicos que podem ser analisados. Entretanto, para esse teste, apesar da sensibilidade ser alta, a especificidade é baixa, pois pode ser confundido com outros antígenos produzidos por espécies fúngicas referentes às micoses sistêmicas. O marcador é o gp43, antígeno específico para o *P. brasiliensis*, e é detectado no soro e na urina. A titulação dos antígenos pode ser utilizada para monitoramento durante o tratamento.

O tratamento eficaz é realizado com três grupos de drogas: anfotericina B, sulfazidina e derivados azólicos (cetoconazol, itraconazol e fluconazol). A cura clínica é obtida na maioria dos casos, mas o paciente deve ser acompanhado para que não haja recidiva.

Blastomicose

A blastomicose é causada pelo fungo *Blastomyces dermatitidis*. O primeiro registro foi publicado em 1896, pela observação da infecção fúngica na mão de um paciente na Filadélfia. A localização geográfica do fungo se encontra, principalmente, nos Estados Unidos e no Canadá, sendo a região central (Vale do Mississippe, Illinois e região dos Lagos) a que tem o maior número de casos. Há casos, ainda, na África, no México, na Polônia e em alguns países asiáticos.

O *Blastomyces dermatitidis* é um fungo saprófita que infecta o homem e os animais, sobretudo, cães. No entanto, desconhece-se o nicho ecológico da espécie fúngica, apesar de se acreditar que seja o reino vegetal e o solo próximos a lagos e rios e ambientes úmidos (LACAZ et al., 2002). A ocorrência em cães é 10 vezes maior do que nos humanos, além de apresentar menor gravidade associada à doença.

A infecção ocorre pela inalação dos conídios, está mais associada à região rural e acomete, principalmente, homens na faixa etária de 20 a 40 anos. As mulheres raramente são infectadas, a menos que seja por alterações hormonais, como gravidez, menopausa, entre outras. Crianças também não são usualmente infectadas, porém, quando o são, há maior gravidade (SIDRIM; ROCHA, 2004).

A doença caracteriza-se clinicamente por ser uma infecção crônica, granulomatosa e supurativa. A manifestação clínica pode ser classificada em: (1) forma pulmonar aguda e crônica; (2) forma cutânea de evolução crônica; (3) forma cutânea de inoculação primária; e (4) forma disseminada.

A forma pulmonar é uma das mais frequentes. Na forma aguda, após um período de incubação de até 15 semanas, manifesta-se como quadro de gripe. Pode haver comprometimento pulmonar uni ou bilateral, com a presença de um quadro infiltrativo e/ou lesões nodulares. Alguns pacientes podem evoluir para a forma crônica, de modo que os sintomas permanecem e há perda de peso e dor torácica associada. As lesões podem permanecer isoladas ou disseminar-se para pele, ossos, articulações e sistema geniturinário.

A forma cutânea de evolução crônica também é frequente e ocorre devido à disseminação hematogênica. A manifestação clínica se dá pelo aparecimento de pápulas ou nódulos subcutâneos que produzem secreções que formam crostas aderentes. Ao evoluírem, as lesões adquirem aspecto verrucoso, podendo comprometer a funcionalidade da região afetada (Figura 5).

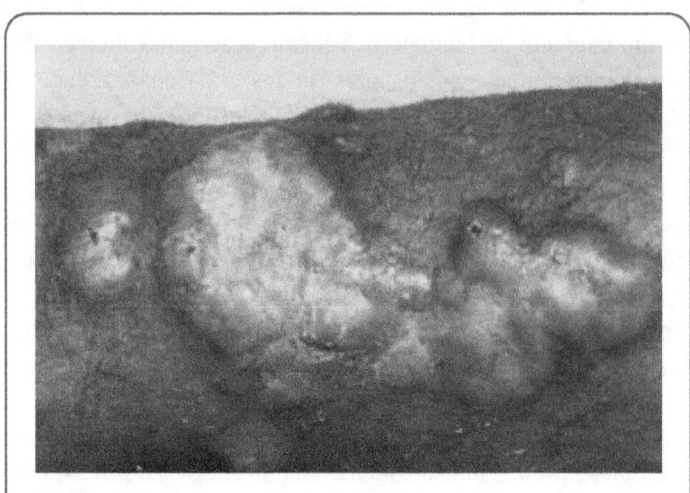

Figura 5. Blastomicose cutânea no braço.
Fonte: Adaptada de Madigan et al. (2016).

A forma cutânea de inoculação primária ocorre por inoculação traumática do fungo em condições de manipulação laboratorial ou necropsia e é considerada rara. Nesse caso, as lesões são na região das mãos e formam nódulos ulcerativos autolimitados e que apresentam cura rápida.

A forma disseminada não é frequente e caracteriza-se por comprometimento pulmonar grave, leucocitose e múltiplas lesões cutâneas em regiões como os ossos, articulações e trato geniturinário. Na blastomicose disseminada, estima-se que haja comprometimento nos ossos e nas articulações em 50% dos casos e de 20 a 30% no trato geniturinário.

Para o diagnóstico laboratorial, o material clínico pode ser biópsia, líquor, escarro e urina. Ao realizar o exame direto microscópico da cultura mantida a 37°C, observa-se leveduras com parede celular dupla e refratária e um broto simples de base larga (Figura 6).

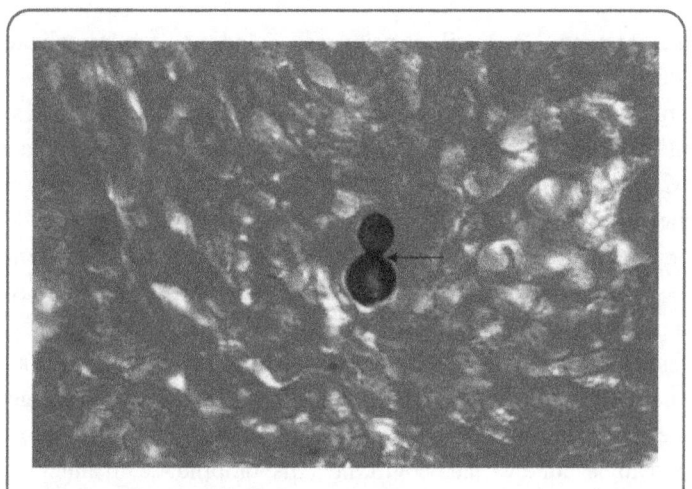

Figura 6. *Blastomyces dermatitidis* — levedura com broto de base larga. A seta indica a base larga do broto da levedura.
Fonte: Adaptada de Levinson (2016).

A cultura em temperatura ambiente (25 a 30°C) produz, após três a quatro semanas, colônia com coloração branca a marrom, lisa, com centro elevado. Já na temperatura de 35–37°C, em ágar-infusão cérebro-coração, apresenta colônia glabrosa, leveduriforme, com sulcos e dobras.

Testes complementares podem ser utilizados, como o cultivo da espécie fúngica em ágar Sabouraud enriquecido com cicloeximida, uma vez que inibe o crescimento na fase leveduriforme e, na fase filamentosa, não. Testes sorológicos podem ser aplicados, mas, apesar da boa sensibilidade, apresentam baixa especificidade, visto que podem ocorrer reações cruzadas com outras espécies fúngicas que também provocam micoses sistêmicas.

Histoplasmose

A histoplasmose apresenta as variações clássica e africana. Ambas estão relacionadas ao mesmo fungo, *Histoplasma capsulatum*. A clássica é decorrente do *Histoplasma capsulatum var. capsulatum* e a africana, do *Histoplasma capsulatum var. duboisii*. O fungo *Histoplasma capsulatum* foi descoberto entre os anos de 1905 e 1906, no Panamá, por Samuel Taylor Darling, patologista americano. No Brasil, os primeiros isolados só foram realizados no início década de 1940, por Almeida e Lacaz.

Os fungos são geofílicos e estão presentes, principalmente, no solo e em animais. O *Histoplasma capsulatum var. capsulatum* está associado aos cães e o *Histoplasma capsulatum var. duboisii* pode estar associado aos bugios. Eles encontram-se distribuídos geograficamente pelo planeta, estando mais frequentemente associados a regiões de clima subtropical e temperado. O fungo é saprófita e é encontrado em microambientes abrigados, como cavernas, construções abandonadas, galinheiros, ocos de árvores, além de locais onde o solo está enriquecido com excretas de morcegos, galinhas e outros animais de pequeno porte. O teor elevado de ácido úrico e compostos nitrogenados favorece a proliferação do *Histoplasma capsulatum*. Os morcegos apresentam alimentação bastante variada conforme a disponibilidade do ambiente e, ao se alimentarem em um local infectado, o fungo infecta o trato digestório. O conteúdo intestinal, ao ser eliminado, auxilia na propagação do agente fúngico (SIDRIM; ROCHA, 2004).

O *Histoplasma capsulatum var. capsulatum* apresenta alta prevalência nos Estados Unidos, no México, em Honduras, na Guatemala, na Nicarágua, no Panamá, em várias ilhas do Caribe (Jamaica, Porto Rico, Martinica e Cuba) e em diversos países sul-americanos, principalmente Venezuela, Colômbia, Peru, Brasil, Argentina e Uruguai. O *Histoplasma capsulatum var. duboisii* predomina na África, onde as duas variantes coexistem, e no Sudeste Asiático, em particular na Tailândia, na Malásia, na Indonésia, na Índia e no Vietnã. No Brasil, é prevalente nos estados de São Paulo, Rio de Janeiro, Espírito Santo, Mato Grosso e Minas Gerais (FERREIRA; BORGES, 2009).

A *Histoplasma capsulatum var. capsulatum* apresenta maior interesse para o Brasil e, assim como as demais micoses sistêmicas, a infecção ocorre pela inalação dos conídios, que, e ao se instalarem nos pulmões, desenvolvem um quadro clínico semelhante à tuberculose, afetando desde crianças até adultos. Após um período de incubação de 2–3 semanas, a infecção pode se disseminar para outros órgãos (via hematogênica), como o fígado, o baço, os linfonodos, a medula óssea e outros. As formas de manifestação clínica do *Histoplasma capsulatum var. capsulatum* são (1) histoplasmose infecção (assintomática ou sintomática), (2) histoplasmose aguda, (3) histoplasmose disseminada, (4) histoplasmose pulmonar crônica.

A histoplasmose infecção e a histoplasmose aguda ocorrem em indivíduos normais que acabam infectando-se e representam cerca de 95 a 99% dos casos em áreas endêmicas. Essas formas são autolimitadas e regridem espontaneamente. A histoplasmose disseminada está relacionada a pacientes com comprometimento no sistema imunológico, e a histoplasmose pulmonar crônica, com a presença de defeito anatômico pulmonar (SIDRIM; ROCHA, 2004). A forma disseminada está associada a pacientes com linfomas, transplantados renais, cardíacos e hepáticos, uso de altas doses de corticosteroides e, principalmente, doentes com HIV, o que o caracteriza como um importante fungo oportunista também. Quando não diagnosticada e não tratada, a infecção pode levar a óbito.

Os materiais clínicos normalmente colhidos são escarro, biópsia, nódulo linfático, medula óssea, líquor, sangue e outros. No diagnóstico laboratorial, a observação do fungo no exame microscópico direto é dificultada, visto que apresenta tamanho reduzido e intracelular e tem morfologia semelhante a outras espécies fúngicas. Para isso, utiliza-se o recurso de corante de prata, giemsa ou panótico a fim de auxiliar na identificação fúngica (Figura 7).

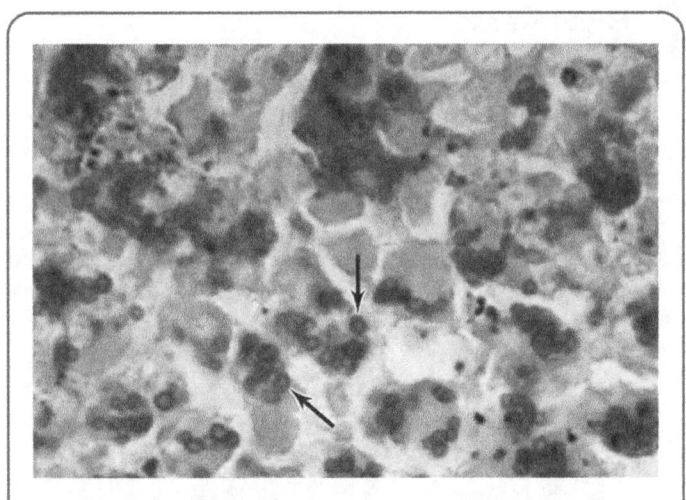

Figura 7. Histoplasmose; células leveduriformes de *Histoplasma* (setas) no tecido do baço.
Fonte: Adaptada de Madigan et al. (2016).

O cultivo pode ser em ágar Sabouraud dextrose ou ágar Sabouraud com cloranfenicol e ciclo-heximida. A colônia filamentosa (25 a 30°C) apresenta crescimento lento de 3–4 semanas, com pigmentação branca, aspecto cotonoso e, com o tempo, torna-se acastanhada e granulosa. Na microscopia, observa-se a presença de hifas septadas hialinas e microconídios e macroconídios de parede espessa e projeções da parede celular. A colônia leveduriforme a 37°C, em ágar-infusão de cérebro-coração, tem colônia glabra, lisa, pigmento branco-amarelado. A microscopia apresenta células leveduriformes pequenas (± 3 µm), ovais, parede celular fina e de base estreita.

Pode-se utilizar o diagnóstico histopatológico devido ao perfil granulomatoso da doença, sendo possível observar a presença de elementos leveduriformes em cortes histológicos corados com hematoxilina-eosina. O teste cutâneo com histoplamina pode ser realizado para estudos epidemiológicos, mas não pode ser utilizado para o diagnóstico da doença (AIDE, 2009). Testes imnoenzimáticos são utilizados para detectar o antígeno específico do *Histoplasma* circulante, que está presente no início da doença, ou como forma de acompanhamento ao tratamento, que pode ser realizado com anfotercina B, itraconazol, cetoconazol, entre outros.

Fique atento

A histoplasmose clássica e a africana são, de forma geral, semelhantes; no entanto, diferem em alguns pontos. A histoplasmose africana apresenta maior predomínio de lesões ósseas, abscessos subcutâneos e lesões cutâneas, que afetam, principalmente, crânio, costelas e vértebras e podem evoluir, também, para infecção disseminada. Além disso, a espécie foi associada à infecção em bugios. Os achados microscópicos da *var. capsulatum* diferem da microscopia da fase leveduriforme, pois se observa leveduras ovais pequenas (3 µm) livres ou no interior de macrófagos (Figura 8), enquanto leveduras da *var. duboisii* são grandes (12–15 µm), globosas a ovoides, de paredes espessas e, tipicamente, em forma de limão, com uma brotação estreita.

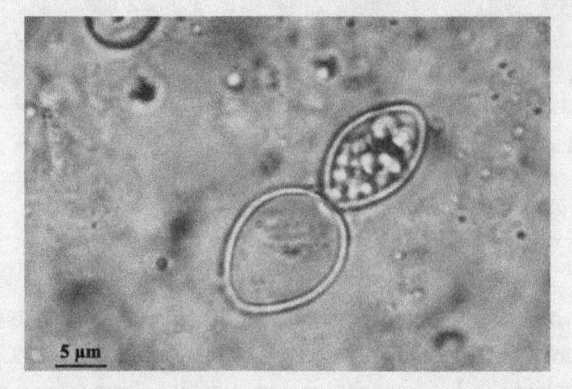

Figura 8. Exame direto do líquido de expectoração mostrando *Histoplasma capsulatum var. duboisii*.
Fonte: Adaptada de Loulergue et al. (2007).

> Testes complementares, como a detecção de antígenos na urina, são sensíveis, mas não foram desenvolvidos para a var. *duboisii*. A identificação de antígenos apresenta reação cruzada com a var. *capsulatum*.

Coccidioidomicose

O principal agente fúngico associado à coccidioidomicose é *Coccidioides immitis*, mas uma nova espécie foi identificada dentro do gênero, denominada *Coccidioides posadasii*. A nova espécie foi assim denominada em homenagem ao seu descobridor, Alejandro Posadas, na Argentina, em 1892.

As áreas endêmicas localizam-se nos Estados Unidos, na Bolívia, no Paraguai, na Argentina e no Nordeste do Brasil, visto que é um fungo geofílico encontrado, principalmente, em regiões desérticas e semiáridas, com altas temperaturas e solos alcalinos. Com a identificação da nova espécie, rastreou-se a distribuição geográfica e identificou-se que o *C. immitis* está associado aos isolados na Califórnia, nos Estados Unidos, e o agente *C. posadasii* encontra-se em todas as demais áreas endêmicas do continente americano, desde o sul dos Estados Unidos até a Argentina (DEUS FILHO, 2009).

Não há distinção entre as espécies infectantes. Os fungos infectam humanos e animais, principalmente cães, havendo registros em tatus. Por isso, acredita-se que o costume de realizar caças e desentocar tatus em seu habitat natural em estados como Piauí, Ceará, Maranhão e Bahia consiste em um risco para a região. A doença tem aumentado a sua incidência no Brasil e, por isso, faz poucos anos que essa região foi incluída entre as áreas endêmicas da doença. Uma vez que a doença só foi diagnosticada pela primeira vez em 1978 no Brasil e que é relativamente nova, a falta de conhecimento implica subdiagnósticos. Além disso, as regiões afetadas pela doença podem ser maiores, distribuindo-se em outros estados.

A contaminação ocorre pela inalação de artroconídios presentes no solo, visto que o fungo é saprófita, e, ao invadirem os pulmões, crescem e transformam-se em grandes esférulas com parede dupla, espessa e refratária, com endósporos em seu interior, os quais são observados na análise dos tecidos infectados (Figura 9).

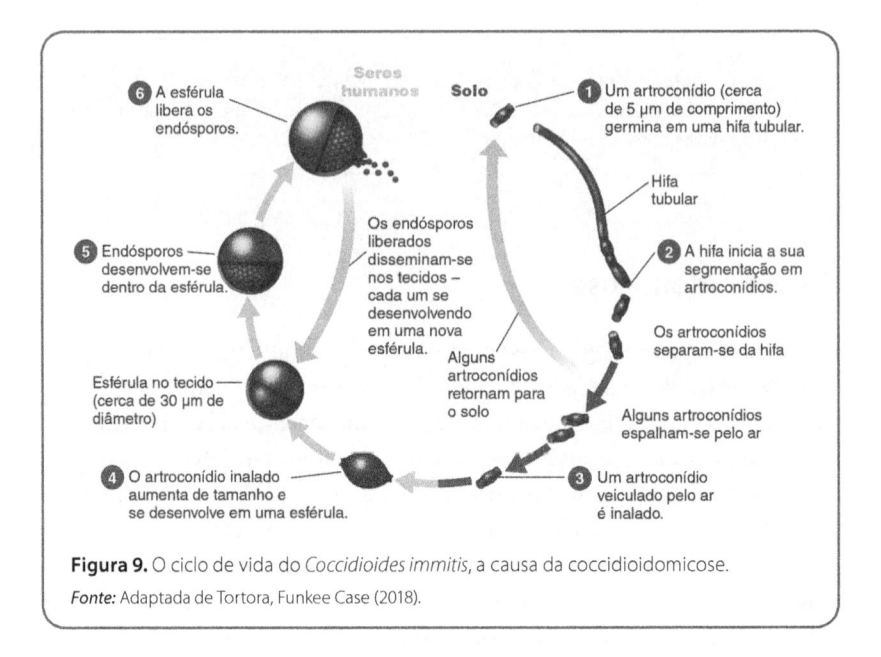

Figura 9. O ciclo de vida do *Coccidioides immitis*, a causa da coccidioidomicose.
Fonte: Adaptada de Tortora, Funkee Case (2018).

A coccidioidomicose apresenta três formas clínicas: (1) forma pulmonar primária, (2) forma pulmonar progressiva e (3) forma disseminada. A forma pulmonar primária é a mais frequente e manifesta-se após um período de incubação de, aproximadamente, três semanas. Em torno de 60% dos indivíduos infectados evoluem para a cura espontânea e os demais evoluem para doença respiratória aguda, com sintomas semelhantes a febre. A severidade da infecção depende da quantidade inalada do fungo infectante e pode haver disseminação via hematogênica. Nesse caso, há um acometimento grave respiratório, que pode acarretar em insuficiência respiratória e evoluir para óbito.

Na forma pulmonar progressiva, há a presença de lesões nodulares ou cavitárias, doença pulmonar fibrocavitária cujos achados são visualizados radiograficamente. A forma disseminada oriunda da forma pumonar primária ocorre raramente. Nesse caso, pele, sistema nervoso central, ossos e articulações são acometidos. Uma vez que a evolução costuma ser aguda e atinge diversos órgãos e sistemas, é, geralmente, fatal. Caracteriza-se por lesões disseminadas, sendo mais comumente encontrada na pele.

O diagnóstico laboratorial baseia-se na presença da espécie fúngica em seu estado parasitário no exame direto microscópico de escarro, aspirado brônquico, líquor, raspado de lesões, pus, secreções e biópsias. Observa-se a presença de esférulas de parede espessa contendo, em seu interior, endósporos uninucleados (Figura 10).

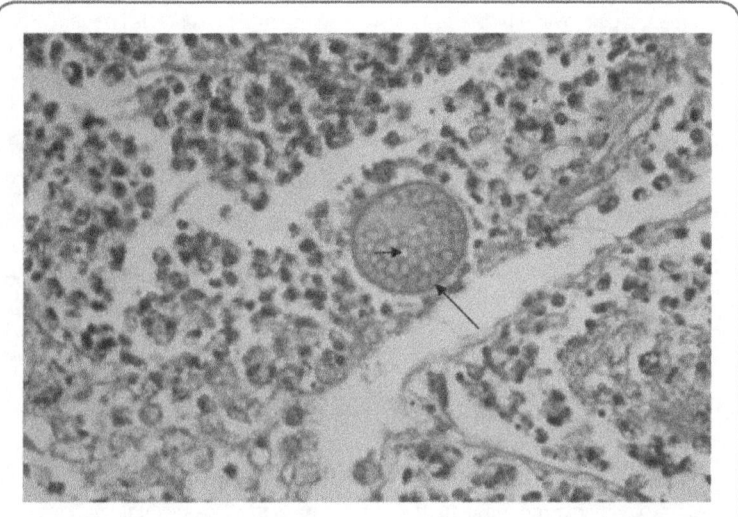

Figura 10. *Coccidioides immitis* — esférula. A seta longa aponta para uma esférula no tecido pulmonar. Esférulas são estruturas grandes e de parede celular espessa, que contém muitos endósporos. A seta curta aponta para um endósporo.
Fonte: Adaptada de Levinson (2016).

O cultivo da espécie fúngica deve ser evitado devido ao seu elevado grau de virulência e ao risco de contaminação, de modo que deve ser realizado em cabine de segurança biológica de nível II. Quando cultivada, tanto em temperatura ambiente quanto a 37°C, em ágar Sabouraud, a colônia apresenta textura algodonosa, com micélios aéreos brancos passando a castanho e crescimento entre 5 a 10 dias.

Para auxiliar no diagnóstico, é realizada avaliação histopatológica dos tecidos infectados, assim como testes para a detecção do antígeno específico, teste intradérmico com coccidioidina. Para o tratamento, as drogas de escolha são fluconazol, itraconazol, cetonazol e anfotericina B.

Exercícios

1. As micoses sistêmicas apresentam maior gravidade para os seres humanos, pois invadem sistemas ou órgãos e podem disseminar-se com facilidade. Qual micose sistêmica tem ampla distribuição geográfica no Brasil, nas regiões Centro-Oeste, Sudeste e Sul, e cujo fungo foi isolado, pela primeira vez, na região Centro-Oeste?
a) Histoplasmose.
b) Coccidioidomicose.
c) Paracoccidioidomicose.
d) Blastomicose.
e) Lobomicose.

2. A histoplasmose é uma micose sistêmica que apresenta duas variações, a clássica e a africana, e tem como agente o *Histoplasma capsulatum*. Considerando as variantes *Histoplasma capsulatum var. capsulatum* e *Histoplasma capsulatum var. duboisii*, marque a alternativa correta.
a) A variante *duboisii* está associada à histoplasmose clássica e a *capsulatum*, à africana.
b) A histoplasmose africana tem maior prevalência no Brasil.
c) A *var. capsulatum* é geofílica e a *var. duboisii*, zoofílica.
d) As variantes estão associadas a regiões desérticas e semiáridas.
e) A levedura da *var. duboisii* apresenta maior dimensão que a *var. capsulatum*.

3. O exame direto microscópico pode, muitas vezes, ter valor diagnóstico para muitas micoses, visto que, pelas características do fungo e pela suspeita clínica, é possível identificar a espécie fúngica associada. Observe o achado microscópico observado no aumento de 400x de uma micose sistêmica presente na imagem a seguir, que se trata de uma esférula com endósporos em seu interior.

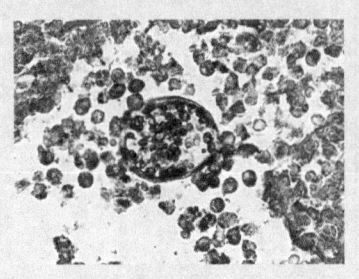

Fonte: Adaptada de David Litman/Shutterstock.com.

Assinale a alternativa que corresponde à espécie fúngica à qual esse achado está associado.
a) *Blastomyces dermatitidis*.
b) *Coccidioides immitis*.
c) *Sporothrix schenckii*.
d) *Paracoccidioides brasiliensis*.
e) *Histoplasma capsulatum*.

4. As micoses sistêmicas são causadas por fungos dismórficos, e a infecção ocorre pela inalação dos conídios, que, por sua vez, invadem o tecido pulmonar e infectam os seres humanos. Sobre as espécies fúngicas associadas às micoses sistêmicas, leia as alternativas a seguir e assinale a correta.
a) O *Coccidioides immitis*, por sua morfologia, é semelhante às orelhas do Mickey Mouse.
b) O *Histoplasma capsulatum* apresenta duas variantes com morfologias iguais no exame direto microscópico.
c) O *Blastomyces dermatitidis* apresenta leveduras com parede

celular dupla e um broto simples de base larga.
d) O *Paracoccidiodes brasiliensis* caracteriza-se por apresentar uma de parede celular espessa, que contém muitos endósporos.
e) O *Coccidioides posadasii* apresenta leveduras com parede celular fina e de base estreita.

5. O correto diagnóstico das micoses sistêmicas é fundamental devido à gravidade que a doença pode adquirir e pela necessidade de diagnóstico para o tratamento correto. Considerando os testes complementares que podem ser realizados para auxiliar o diagnóstico clínico e laboratorial, leia as alternativas a seguir e assinale a correta.

a) Testes imunológicos são recomendados por sua alta sensibilidade e especificidade.
b) Análises histopatológicas podem ser realizadas, mas não auxiliam no diagnóstico.
c) O monitoramento durante o tratamento pode ser realizado pela titulação dos antígenos no sangue e na urina.
d) Os anticorpos paracoccidioidina, coccidioidina e histoplasmina são utilizados em testes de reação intradérmica.
e) As provas bioquímicas são determinantes na identificação da espécie fúngica.

Referências

AIDE, M. A. Capítulo 4: histoplasmose. *Jornal Brasileiro de Pneumologia*, v. 35, n. 11, p. 1145-1151, nov. 2009. Disponível em: <http://www.scielo.br/scielo.php?script=sci_arttext&pid=S1806-37132009001100013>. Acesso em: 8 nov. 2018.

ARANTES, T. D. et al. Paracoccidioides brasiliensis AND Paracoccidioides lutzii, A SECRET LOVE AFFAIR. *Revista do Instituto de Medicina tropical de São Paulo*, v. 57, supl. 19, p. 25-30, Sept. 2015. Disponível em: <http://www.scielo.br/scielo.php?script=sci_arttext&pid=S0036-46652015000800025&lng=en&nrm=iso>. Acesso em: 8 nov. 2018.

BROOKS, G. F. et al. *Microbiologia médica de Jawetz, Melnick e Adelberg (Lange)*. 26. ed. Porto Alegre: Penso, 2015.

DEUS FILHO, A. Capítulo 2: coccidioidomicose. *Jornal Brasileiro de Pneumologia*, v. 35, n. 9, p. 920-930, set. 2009 . Disponível em: <http://www.scielo.br/scielo.php?script=sci_arttext&pid=S1806-37132009000900014&lng=en&nrm=iso>. Acesso em: 8 nov. 2018.

FERREIRA, M. S.; BORGES, A. S. Histoplasmose. *Revista da Sociedade Brasileira de Medicina Tropical*, Uberaba, v. 42, n. 2, p. 192-198, abr. 2009. Disponível em: <http://www.scielo.br/scielo.php?script=sci_arttext&pid=S0037-86822009000200020&lng=en&nrm=iso>. Acesso em: 8 nov. 2018.

LACAZ, C. S. et al. *Tratado de micologia médica Lacaz*. 9. ed. São Paulo: Sarvier, 2002.

LEVINSON, W. *Microbiologia médica e imunologia*. 13. ed. Porto Alegre: McGraw-Hill, 2016.

LOULERGUE, P. et al. Literature review and case histories of Histoplasma capsulatum var. duboisii infections in HIV-infected patients. *Emerging infectious diseases*, v. 13, n. 11, p. 1647, 2007.

MADIGAN, M. T. et al. *Microbiologia de Brock*. 14. ed. Porto Alegre: Artmed, 2016.

MARQUES, S. A. Paracoccidioidomycosis: epidemiological, clinical, diagnostic and treatment up-dating. *Anais Brasileiros de Dermatologia*, v. 88, n. 5, set./out. 2013. Disponível em: <http://www.scielo.br/scielo.php?script=sci_arttext&pid=S0365-05962013000500700>. Acesso em: 8 nov. 2018.

OLIVEIRA, J. C. *Atlas de Micologia Médica:* colônias. 2013. Disponível em: <https://controllab.com/pdf/atlas_micologia_colonias.pdf>. Acesso em: 8 nov. 2018.

SAN-BLAS, G.; NIÑO-VEGA, G.; ITURRIAGA, T. Paracoccidioides brasiliensis and paracoccidioidomycosis: molecular approaches to morphogenesis, diagnosis, epidemiology, taxonomy and genetics. *Medical mycology*, v. 40, n. 3, p. 225-242, 2002.

SHIKANAI-YASUDA, M. A. et al. II Consenso Brasileiro em Paracoccidioidomicose - 2017. *Epidemiologia e Serviços de Saúde*, Brasília, v. 27, n. espe, 2018. Disponível em: <http://www.scielo.br/scielo.php?script=sci_arttext&pid=S2237-96222018000700200&lng=pt&nrm=iso>. Acesso em: 6 nov. 2018.

SIDRIM, J. J. C.; ROCHA, M. F. G. *Micologia médica à luz de autores contemporâneos*. Rio de Janeiro: Guanabara Koogan, 2004.

TABORDA, C. P. et al. Melanin as a virulence factor of Paracoccidioides brasiliensis and other dimorphic pathogenic fungi: a minireview. *Mycopathologia*, v. 165, n. 4-5, p. 331, 2008.

TORTORA, G. F.; FUNKE, B. R.; CASE, C. L. *Microbiologia*. 12. ed. Porto Alegre: Artmed, 2018.

Leituras recomendadas

BORBA, C. M. et al. Genetic characterization of morphologically variant strains of Paracoccidioides brasiliensis. *Memórias do Instituto Oswaldo Cruz*, Rio de Janeiro , v. 103, n. 3, p. 306-09, maio 2008. Disponível em: <http://www.scielo.br/scielo.php?script=sci_arttext&pid=S0074-02762008000300015>. Acesso em: 8 nov. 2018.

MEZZARI, A.; FUENTEFRIA, A. M. *Micologia no laboratório clínico*. Barueri: Manole, 2012.

XAVIER, M. O.; OLIVEIRA, F. M.; SEVERO, L. C. Capítulo 1: diagnóstico laboratorial das micoses pulmonares. *Jornal Brasileiro de Pneumologia*, v. 35, n. 9, p. 907-919, set. 2009. Disponível em: <http://www.scielo.br/scielo.php?script=sci_abstract&pid=S1806--37132009000900013&lng=en&nrm=iso&tlng=pt>. Acesso em: 8 nov. 2018.

Micoses oportunistas

Objetivos de aprendizagem

Ao final deste texto, você deve apresentar os seguintes aprendizados:

- Reconhecer os fatores predisponentes das micoses oportunistas, identificando as principais micoses oportunistas, suas características clínicas e patogênese.
- Descrever a epidemiologia das diferentes micoses oportunistas.
- Interpretar o diagnóstico laboratorial das micoses oportunistas.

Introdução

As micoses oportunistas têm adquirido maior importância e, normalmente, quando não identificadas e tratadas a tempo, acabam levando o indivíduo à morte. Diante disso, é importante que os profissionais estejam capacitados para diagnosticá-las. As principais micoses oportunistas são criptococose, candidíase, aspergilose e mucormicose, mas existem outras de menor importância, como fusariose, penicilose e acremoniose.

Assim, neste capítulo, você aprenderá a reconhecer as principais micoses oportunistas, os indivíduos que são mais afetados, as manifestações clínicas e a forma de realizar o diagnóstico correto.

Micoses oportunistas

As micoses oportunistas infectam os seres humanos que estão com comprometimento no sistema imune, ou seja, imunodeprimidos e/ou imunossuprimidos. Algumas condições que levam o indivíduo a estar nessas situações são: doenças autoimunes, transplantes, uso de medicamentos imunossupressores, neoplasias, quimioterapia. Em indivíduos imunocompetentes, tais micoses não costumam ser capazes de provocar doenças (LEVINSON, 2016). O fungo aproveita-se do rompimento da barreira de defesa da pele e das mucosas e invade o organismo.

As micoses oportunistas são causadas pelos gêneros fúngicos: *Cryptococcus* (criptococose), *Candida* (candidíase), *Aspergillus* (aspergilose), *Mucor* e *Rhizopus* (mucormicose). Algumas características gerais dos fungos oportunistas estão presentes no quadro da Figura 1.

Gênero	Forma microscópica observada no tecido	Localização geográfica	Importantes achados clínicos	Diagnóstico laboratorial
Candida	Levedura formadora de pseudo-hifas (também hifas)	No mundo todo	Cândida na boca e na vagina; endocardite em usuários de drogas intravenosas	Gram-positiva; a cultura apresenta crescimento de colônias de leveduras; *Candida albicans* forma tubos germinativos
Cryptococcus	Levedura com cápsula bem-desenvolvida	No mundo todo	Meningite	A tinta nanquim evidencia leveduras com cápsula proeminente; a cultura gera colônias intensamente mucoides
Aspergillus	Micélio com hifa septada	No mundo todo	Massa micelial no pulmão; infecções por queimadura e ferida; infecções em cateteres; sinusite	A cultura gera micélio com esporos verdes; conídios em cadeia
Mucor e Rhizopus	Micélio com hifa asseptada	No mundo todo	Lesão necrótica produzida quando o micélio invade os vasos sanguíneos; fatores de predisposição são a cetoacidose diabética, acidose renal e câncer	A cultura gera micélio com esporos pretos; conídios no interior de uma bolsa, chamada de esporângio

Figura 1. Características importantes das doenças causadas por fungos oportunistas.
Fonte: Adaptada de Levinson (2016).

Criptococose

A criptococose é causada por duas espécies fúngicas: o *Cryptococcus neoformans* e o *Cryptococcus gattii*. O fungo foi isolado pela primeira vez em 1894, na Alemanha, mas foi apenas em 1938 que recebeu o nome de *Cryptococcus neoformans* (LACAZ et al., 2009). O fungo saprófita tem distribuição universal e está presente na excreta de aves, sobretudo, pombos, os quais são um nicho de proliferação dos fungos, sobretudo a var. neoformans. Além disso, já foi isolado em árvores *Eucalyptus camadulensis*, que seriam reservatórios para a levedura (sobretudo *C. gattii*), bem como lenha, cascas, folhas e poeira (Figura 2).

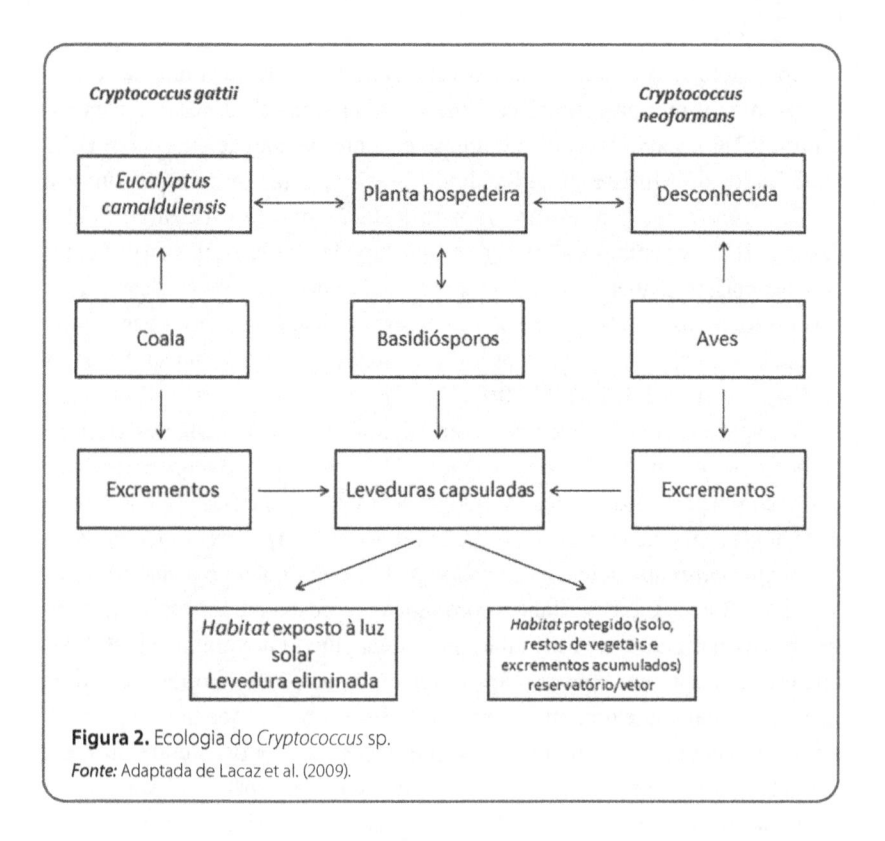

```
                Cryptococcus gattii                              Cryptococcus
                                                                  neoformans

        ┌─────────────────┐      ┌──────────────────┐      ┌──────────────┐
        │   Eucalyptus    │ ←──→ │ Planta hospedeira│ ←──→ │  Desconhecida│
        │  camaldulensis  │      └──────────────────┘      └──────────────┘
        └─────────────────┘               ↕                       ↑
                ↑                                                  
        ┌─────────────────┐      ┌──────────────────┐      ┌──────────────┐
        │      Coala      │      │   Basidiósporos  │      │     Aves     │
        └─────────────────┘      └──────────────────┘      └──────────────┘
                ↓                         ↓                       ↓
        ┌─────────────────┐      ┌──────────────────┐      ┌──────────────┐
        │   Excrementos   │ ───→ │Leveduras capsuladas│ ←── │  Excrementos │
        └─────────────────┘      └──────────────────┘      └──────────────┘
                                    ↙            ↘
                ┌──────────────────┐         ┌──────────────────────────┐
                │Habitat exposto à │         │ Habitat protegido (solo, │
                │      luz solar   │         │  restos de vegetais e    │
                │Levedura eliminada│         │ excrementos acumulados)  │
                └──────────────────┘         │   reservatório/vetor     │
                                             └──────────────────────────┘
```

Figura 2. Ecologia do *Cryptococcus* sp.
Fonte: Adaptada de Lacaz et al. (2009).

O *Cryptococcus* é cosmopolita, de modo que está associado, principalmente, a núcleos urbanos. Casos da doença são mais prevalentes em regiões tropicais e subtropicais, cujos locais com mais casos são Austrália, Nova Guiné, África (região Central), Ásia (região Sudeste), México, Estados Unidos e Brasil. O perfil epidemiológico da doença é diferente conforme a região do país. Nas regiões Sul e Sudeste, a infecção está mais associada a indivíduos com HIV e, nas regiões Norte e Nordeste, o fungo contamina, sobretudo, indivíduos nativos, com maior prevalência em crianças e adultos jovens. Nesse caso, há uma mortalidade elevada, correspondendo a entre 50 e 80% dos casos.

Ao contaminar o homem, esses fungos podem infectar qualquer órgão do corpo, mas têm predisposição a infectar os pulmões e o sistema nervoso central (SNC), sendo a principal micose encontrada em pacientes com HIV/aids. Dados do Ministério da Saúde do Brasil apontam a infecção fúngica pelo *Cryptococcus* como primeira manifestação oportunista em 4,3% dos casos de HIV. No entanto, a infecção também pode estar associada a pacientes com neoplasias, diabetes, transplantados, uso de corticosteroides, desnutrição severa. Além disso, o fungo é o principal responsável pela meningoencefalite fúngica. Normalmente, infecta os homens, sendo duas vezes mais frequentes no sexo masculino (BRASIL, 2010).

As espécies, por muito tempo, foram divididas em duas variantes: o *Cryptococcus neoformans var. neoformans* e o *Cryptococcus neoformans var. gattii*, conforme a classificação sorológica em sorotipos. Essas variantes eram distribuídas em cinco sorotipos: A, B, C, D e AD. O *Cryptococcus neoformans var. neoformans* apresentava o sorotipo A, D e AD, enquanto a *var. gattii*, os sorotipos B e C. Essas variantes sorológicas representam as variantes antigênicas do polissacarídeo capsular, que é uma glucoronoxilomanana (GXM) que está presente em 90% da cápsula. A outra porção é composta por uma galactoxilomanana e uma manoproteína. Estudos realizados nos anos 2000, a nível molecular, demonstraram as diferenças taxonômicas entre elas, e a variante *gattii* foi elevada a espécie. Portanto, temos as espécies *Cryptococcus neoformans* e *Cryptococcus gattii* como causadores da criptococose (KWON--CHUNG et al., 2014; SIDRIM; ROCHA, 2003).

O *Cryptococcus neoformans* manifesta-se, principalmente, em pacientes imunodeprimidos, é generalizada, não responde bem ao tratamento clássico e, por isso, geralmente, evolui para óbito. Por sua vez, o *Cryptococcus gattii* está mais associado a pacientes imunocompetentes, apresenta manifestação pulmonar significativa e responde bem ao tratamento clássico, evoluindo, portanto, a um bom prognóstico (LACAZ et al., 2009).

A doença não é de notificação compulsória, de modo que a detecção dos casos ocorre em associação com imunodeficiência e medidas de controle disponíveis. Não há medidas preventivas específicas para a doença. Uma vez que os pombos são um reservatório dos fungos, deveria haver iniciativas de controle da proliferação de pombos nos centros urbanos e a eliminação do acúmulo de excretas das aves para evitar a dispersão de aerossóis (BRASIL, 2010).

A diferença entre as espécies é vista pela morfologia das leveduras e nos basidiósporos: *C. neoformans* é uniformemente globosa e com basidiósporos de formato elíptico e de paredes rugosas; no *C. gattii*, as leveduras apresentam morfologia com mistura de globosa à elíptica e basidiósporos com formato bacilar e paredes lisas. Há diferenças no uso das fontes de nitrogênio e de carbono. O *C. gattii* apresenta resistência à L-canavanina e tem a capacidade de usar glicina como fonte de nitrogênio e carbono (e, portanto, de alterar o pH do meio). Há duas formas de seleção, o que permite a identificação robusta de cepas de *C. gattii* em meio canavanina-glicina-bromotimol azul (CGB) com crescimento, alterando a cor do meio para azul cobalto, enquanto o ágar CGB inoculado com cepas de *C. neoformans* permanece inalterado (KWON-CHUNG et al., 2014).

O fungo apresenta um fator de virulência bastante agravante, a presença de uma cápsula constituída de um complexo de carboidratos (polissacarídeos, polímeros da xilose, manose e ácido glicurônico, livres de nitrogênio e enxofre), a qual é visível em microscopia. A cápsula não necessariamente está presente; há casos experimentais em ratos e camundongos nos quais se observa leveduras não encapsuladas e que são capazes de produzir criptococose (MEZZARI; FUENTEFRIA, 2012). A complexidade estrutural do material capsular é crescente do sorotipo D para o A e do B para o C (LACAZ et al., 2009). Registros de 1917 e 1927 já indicavam o uso da tinta nanquim para auxiliar na visualização da cápsula em microscopia (SIDRIM; ROCHA, 2003).

Há, também, a presença de melanina na parede celular, que contribui para a virulência da espécie *C. neoformans*. Além disso, a principal razão pela qual *C. neoformans* e *C. gattii* são os únicos patógenos bem-sucedidos entre as mais de 70 espécies de *Cryptococcus* é sua capacidade de crescer robustamente em temperaturas fisiológicas. A degradação da urease permite ao fungo a sua propagação nos pulmões e a possibilidade de atravessar a barreira hematoencefálica (MEZZARI; FUENTEFRIA, 2012; KWON-CHUNG et al., 2014).

A infecção fúngica ocorre pela inalação das leveduras encapsuladas, de modo que, consequentemente, o primeiro sítio de infecção são os pulmões. O fungo pode manter-se incubado por anos até manifestar outros sintomas e evoluir para infecção no SNC (Figura 3).

Há duas classificações distintas a respeito da manifestação clínica da doença: uma divide em cutânea e sistêmica, enquanto a outra, em forma pulmonar regressiva, pulmonar progressiva e disseminada. A forma cutânea caracteriza-se por manifestações de lesões acneiformes, *rash* cutâneo, ulcerações ou massas subcutâneas que simulam tumores. A forma sistêmica surge como uma meningite subaguda ou crônica, caracterizada por febre, fraqueza, dor no peito, rigidez de nuca, dor de cabeça, náusea e vômito, sudorese noturna, confusão mental e alterações de visão. Nesse caso, pode haver comprometimento ocular, pulmonar e ósseo (BRASIL, 2010).

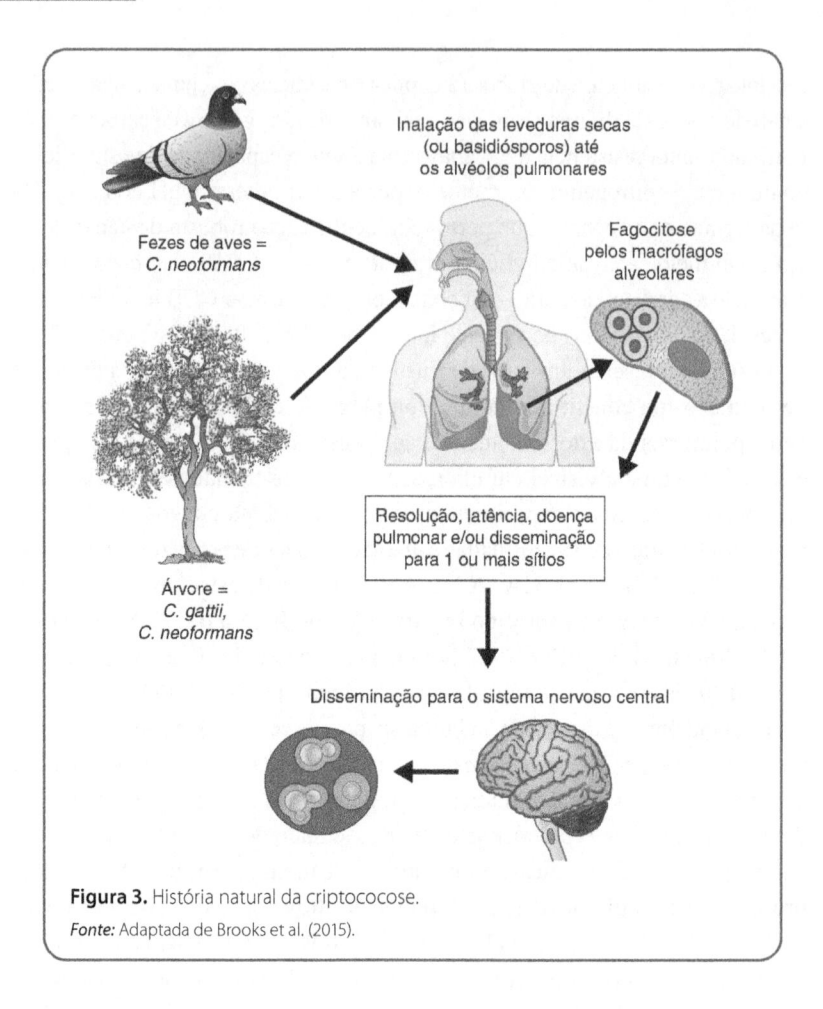

Figura 3. História natural da criptococose.
Fonte: Adaptada de Brooks et al. (2015).

    A criptococose pulmonar regressiva representa as lesões pulmonares primárias, as quais quase não são identificadas. Geralmente, o diagnóstico é realizado por acaso em exames histopatológicos pela presença de nódulos residuais pulmonares, de caráter periférico e não calcificados.

    A criptococose pulmonar progressiva representa cerca de 10% dos casos e os sintomas associados são inespecíficos, podendo manifestar-se na forma de febre, dor no peito, tosse, perda de peso e escarro mucoide e sanguinolento. Nessa forma, radiologicamente, são observados nódulos, geralmente, nos lóbulos inferiores, com acúmulo de massa fúngica rica em material capsular no interior da lesão. Conforme a condição clínica do paciente, a tendência a invasão e a disseminação da infecção aumenta.

A criptococose disseminada corresponde a 90% dos casos e é representada pelo quadro extrapulmonar, acometendo o sistema nervoso central. A disseminação ocorre via hematogênica, e o fungo infecta outros órgãos e sistemas. A manifestação mais comum é a meningoencefalite, que promove cefaleia, alterações de comportamento, náuseas, vômitos, febres e outros (SIDRIM; ROCHA, 2003; MEZZARI; FUENTEFRIA, 2012).

A doença pode ser facilmente confundida com tuberculose pulmonar, de modo que é necessário o diagnóstico laboratorial para identificar a doença. Além disso, informações epidemiológicas são importantes para orientar na suspeita clínica. O material clínico que costuma ser utilizado é urina, escarro, líquor e sangue. Conforme o exame clínico, deve-se realizar biópsia de gânglios periféricos aumentados e de lesões cutâneas (SIDRIM; ROCHA, 2003).

Para o diagnóstico laboratorial, no exame direto microscópico, observa-se a presença da levedura encapsulada após a amostra ser colocada em contato com uma gota de tinta de nanquim entre lâmina e lamínula (Figura 4). Após cultivo em meio ágar Sabouraud dextrose, cresce entre 30 e 35°C em, aproximadamente, 72 horas. Forma colônias brilhantes, viscosas e com aspecto úmido e coloração creme; com o tempo, adquirem textura mucoide e aspecto de leite condensado (Figura 5). Ambas as espécies do *Cryptococcus* apresentam as mesmas características macroscópicas da colônia.

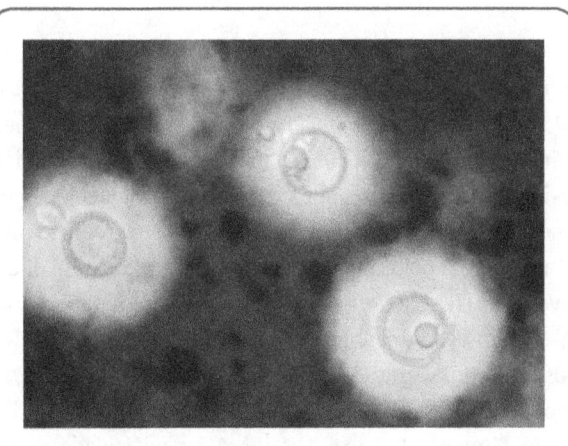

Figura 4. Criptococose. A cápsula de *Cryptococcus neoformans* está bem aparente nesta amostra de lavado pulmonar. Coloração de Giemsa. Ampliada 1.000 vezes.
Fonte: Adaptada de Brooks et al. (2015).

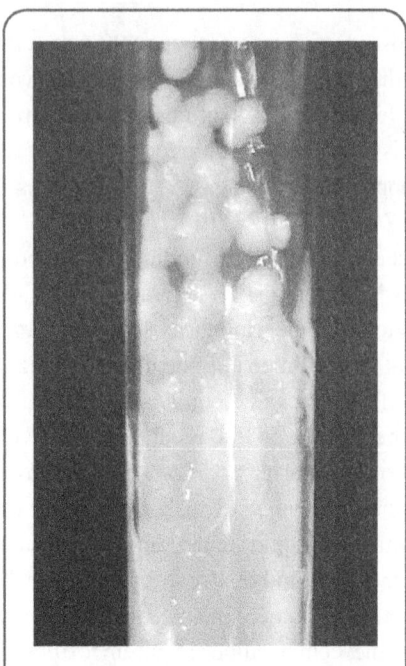

Figura 5. Colônia leveduriforme de aspecto mucoso (semelhante a leite condensado).
Fonte: Adaptada de Oliveira (2013).

Como forma de auxiliar o diagnóstico, provas complementares podem ser realizadas. Por exemplo, o *Cryptococcus nerformans* produz melanina e, desse modo, a enzima fenoloxidase, a qual é capaz de oxidar substâncias fenólicas, como a tirosina, presentes nos meios de cultivo enriquecidos com extratos naturais (cenoura ou batata) ou sementes; além disso, produz o pigmento tipo melanina, conferindo à colônia a cor escura. Assim, é possível diferenciá-lo de outras leveduras (LACAZ et al., 2009). Provas bioquímicas, como ureia, auxiliam na confirmação do gênero e da espécie.

O diagnóstico imunológico pode ser realizado pela pesquisa de antígenos capsulares por meio de aglutinação de partículas de látex sensibilizadas, para a qual o material clínico indicado é o líquor. A especificidade e a sensibilidade são superiores a 90%. Pode apresentar resultado falso positivo por reação cruzada com o fator reumatoide, além de infecções disseminadas por *Trichosporon inkin* e bacilos gram-negativos (SIDRIM; ROCHA, 2003; MEZZARI; FUENTEFRIA, 2012).

O tratamento indicado é com o uso de anfotericina B, 5-flucocitosina, fluconazol e itraconazol. No entanto, o tratamento se dá de acordo com a forma de manifestação clínica da doença e se a infecção está, ou não, associada ao HIV.

Candidíase

A candidíase é causada pelas leveduras do gênero *Candida* sp., principalmente *Candida albicans*, e difere dos demais agentes etiológicos, pois faz parte da microbiota humana. Logo, é difícil realizar o diagnóstico correto e a distinção entre infecção e microbiota. A levedura é capaz de promover doenças superficiais, cutâneas, subcutâneas ou sistêmicas. É oportunista porque, conforme a condição clínica do indivíduo, provoca alteração no equilíbrio entre o fungo e o hospedeiro, sendo capaz de desencadear uma infecção. A candidíase é a micose oportunista mais frequente (SIDRIM; ROCHA, 2003). O gênero *Candida* apresenta diversos fatores de virulência, como a presença de proteinases e lipases e a formação de pseudo-hifas que auxiliam na invasão do hospedeiro (MEZZARI; FUENTEFRIA, 2012).

A levedura foi observada pela primeira vez em 1839, mas foi apenas em 1923 que a espécie fúngica recebeu o nome de *Candida albicans*. Dentre as 80 espécies de *Candida* que aproximadamente já foram descritas, *C. albicans, C. glabrata, C. parapsilosis, C. tropicalis, C. krusei, C. guillerrmondii, C. stellatoidea, C.kefyr, C. lusitaniae, C. pseudotropicalis, C. dubliniensis* foram associadas a doenças. As cinco primeiras são as mais comumente relacionadas às manifestações clínicas da candidíase, sendo a *Candida albicans* responsável por mais de 50% dos candidemias (SIDRIM; ROCHA, 2003).

Além da espécie humana, o fungo está presente nos primatas, e os animais domésticos e pássaros são considerados reservatórios. No homem, a *C. albicans* localiza-se na mucosa digestiva e vaginal. Por isso, pode ser encontrada na natureza, no solo e/ou na água que contenha excretas humanas ou de animais. As formas de manifestação clínica da doença são: mucocutânea, cutânea ou sistêmica. A candidíase mucocutânea afeta os tecidos da mucosa oral, provocando candidíase oral e vaginal, com a vulvovaginite, e pode evoluir para a forma crônica, que costuma ocorrer em pacientes com defeitos genéticos, endócrinos (diabetes), hematológicos, imunológicos e metabólitos.

A candidíase cutânea manifesta-se em áreas intertriginosas da pele das mãos, das virilhas, dos órgãos sexuais e das axilas. As lesões são eritematosas, úmidas, com bordas mal definidas e escamosas e podem formar vesículas e apresentar fissuras. Podem estender-se, causando onicomicoses cujo caráter costuma ser crônico e evoluir para a destruição total da unha.

Na candidíase sistêmica, há invasão fúngica em diversos órgãos e maior gravidade. Tem como causa a disseminação do fungo por via hematogênica ou origem exógena, como, por exemplo, infusão de líquidos contaminados. A manifestação clínica pode ser variável e inespecífica, causando problemas nos pulmões, rins, fígado, articulações, ossos, ocular e lesões no SNC. Essa forma da infecção está associada a indivíduos com fatores que comprometem o sistema imune, como pacientes neutropênicos, transplantados, neonatos, com rupturas de barreiras mecânicas (cateter intravenoso e queimaduras) e HIV.

As manifestações clínicas da candidíase estão relacionadas com o perfil e estilo de vida do indivíduo, de modo que pessoas que costumam estar em contato com a água podem desenvolver onicomicoses; obesos apresentam a micose nas dobras mamárias e abdominais; recém-nascidos manifestam a infecção na mucosa oral, popularmente reconhecida como "sapinho"; e nas mulheres, quando afeta a mucosa vaginal, provoca uma secreção branco--leitosa, com odor desagradável e prurido vulvar (MEZZARI; FUENTE-FRIA, 2012).

Há também a candidíase alérgica, que é provocada pelo contato com a levedura e pode ocasionar: (1) a não manifestação de lesão clínica e o paciente não chega a apresentar resultado imunológico positivo, (2) a não manifestação clínica, mas com intradermorreação e provas imunológicas positivas, (3) a presença de lesões clínicas estéreis e alérgicas, que se relacionam à presença de leveduras, causando infecção em outro sítio. Costuma estar presente nos espaços interdigitais das mãos ou em outras partes do corpo (SIDRIM; ROCHA, 2003).

O material clínico utilizado para a investigação diagnóstica é oriundo das lesões, de aspirado, lavado brônquico, urina, biópsias de diversos órgãos, sangue e outros. Uma vez que as espécies de *Candida* sp. são sensíveis à dessecação, conforme o material, devem ser imediatamente semeadas ou armazenadas em salina estéril. No exame direto microscópico, observa--se blastoconídios que podem, ou não, estar associados a pseudo-hifas e pseudomicélios. Caso a espécie infectante seja *Candida albicans* ou *C. tropicalis*, também é possível observar hifas verdadeiras. Para o cultivo, os meios que costumam ser utilizados são o Sabouraud, Sabouraud + clorafenicol e Saborad + clorafenicol e cicloeximida — à temperatura de 25 a 37°C. A colônia cresce entre dois a cinco dias e apresenta aspecto cremoso, textura glabrosa, branca, opaca (Figura 6). Pode apresentar variações de cerebriforme a rugosa. O reverso apresenta a mesma coloração do verso e não apresenta pigmento difusível. Todas as espécies apresentam a mesma macroscopia das colônias.

Fique atento

A escolha do meio pode auxiliar no diagnóstico diferencial das espécies de *Candida* sp., uma vez que *Candida parapsilosis*, *C. krusei* e algumas cepas de *C. tropicalis* e *C. glabrata*, por exemplo, não crescem em meio enriquecido de cicloeximida. O uso do CHROMágar *Candida* consiste em um meio de cultivo diferencial para o gênero, no qual, conforme a espécie, produz uma coloração diferente (SIDRIM; ROCHA, 2003).

Link

Para saber mais informações a respeito do CHROMagar Candida, acesse as instruções de uso de uma marca específica no link a seguir.

https://goo.gl/uqwWYm

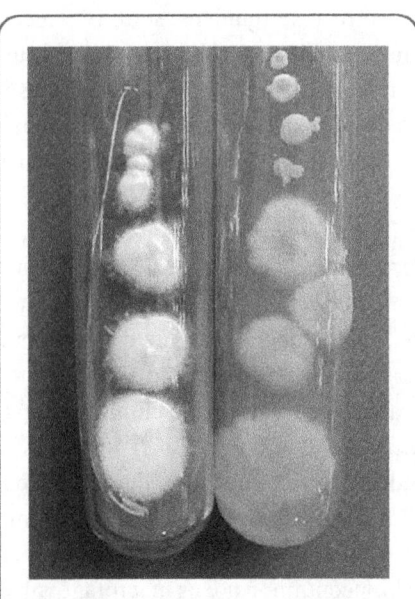

Figura 6. Colônia de *Candida* sp. leveduriforme lisa (glabra) branca ou bege e reverso incolor.
Fonte: Adaptada de Oliveira (2013).

Outros testes complementares que podem ser realizados são: testes de assimilação de carboidratos e fontes de nitrogênio (auxanograma), fermentação de carboidratos (zimograma) e formação de tubo germinativo. Há, ainda, sistemas automatizados e semiautomatizados que podem auxiliar na identificação. No caso das candidíases sistêmicas, a quantificação da espécie fúngica deve ser realizada.

O tratamento será realizado conforme a forma de manifestação clínica da infecção e a gravidade da doença. Destaca-se a necessidade de tratar a causa da infecção, e não apenas o fungo (LACAZ et al., 2009).

Aspergilose

A aspergilose é uma micose oportunista causada pelas espécies do gênero *Aspergillus*, que apresenta mais de 300 espécies fúngicas. O fungo foi descrito em 1897, pelo italiano Pier Antonio Micheli, que associou a morfologia dos conídios com o *aspergere*, instrumento de madeira ou metal utilizado durante o culto religioso para aspergir água benta, e publicou uma matéria sobre o assunto. Em 1926, foi publicado o livro intitulado *The Aspergilli*.

O fungo saprófito apresenta abundante distribuição na natureza em diversos lugares, como restos orgânicos, solo, vestimentas, residências, ar condicionado e, inclusive, meios estéreis, tratando-se de um agente infectante nos laboratórios de micologia. Cerca de 20 espécies estão relacionadas ao desenvolvimento de doenças nos seres humanos e animais domésticos. Isso se dá pela produção de toxinas, denominadas aflatoxinas, que são capazes de induzir processo carcinogênico. As principais espécies associadas são *A. fumigatus* (75–85%), *A. flavus* (5–10%), *A. niger* (1,5– 3%) e *A. terreus* (2– 3%) (GUIMARÃES; ANDRÉ; NOGUEIRA, 2015). O mais abundante em regiões de clima temperado e a espécie mais comum nas manifestações de aspergilose é o *A. fumigatus*, uma vez que está presente no solo e a condição ideal de crescimento é de 37 a 40°C, enquanto o *A. flavus* e o *A. niger* são mais prevalentes em regiões de clima subtropical (SALES, 2009, SIDRIM; ROCHA, 2003).

Devido à ubiquidade do fungo e à grande dispersão de pequenos conídios no ar, indivíduos com comprometimento no sistema imunológico são facilmente infectados. Em condições normais, o organismo apresenta mecanismos de defesa broncopulmonar e os macrófagos alveolares constituem uma barreira contra os infectantes fúngicos. No entanto, o *Aspergillus* está fortemente associado a problemas respiratórios, para o que fatores locais do parênquima pulmonar e externos aos pulmões podem colaborar. Assim como as demais infecções oportunistas, a aspergilose é uma doença presente em pacientes imunodeprimidos, portadores de HIV, neutropenia prolongada, imunodeficiência primária, transplantados pulmonares e de medula óssea (SALES, 2009).

Para a aspergilose, os principais fatores que contribuem para as complicações associadas à infecção são: agrunulocitopenia, pós-quimioterapia rigorosa e prolongada, uso de corticorteroides e imunossupressão. As complicações associadas ao quadro pulmonar são: tabagismo, antecedentes de tuberculose e fibrose pulmonar. A principal forma de infecção é a invasão fúngica pulmonar por meio da inalação dos conídios, ingesta de alimentos contaminados com aflatoxinas ou por mecanismos de hipersensibilidade do hospedeiro (SIDRIM; ROCHA, 2003).

As formas de manifestação clínicas da doença podem ser classificadas em invasiva, saprofítica e alérgica, que resultam em quadros clínicos observados na forma de aspergilose cutânea, aspergiloma e aspergilose pulmonar. A aspergilose cutânea ocorre em pacientes imunossuprimidos e pode ser decorrente de um traumatismo cutâneo (pacientes queimados) ou devido à disseminação da infecção via hematogênica. O indivíduo apresenta lesões polimórficas com a presença, ou não, de nódulos, pústulas, abscessos, granulomas e/ou necrose. Como manifestação clínica primária, pode-se desenvolver onicomicose, cuja espécie mais frequente é o *A. terreus*, e, como manifestação clínica secundária, ocorre a otomicose aspergilar (infecção secundária presente no conduto auditivo externo e que está presente em pacientes com lesões eczematosas que fizeram uso de antimicrobianos e corticoides tópicos). *A. fumigatus* e *A. niger* são as espécies mais prevalentes.

O aspergiloma corresponde à inalação dos conídios, os quais se acumulam em cavidades pulmonares causadas por doenças pulmonares prévias. Em condições nutricionais ideais de desenvolvimento, o fungo se reproduz e forma uma massa miceliana compactada, caracterizando uma bola fúngica ou aspergiloma (Figura 7). As espécies mais frequentes relacionadas são *A. fumigatus*, *A. flavus* e *A. niger*.

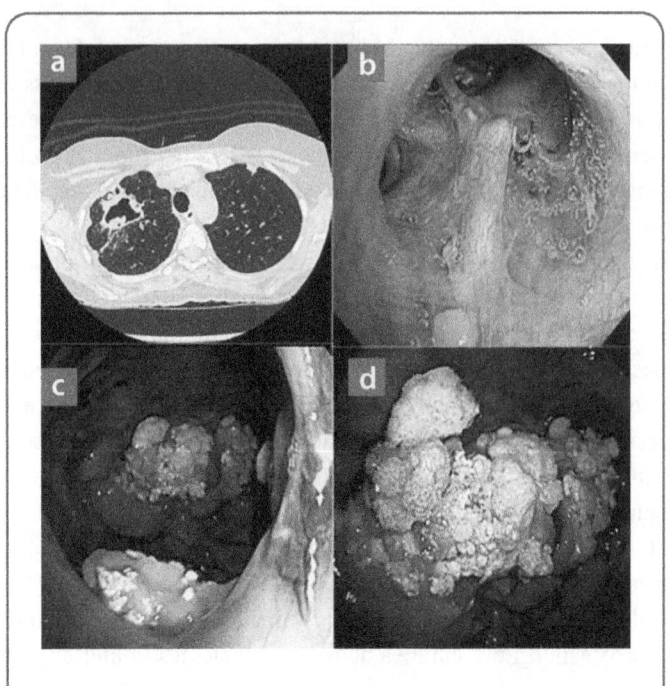

Figura 7. a) tomografia computadorizada de tórax com massa intracavitária sugestiva de *fungus ball*. b) óstio do lobo superior direito com destruição da arquitetura do segmento apical. c) e d) massa esbranquiçada.
Fonte:. Adaptada de Lima, Nagy e Athanazio (2015).

A aspergilose pulmonar é uma das manifestações da aspergilose mais frequente, também é decorrente da inalação de conídios e pode atingir, inclusive, os seios da face. A manifestação dos sintomas é inespecífica, representada por febre, dor torácica, tosse e dispneia. Pode causar lesões de evolução rápida e ocasionar broncopneumonia necrosante, infarto hemorrágico, abscesso pulmonar e pneumonia lobar. Pode ter caráter semi-invasivo ou invasivo, além de se disseminar para outros órgãos.

A aspergilose imunoalérgica caracteriza-se por possíveis reações alérgicas, que podem ser causadas em decorrência da inalação dos conídios. Nesse caso, manifesta-se na forma de aspergilose broncopulmonar alérgica ou de alveolite alérgica, conforme a condição clínica do indivíduo (SIDRIM; ROCHA, 2003).

Outra forma importante de infecção é pela intoxicação por produtos metabólicos do *Aspergillus*, as micotoxinas, que são adquiridas após a inalação de alimentos contaminados. A infecção pode causar problemas hepáticos, como hepatite aguda, necrose e carcinomatose.

Para o diagnóstico laboratorial, as amostras que costumam ser analisadas são: escarro, lavado brônquico, raramente isolados no sangue, urina e líquor. Muitas vezes, solicita-se amostras em dias consecutivos ou alternados para certificar-se de que se trata de uma infecção fúngica, e não de uma espécie contaminante. Geralmente, o material também passa por uma análise histopatológica, visto que a verificação da presença de estruturas fúngicas invadindo o tecido, com o uso de corantes, fica mais evidente. No exame microscópico direto, observa-se hifas hialinas de cerca de 4 µm de diâmetro, septadas e bifurcadas em ângulo agudo, além dos conídios.

O meio de cultivo ideal é o ágar Sabouraud dextrose com cloranfenicol, entre 25 e 30°C, por dois a quatro dias; cresce uma colônia filamentosa, pulvurenta (pela cabeça aspergilar dos conídios), com variação de cores, como preto, verde e amarelo. A diferenciação das espécies pode ser realizada identificando-se particularidades nas características macroscópicas e microscópicas da colônia. As colônias adquirem novas características após a formação das cabeças aspergilares (Quadro 1).

Quadro 1. Características das colônias de *Aspergillus*

Espécie	*Aspergillus fumigatus*	*Aspergillus niger*	*Aspergillus flavus*
Colônia	Textura algodonosa, coloração branca, que, posteriormente, torna-se veludosa, cinza-esverdeada. Reverso branco ou acastanhado.	Textura algodonosa, coloração branca ou amarela, que, posteriormente, torna-se arenosa, com grânulos grandes e preta.	Textura arenosa de grãos grandes e coloração amarelo-esverdeada. Reverso é branco ou cinza.
Microscopia da colônia	Conidióforo liso, incolor; fiálides unisseriadas; conídios globulosos e de parede rugosa.	Conidióforo hialino ao castanho, parede lisa e espessa; conídios globosos, castanho-escuros lisos.	Conidióforo incolor, rugoso; conídios globulosos, lisos ou rugosos.

> **Saiba mais**
>
> O *Aspergillus niger* e o *Aspergillus flavus* são bastante utilizados na indústria. O *A. niger* é empregado na produção de ácido cítrico e de outros ácidos orgânicos, enquanto o *A. flavus*, na produção de enzimas proteolíticas.

Testes imunológicos são indicados para a determinação da forma de infecção e para diferenciar casos de aspergiloma e aspergilose imunoalérgica. Quando se trata de aspergilose invasiva, os resultados, comumente, são negativos.

O tratamento indicado é variável, sendo tópico, sistêmico e/ou procedimento cirúrgico conforme a forma e a manifestação clínica da doença. Os antifúngicos mais utilizados são anfotericina B, 5-fluorocitosina, itraconazol, cetoconazol. Para as aspergiloses imunoalérgicas e as micotoxicoses, realiza-se a remoção dos fatores causadores e terapêutica específica.

Mucormicose

A mucormicose trata-se de uma doença de progressão rápida, causada por fungos da classe dos zigomicetos, ordem *Mucorales* e *Entomophthorales*. Pode ser encontrada, também, com o nome de zigomicose. O gênero fúngico mais prevalente é o *Rhizopus*, sendo os demais gêneros associados *Mucor*, *Rhizomucor*, *Absidia*, *Apophysomyces*, *Saksenaea*, *Cunninghamella*, *Cokeromyces* e *Syncephalastrum*. Os fungos apresentam distribuição universal, preferencialmente em clima quente e úmido. Estão presentes no solo e na matéria orgânica em decomposição, podendo ser encontrados como contaminantes de amostras clínicas.

Os fungos da ordem *Mucorales* são saprófitos e considerados não patogênicos, mas apresentam fatores de virulência. Eles são termotolerantes, ou seja, crescem em temperaturas de 36 a 43°C. No gênero *Rhizopus*, as espécies podem sobreviver em temperaturas de até 82°C por até 72 horas, assim como outras espécies que também crescem em temperaturas extremas (MEZZARI; FUENTEFRIA, 2012; SIDRIM; ROCHA, 2003).

A infecção ocorre pela inalação de esporos por meio de poeira ou água contaminada. Consequentemente, a doença afeta pulmões, SNC e trato gastrointestinal. Lesões cutâneas são decorrentes da inoculação traumática dos esporos, esparadrapos e gazes contaminados e, raramente, de picadas de insetos.

As manifestações pulmonares estão relacionadas a pacientes com câncer e transplantados de medula óssea, enquanto infecções cerebrais e disseminadas, em usuários de drogas de abuso intravenosas e em pacientes que recebem deferoxamina (quelante de ferro — o quelante interfere, pois os fungos utilizam o ferro ligado a esses quelantes para favorecer o seu crescimento) (SIDRIM; ROCHA, 2003; SEVERO; GUAZZELLI; SEVERO, 2010). Na mucormicose cerebral, o principal fator de risco é o imunocomprometimento pela diabetes mellitus.

As formas de manifestação clínica da doença podem ser: (1) mucormicose cutânea/subcutânea, (2) mucormicose pulmonar, (3) mucormicose rinocerebral, (4) mucormicose gastrointestinal, (5) mucormicose disseminada ou sistêmica. A mucormicose cutânea pode ser ocasionada pela inoculação de esporos por algum traumatismo ou pela manifestação disseminada da infecção. Há a formação de uma lesão, que promove a resposta inflamatória, formando abscessos, edema e necrose tecidual. Em sua forma primária, invade os tecidos cutâneos e subcutâneos, alcançando os músculos. Dissemina-se aos outros tecidos e órgãos via linfática e/ou hematogênica.

A mucormicose pulmonar ocorre por meio da inalação de esporos, que se instalam nos pulmões e disseminam-se via hematogênica. Os sintomas podem ser confundidos com os da pneumonia, o que prejudica o diagnóstico da doença, podendo levar o paciente a óbito por insuficiência pulmonar.

A mucormicose rinocerebral é a forma mais frequente e está presente em aproximadamente 50% dos casos da doença. Apresenta alta mortalidade, cerca de 70%, bem como relação com a cetoacidose diabética. Ao inalar os esporos, eles instalam-se nos seios nasais, confundindo-se com os sintomas de sinusite, e evoluem rapidamente; pode ser considerada uma forma de sinusite invasiva. A evolução da doença promove um comprometimento do nervo óptico e, consequentemente, o SNC pode ser afetado.

A mucormicose gastrointestinal é decorrente da inalação via alimentos contaminados. Na forma invasiva, promove a formação de úlceras necróticas gástricas ou intestinais, que podem tornar-se um quadro de peritonite. Com isso, há uma elevada taxa de mortalidade associada, podendo chegar a 98%. A mucormicose disseminada ou sistêmica está relacionada à disseminação do fungo via hematogênica a partir de um foco pulmonar primário. Os sintomas são trombose, invasão vascular, infarto e necrose tecidual. Devido à variabilidade das manifestações clínicas, o diagnóstico acaba não sendo associado à doença, que tem resultado fatal. A mortalidade associada a essa forma de manifestação é de 80 a 95%.

O diagnóstico laboratorial é realizado com raspados de lesões, escarro e lavado brônquico como fonte de material clínico. No exame microscópico direto, observa-se hifas hialinas, largas, pleomórficas, pouco ou não septadas, cenocíticas e com ramificações em ângulos de 45° a 90° (Figura 8). Pode-se utilizar como recurso para melhor visualização dos elementos o *calcofluor white*, que mostra os elementos fúngicos em verde-amarelo brilhante.

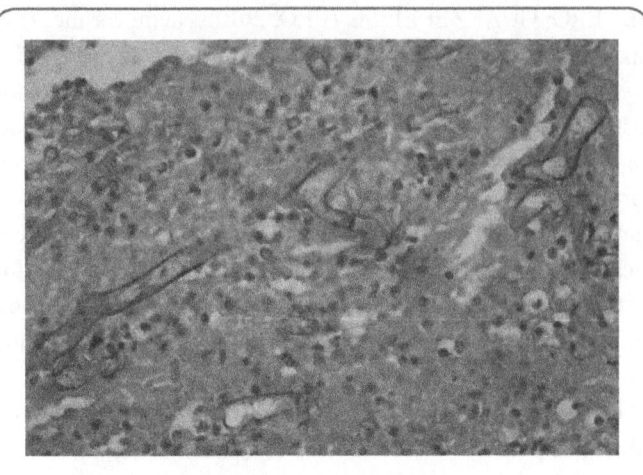

Figura 8. Hifas escassamente septadas, em forma de fita (10 a 15 μm de largura) de *Rhizopus oryzae* em tecido pulmonar. HE. Ampliada 400 vezes.
Fonte: Adaptada de Brooks et al. (2015).

A colônia tem crescimento rápido, em até 4 dias, em meio Sabouraud, ágar batata, ágar-extrato de malte. Os *Mucorales* apresentam micélio aéreo com textura algodonosa, com coloração branca a amarela, que se torna cinza ou acastanhada com a maturação dos esporângios. O reverso, normalmente, é branco ou igual ao verso da colônia. A identificação das espécies deve basear-se na observação da microscopia da colônia de itens como: (1) padrão de esporulação, (2) estrutura do esporângio, (3) morfologia do zigósporo. Na microscopia, observa-se esporangióforos largos e compridos e esporângios de formato esférico.

De forma complementar, realiza-se exame histopatológico para visualizar as espécies fúngicas infectando os tecidos. Testes sorológicos para a detecção de anticorpos costumam ser inespecíficos, e a baixa especificidade acaba indisponibilizando o uso dessa avaliação. Técnicas de biologia molecular podem ser empregadas com a amplificação do gene 18S do DNA ribossômico, mas devem ser utilizadas com fins de pesquisa epidemiológica e taxonômica, não sendo recomendadas para a identificação laboratorial.

Para o tratamento, é necessária mais de uma medida, como excisão cirúrgica dos tecidos afetados, terapia antifúngica imediata e correção das patologias de base que predispõem o paciente à doença.

Outras micoses oportunistas

Há outras micoses consideradas oportunistas, mas que não possuem uma prevalência tão grande quanto as anteriormente citadas. Dentro das hialo-hifomicoses, que são provocadas por fungos filamentosos de parede hialinas, destaca-se a aspergilose. No entanto, os gêneros fúngicos *Penicillium* sp., *Fusarium* sp. e *Acremonium* podem estar associados às micoses oportunistas.

A **penicilose**, micose causada por fungos do gênero *Penicillium*, é considerada rara, mesmo o fungo sendo amplamente distribuído na natureza. A espécie fúngica mais associada é o *Penicillium marneffei*, que é um fungo dimórfico, presente em indivíduos imunodeprimidos. As manifestações clínicas incluem febre, tosse crônica, infiltração pulmonar, perda de peso, hepato e esplenomegalia, anemia, septicemia, diarreia e lesões de pele. O fungo pode ser isolado do escarro, de secreções brônquicas e de lesões cutâneas. Para o diagnóstico, além do exame direto microscópico (hifas hialinas septadas) e da observação do crescimento da colônia em meio de cultivo ágar Sabouraud dextrose (colônia filamentosa, aveludada, branca incialmente e, com o tempo, esverdeada), é realizada a pesquisa de anticorpos fluorescentes específicos ou anticorpo monoclonal para *Penicillium marneffei* e observação das leveduras em teste histopatológico (LACAZ et al., 2009; SIDRIM; ROCHA, 2003; MEZZARI; FUENTEFRIA, 2012).

A **fusariose** é causada por fungos do gênero *Fusarium*, os quais são saprófitas e habitam, comumente, solo, água e plantas. As espécies mais frequentes são *F. solani, F. oxysporum* e *F. moniliforme,* que, até então, eram apenas espécies relacionadas à produção de micotoxinas. Está associada a indivíduos imunocomprometidos e imunosuprimidos, cuja neutropenia, normalmente devido ao uso de corticosteroides, está relacionada. A infecção pode manifestar-se de diversas formas, como (1) ceratite (inflamação da córnea), (2) micetoma (infecção crônica caracterizada por lesões nodulares subcutâneas), (3) onicomicoses, (4) colonização da pele queimada e úlceras (terceiro fungo mais frequente associado a esse quadro, atrás apenas da *C. albicans* e *Aspergillus* sp.), (5) pulmonar (lesões cutâneas em forma de nódulo devido a infecção tecidual disseminada, que costuma levar o paciente a óbito). O diagnóstico deve levar em consideração os achados clínicos, micológicos e histopatológicos. No exame direto microscópico, observam-se hifas hialinas septadas, irregulares e ramificações de 45°, que podem ser semelhantes às observadas no gênero *Aspergillus* sp. A cultura é realizada em ágar Sabouraud, à temperatura ambiente, e a colônia cresce com aspecto filamentoso, textura aldosonosa, de coloração branca, que, com o tempo, pode tornar-se cinza, rósea ou violeta. O reverso apresenta coloração variável, sendo, normalmente, mais claro que o verso. Para a diferenciação das espécies, é necessário conhecimento taxonômico sobre o gênero. O tratamento é de acordo com a forma de manifestação clínica, podendo ser tópico, sistêmico ou por meio de procedimentos cirúrgicos.

Acremoniose é uma doença causada por fungos hialinos do gênero *Acremonium* encontrados no solo, em plantas e esgotos e se manifesta em lesões cutâneas até infecção disseminada. A espécie mais comum é *Acremonium recifei*, que pode causar granulomas, meningite, endocardite, artrite, lesões cutâneas e infiltrado pulmonar difuso em doença granulomatosa. O fungo infecta, via trato respiratório e trato gastrintestinal, sobretudo, indivíduos imunocomprometidos. O exame direto microscópico não auxilia no diagnóstico. As colônias em ágar Sabouraud dextrose têm aspecto filamentoso, de cor creme, cinza, rósea ou marrom. Em microscopia, observa-se a presença de hifas septadas, hialinas e paredes finas. Para o tratamento, são administrados anfotericina B, cetoconazol e itraconazol como antifúngicos.

Exercícios

1. As micoses oportunistas reúnem vários gêneros fúngicos como causa das infecções, de modo que o reconhecimento das principais características associadas às micoses é importante para o diagnóstico laboratorial correto. A respeito dos agentes etiológicos, assinale a assertiva correta.
   a) O *Cryptococcus neoformans* apresenta duas variantes: *neoformans* e *gattii*.
   b) As espécies de *Candida* podem ser diferenciadas pelas características da colônia em meio ágar Sabouraud.
   c) A sintomatologia das micoses oportunistas pode ser confundida com pneumonia.
   d) O gênero *Acremonium* sobrevive bem em temperaturas extremas.
   e) Fungos do gênero *Fusarium* produzem aflatoxinas.

2. A aspergilose é uma micose oportunista e suas principais espécies patogênicas para o homem são *Aspergillus fumigatus*, *A. flavus*, *A. niger* e *A. terreus*. Sobre essas espécies, leia as assertivas e marque a correta.
   a) *A. flavus* é o principal causador de onicomicoses.
   b) *A. fumigatus*, *A. niger* e *A. terreus* são as principais espécies em aspergiloma.
   c) *A. niger* e *A. flavus* são utilizados na indústria.
   d) Não é possível diferenciar as espécies pelas colônias.
   e) *Aspergillus fumigatus*, *A. flavus* e *A. niger* são predominates em clima subtropical.

3. A mucormicose trata-se de uma doença de progressão rápida que, normalmente, leva o indivíduo a óbito. Considerando a gravidade da infecção, o conhecimento sobre a micose é importante. Desse modo, considere as alternativas a seguir e assinale a correta.
   a) A doença é causada por fungos da classe dos zigomicetos, ordem *Rhizopus*.
   b) A micose infecta os pulmões, o sistema nervoso central e o trato gastrointestinal.
   c) O *calcofluor white* é utilizado como diagnóstico diferencial das espécies.
   d) Testes sorológicos auxiliam no diagnóstico laboratorial.
   e) A forma mais comum de aquisição de lesões cutâneas é por meio de picadas de mosquitos.

4. As micoses oportunistas apresentam formas de manifestação clínica variadas, causando desde lesões cutâneas até infecções disseminadas. Sobre as doenças criptococose, candidíase, aspergilose e mucormicose e os sintomas apresentados pelas espécies fúngicas, assinale a assertiva correta.
   a) Candidíase e aspergilose podem ser alérgicas.
   b) Na região Nordeste, a criptococose está mais associada a indivíduos com HIV.
   c) As formas de manifestação clínica da candidíase são invasiva e não invasiva.
   d) Bola fúngica ou aspergiloma é uma forma de aspergilose pulmonar invasiva.
   e) A mucormicose pulmonar é a forma mais frequente da doença.

5. O diagnóstico laboratorial das micoses oportunistas é importante para auxiliar o clínico na identificação do patógeno e orientar o tratamento adequado. Desse modo, considerando os aspectos microscópicos e macroscópicos das colônias das espécies fúngicas oportunistas, marque a assertiva correta.
   a) As espécies *C. neformans* e *C. gattii* apresentam as mesmas características macroscópicas da colônia.
   b) Todas as espécies de *Candida* apresentam a mesma microscopia das colônias.
   c) Na mucormicose, as colônias adquirem novas características após a formação das cabeças dos conídios.
   d) Testes histopatológicos não costumam auxiliar no diagnóstico laboratorial.
   e) A identificação das espécies causadoras de aspergilose deve basear-se na observação da microscopia da colônia.

Referências

BRASIL. Ministério da Saúde. *Doenças infecciosas e parasitárias*: guia de bolso. 8. ed. Brasília, DF: Ministério da Saúde, 2010. Disponível em: <http://bvsms.saude.gov.br/bvs/publicacoes/doencas_infecciosas_parasitaria_guia_bolso.pdf>. Acesso em: 13 nov. 2018.

BROOKS, G. F. et al. *Microbiologia Médica de Jawetz, Melnick & Adelberg (Série Lange)*. 26. ed. Porto Alegre: Penso, 2015.

GUIMARÃES, C. I. F. S.; ANDRÉ, S. A.; NOGUEIRA, F. J. D. Aspergilose pulmonar necrotizante e aspergiloma pulmonar. *Revista da Sociedade Brasileira de Clínica Médica*, v. 13, n. 4, p. 278-81, 2015. Disponível em: <http://www.sbcm.org.br/revistas/RBCM/RBCM-2015-04.pdf>. Acesso em: 13 nov. 2018.

KWON-CHUNG, K. J. et al. Cryptococcus neoformans and Cryptococcus gattii, the etiologic agents of cryptococcosis. *Cold Spring Harbor perspectives in medicine*, v. 4, n. 7, p. a019760, 2014.

LACAZ, C. S. et al. *Tratado de micologia médica Lacaz*. 9. ed. São Paulo: Sarvier, 2009.

LEVINSON, W. *Microbiologia Médica e Imunologia*. 13. ed. Porto Alegre: McGraw-Hill, 2016.

LIMA, E.; NAGY, A. L. L.; ATHANAZIO, R. A. Aspergiloma pulmonar intracavitário: aspectos endoscópicos. *Jornal Brasileiro de Pneumologia*, São Paulo, v. 41, n. 3, p. 285, jun. 2015. Disponível em: <http://www.scielo.br/scielo.php?pid=S1806-37132015000300285&script=sci_arttext&tlng=pt>. Acesso em: 13 nov. 2018.

MEZZARI, A.; FUENTEFRIA, A. M. *Micologia no laboratório clínico*. Barueri: Manole, 2012.

OLIVEIRA, J. C. *Atlas de Micologia Médica:* colônias. 2013. Disponível em: <https://controllab.com/pdf/atlas_micologia_colonias.pdf>. Acesso em: 13 nov. 2018.

SALES, M. P. U. Capítulo 5 - Aspergilose: do diagnóstico ao tratamento. *Jornal Brasileiro de Pneumologia*, v. 35, n. 12, 2009. Disponível em: <http://www.scielo.br/scielo.php?script=sci_arttext&pid=S1806-37132009001200012>. Acesso em: 13 nov. 2018.

SEVERO, C. B.; GUAZZELLI, L. S.; SEVERO, L. C. Capítulo 7: Zigomicose. *Jornal Brasileiro de Pneumologia*, São Paulo, v. 36, n. 1, p. 134-141, fev. 2010. Disponível em: <http://www.scielo.br/scielo.php?pid=S1806-37132010000100018&script=sci_abstract&tlng=pt>. Acesso em: 13 nov. 2018.

SIDRIM, J. J. C.; ROCHA, M. F. G. *Micologia médica à luz de autores contemporâneos*. Rio de Janeiro: Guanabara Koogan, 2003.

Leitura recomendada

TORTORA, G. J.; FUNKE, B. R.; CASE, C. L. *Microbiologia*. 12. ed. Porto Alegre: Artmed, 2018.